围术期疼痛医学

Pain and Treatment

主　编　Gabor B. Racz　Carl E. Noe
主　译　袁红斌　顾卫东
副主译　邹　最　徐海涛　李盈科

U0308706

人民卫生出版社

Pain and Treatment edited by Gabor B. Racz and Carl E. Noe

ISBN: 978-953-51-1629-5

English edition originally published by INTECH. Chinese edition published by People's Medical Publishing House with written permission from INTECH.

图书在版编目（CIP）数据

围术期疼痛医学 /（英）伽博·B. 拉奇（Gabor B. Racz）主编；袁红斌，顾卫东主译. —北京：人民卫生出版社，2018

ISBN 978-7-117-26987-2

Ⅰ. ①围… Ⅱ. ①伽… ②袁… ③顾… Ⅲ. ①围手术期－疼痛－诊疗 Ⅳ. ①R619②R441.1

中国版本图书馆 CIP 数据核字（2018）第 149369 号

| 人卫智网 | www.ipmph.com | 医学教育、学术、考试、健康，购书智慧智能综合服务平台 |
| 人卫官网 | www.pmph.com | 人卫官方资讯发布平台 |

围术期疼痛医学

主　　译：袁红斌　顾卫东

出版发行：人民卫生出版社（中继线 010-59780011）

地　　址：北京市朝阳区潘家园南里 19 号

邮　　编：100021

E - mail：pmph @ pmph.com

购书热线：010-59787592　010-59787584　010-65264830

印　　刷：北京顶佳世纪印刷有限公司

经　　销：新华书店

开　　本：710 × 1000　1/16　印张：19

字　　数：362 千字

版　　次：2018 年 7 月第 1 版　2018 年 7 月第 1 版第 1 次印刷

标准书号：ISBN 978-7-117-26987-2

定　　价：130.00 元

打击盗版举报电话：**010-59787491　E-mail：WQ @ pmph.com**

（凡属印装质量问题请与本社市场营销中心联系退换）

译 者

（按汉语拼音排序）

蔡林林　第二军医大学（海军军医大学）附属长征医院麻醉科

陈　巍　第二军医大学（海军军医大学）附属长征医院麻醉科

陈成雯　解放军第309医院麻醉科

陈前波　第二军医大学（海军军医大学）附属东方肝胆外科医院麻醉科

方　铮　复旦大学附属华东医院麻醉科

房尚萍　第二军医大学（海军军医大学）附属长征医院麻醉科

傅海龙　第二军医大学（海军军医大学）附属长征医院麻醉科

顾卫东　复旦大学附属华东医院麻醉科

何星颖　第二军医大学（海军军医大学）附属长征医院麻醉科

何振洲　上海交通大学医学院附属仁济医院南院麻醉科

胡永初　第二军医大学（海军军医大学）附属长征医院麻醉科

华　通　第二军医大学（海军军医大学）附属长征医院麻醉科

季　节　第二军医大学（海军军医大学）附属长征医院麻醉科

蒋　鑫　第二军医大学（海军军医大学）附属长征医院麻醉科

李玮伟　上海交通大学医学院附属新华医院麻醉科

李向南　江苏省盐城市第三人民医院麻醉科

李盈科　第二军医大学（海军军医大学）附属长征医院麻醉科

李永华　第二军医大学（海军军医大学）附属长征医院麻醉科

李振杰　第二军医大学（海军军医大学）附属长征医院麻醉科

刘芳婷　解放军第302医院麻醉科

普　隽　第二军医大学（海军军医大学）附属长征医院麻醉科

史惠静　第二军医大学（海军军医大学）附属长征医院麻醉科

孙海静　第二军医大学（海军军医大学）附属长征医院麻醉科

孙少潇　复旦大学附属华东医院麻醉科

滕清宇　第二军医大学（海军军医大学）附属长征医院麻醉科

3

田复波　复旦大学附属妇产科医院麻醉科

汪　瑾　复旦大学附属华东医院麻醉科

王浩伟　第二军医大学（海军军医大学）附属长征医院麻醉科

王乙茹　第二军医大学（海军军医大学）附属长征医院麻醉科

卫炯琳　复旦大学附属华东医院麻醉科

吴素珍　湖南省宁乡市人民医院麻醉科

解轶声　复旦大学附属华东医院麻醉科

徐丰瀛　解放军第 401 医院麻醉科

徐海涛　第二军医大学（海军军医大学）附属长征医院麻醉科

杨　梅　第二军医大学（海军军医大学）附属长征医院麻醉科

杨　蕊　第二军医大学（海军军医大学）附属长征医院麻醉科

袁红斌　第二军医大学（海军军医大学）附属长征医院麻醉科

周双琼　上海市第一妇婴保健院麻醉科

邹　最　第二军医大学（海军军医大学）附属长征医院麻醉科

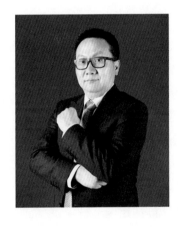

袁红斌，第二军医大学（海军军医大学）附属长征医院麻醉科主任，教授、主任医师、博士生导师。现任中国心胸血管麻醉学会疼痛学分会主任委员、中国医师协会麻醉学分会常委、中国中西医结合学会围手术期专委会常委、中国研究型医院学会麻醉学专委会常委、中华医学会麻醉学分会骨科麻醉学组副组长、上海市医师协会麻醉科医师分会副会长、上海市中西医结合学会围手术期专委会副主任委员等学术任职；《Anesthesiology》中文版副主编、《A&A》中文版、《国际麻醉与复苏杂志》《麻醉大查房》编委；获得上海市优秀技术带头人、军队优秀科技干部岗位津贴、全军院校育才银奖和上海市仁心医师奖等荣誉。近些年，第一申请人获得国家自然科学基金面上项目 3 项，省部级科研基金 11 项，第一作者或通讯作者发表 SCI 论文 35 篇。获上海市科技进步二等奖 2 项、教育部高校科技进步二等奖 1 项，上海市优秀教育成果三等奖 1 项等科研成果。

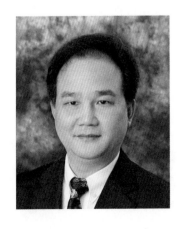

顾卫东，主任医师，副教授，硕士研究生导师，复旦大学附属华东医院麻醉科副主任。现任中国医师协会麻醉医师分会委员、中国心血管麻醉学会胸科分会常委、中国心血管麻醉学会疼痛分会常委、中国医师协会疼痛医师专业委员会委员、上海医学会麻醉学分会委员兼疼痛学组组长、上海医师协会麻醉医师分会委员、上海市医学会疼痛专科分会委员兼秘书。《中国疼痛医学杂志》通讯编委、《上海医学》编委、《国际麻醉学与复苏杂志》通讯编委。获得国家自然基金 1 项，省部级科研基金 2 项，第一作者或通讯作者发表 SCI 论文 9 篇。获上海市闵行区科技进步一等奖 1 项。

序

疼痛是临床最常见的症状，长期以来一直困扰着人类。无论是手术后的急性疼痛，还是慢性疼痛性疾病，均可严重影响患者的健康、工作和生活。自古至今，人们一直为解决疼痛问题进行着不懈的努力，虽然仍未能彻底解决，但近20～30年来，随着医学的迅速发展，对疼痛的认识和治疗已取得了较大的进展。第二军医大学附属长征医院的袁红斌教授和复旦大学附属华东医院的顾卫东教授组织年轻医生翻译了这本《围术期疼痛医学》，总结了近年来急慢性疼痛治疗的最新进展。

本书内容丰富，贴近临床，包括了美国在疼痛诊疗过程中涉及的法律问题、阿片类药物在慢性疼痛治疗中的作用、多模式术后镇痛、神经调节技术、肌筋膜激痛点针刺治疗、硬脊膜穿刺后头痛的预防、椎旁阻滞和腹横肌平面阻滞、经皮椎间盘减压技术及硬膜外粘连松解术。可供从事急慢性疼痛诊疗的临床医师参考、借鉴。

本书的译者均为长期活跃在临床急慢性疼痛诊疗工作领域的麻醉学科中青年技术骨干，且多数具备硕士以上学位和海外留学经历，这保证了本书的基本翻译质量。有鉴于此，我愿郑重将此书推荐给从事临床急慢性疼痛诊疗工作的同道，希望他们通过阅读此书，掌握疼痛诊疗的最新进展，提高急慢性疼痛的诊治水平。

于布为

中华医学会麻醉学分会前任主任委员

中国医师协会麻醉科医师分会候任主任委员

上海交通大学医学院附属瑞金医院麻醉科主任、教授

译 者 序

疼痛是现代人类健康和社会发展的主要问题之一。疼痛学在许多老一辈医学家的关怀和支持下发展很快，但仍是一个亟待解决的临床问题。有效缓解疼痛，提高患者生活质量，是人类文明进步的标志。近年来，临床医生对患者的疼痛治疗重视和技术进步，极大地改善了急慢性疼痛治疗效果。本书介绍了新型镇痛药物——4-羟基喹啉-2-酮及其结构类似物，阿片类药物、无创神经调节技术治疗慢性疼痛的作用，多模式镇痛在术后疼痛治疗的优越性，以及肌肉内刺激、可操控经皮椎间盘减压装置、硬膜外粘连松解术、经皮神经成形术等疼痛治疗新技术在临床治疗疼痛中的价值。

本书介绍了疼痛治疗的药物、神经调节、躯干镇痛等各个方面，方法更加合理，内容更加翔实，介绍简单易懂；通过合理的分类，便于读者浏览，使读者很容易找到所需信息。该译本切合临床，具有很强的临床实用性。另外本书详细列出的参考文献使读者更能深入了解相关信息，了解更先进的疼痛治疗理念和治疗技术。读者除参照本书进行治疗以外，亦须经常关注医学新的进展，结合自己的临床经验以及患者的实际情况进行综合分析和治疗。

本书主要译者及全部校对人员均为临床一线工作人员，结合临床疼痛诊疗工作，奉献了大量的宝贵时间和精力，其中涉及的内容将有助于医者提高疼痛诊疗水平和临床实践，为患者消除疼痛提供参考。

感谢原著作者及出版社同意我们翻译全文。本书在翻译过程中，也得到美国宾夕法尼亚大学刘仁玉教授的推荐和指导，在此一并表示感谢。

袁红斌

第二军医大学附属长征医院

目　　录

第1章

疼痛医学中的法律问题

Gabor Racz, Carl Noe, Rajesh Munglani

1. 引言

医生是否为患者提供了规范化的治疗是每件医疗事故诉讼案中律师关注的核心问题。然而，出现并发症才是引发诉讼的主要原因。更确切地说，只有在患者受到伤害时，司法部门才会对医生的医疗行为进行严格的审查。

因此，避免发生并发症是医疗行为需要遵循的重要准则，充分理解"并发症会导致法律诉讼"这一概念非常重要。

并非所有的并发症都会引起法律诉讼，这取决于医生如何处置这些并发症。比如说在知情同意的前提下，医生可以对非过失性并发症和副作用进行成功的辩护。

资质认定制度的逐步实施可减少罕见但严重的并发症的发生。许多委员会（美国）、疼痛医学组织（英国）及世界疼痛协会（World Institute of Pain, WIP）等国际组织已经提出了具体的培训标准，以降低各种并发症的发生率。

如果你被患者起诉，记住没人比你自己更关心判决的结果，因此切记挑选最好的律师和专家为你辩护。

2. 可能有助于避免法律诉讼的原则

2.1　医生对待患者的态度

现有证据表明，避免让患者痛苦和愤怒有助于改善患者的预后、减少投诉和降低诉讼率[1]。总是尊重和善待患者，并与其进行良好的沟通，能减少投诉和诉讼。面对有同行组成的陪审团，患者是被保护隐私的，而你需要面对公众[2-5]。

2.2　尽可能减少介入治疗中的错误

提高疼痛介入治疗安全性的措施包括：医护人员术前核对患者的身份、诊

1

断、拟实施的操作、操作部位（左侧还是右侧）、知情同意、过敏史及其他重要信息。标记好装有药物的注射器及操作部位。许多死亡案例都是由于药物标记错误或用错药物导致的。

对于特殊的疼痛病例，实施正确的治疗比开始就选择替代治疗更重要，因为这样费用更低。

系列治疗的实施和多种治疗方法的选定不是一成不变的，需不断完善，以做到既能增加性价比又能降低风险。

使用医师助理是导致疼痛管理中医疗诉讼争议的危险因素。医生的标准诊疗是患者期望的，疼痛治疗方法本身并不能做出使用阿片类药物还是实施手术的决策[6]。

除了简单的外周注射治疗外，疼痛操作过程中应对患者进行严密的监护，建立好静脉通道，备好抢救设备，以防发生过敏反应及其他紧急事件。

2.3　越来越多的抗凝药应用

抗凝药的使用（如每天服用阿司匹林）在美国已经十分常见。由于现有的研究数据仍不足以解答所有的问题，疼痛治疗前后抗凝药的使用仍存在许多问题。每天服用一片 325mg 的阿司匹林可显著影响血小板的功能，但停用阿司匹林又与脑卒中和心肌梗死的发生相关。心脏机械瓣膜置换、近期冠脉支架置入和肺栓塞的患者不宜停用抗凝药。如果这些患者必须接受手术，和负责抗凝治疗的医生进行协商是非常重要的。

虽然更多的医生支持停用抗血小板药，但停药前最好与其他经治医生及患者本人共同商讨手术出血与血栓栓塞的风险。

3. 医疗事故

医疗纠纷可上升至法律诉讼的形式，诉讼可以由患者、其代理人或不同的机构提出，这些机构可以是颁证机构、医院特权委员会、医学会、保险公司、政府卫生计划部门、认证委员会或非政府组织。

3.1　构成医疗事故索赔的四个要素

（1）患者和医生之间必须存在法律责任，即必须存在医患关系。
（2）医生因为过失而未能履行职责。
（3）患者身心必须受到伤害。
（4）必须能证实"过失"是导致患者受到伤害的原因。

3.1.1　与上述概念相关的是举证责任

患者或其他提出索赔的人为了成功向你索赔，需要基于概率平衡证明：

失职——该治疗方法是其他合理的执业医生不会选择实施的治疗方法。

3.1.2　因果关系和过失

因果关系——失职或过失导致或造成的损伤、损失或损害。假如医生没有玩忽职守，患者就不会受到伤害，或能证明损害是由过失导致的，两者并非巧合，不是巧合的可能性更大，也称为 50.1% 检验。

这些检验必须能证明存在过失[7]。

过失或失职是与标准诊疗背道而驰的。标准诊疗是在相同情况下由相同专业的合理的、谨慎的专业医生提供的，也称其为 Bolam 检验[8]。

3.2　医疗服务过程中出现医疗事故的结果

医生认为，越来越多的证据表明，医生对医疗事故担责会增加医疗开支并导致医疗服务减少[9]。有证据表明，实施"防御式医疗"可能使患者的预后更差[10]。

医疗事故体系的支持者则指出，医疗事故保险费的增加是由保险公司低效的管理造成的。1990 年，哈佛医学实践研究报道，只有少部分因医生过失导致损伤的患者提起了诉讼，越来越多（而非越来越少）的患者停留在准备提起诉讼的阶段。

3.3　侵权与改革

侵权是一种造成损害的民事过错行为，不包括违约。医疗事故是因过失引起的侵权行为，其定义为低于法律为保护他人免受不合理损害风险而设定的标准的行为。当没有获得知情同意时，就可发生故意侵权。

侵权法改革方案提出了几种减少医疗事故赔偿的方法[11, 12]。

非经济损害赔偿限定了对疼痛和痛苦的赔偿金额，有些司法管辖区规定其上限为 250 000 美元。经济损失的赔偿金涵盖了医疗费、误工费、再教育和（或）康复费用。

惩罚性赔偿限定了医疗过失之外（包括蓄意诈骗和犯罪）赔偿金额的上限[13]。惩罚性赔偿金额上限的提倡者们主张，在惩罚性赔偿金判罚成立之前，相关的证据必须"清晰且有说服力"而非"数量众多"，并主张部分惩罚性赔偿金应该归属于公用基金而非原告。

废除连带责任可避免每个被告都对损害的后果负 100% 的责任。连带责任原则是将责任同等地分配给所有的被告，而非基于行为的份额分担责任。

平行来源原则允许原告的同一损失可以被补偿两次。废除这项规定后，可允许采用其他赔付方式（如保险理赔和伤残救济金）来补偿损失[14]。

胜诉费用限制使得律师根据他们的工作量而非按赔偿金的百分比获得报酬，但在其他司法管辖区（如英国）就规定律师按赔偿金的一定比例收取诉讼费[15]。

诉讼时效限制要求在损伤后的一定时间内就要对医疗事故责任人提起诉讼。在英国，法律认可的期限一般为三年[16]。但如果损伤没有立即发生或受害者是儿童，则会放宽时效限制以满足诉讼的条件。新生儿不能提起诉讼，故期限可以放宽到成年后，在英国通常为十八周岁后[17]。随着时间的推移，医疗记录起到的作用会降低，并且回忆对案件的帮助也是有限的。虽然电子病历的出现在这方面被证明是有用的，但上述因素还是会对医生的辩护产生诸多不利的影响。

4. 美国麻醉医师协会已结案索赔的研究

有关美国麻醉医师协会已结案索赔的研究已经发表了许多关于疼痛管理和相关责任的报告。1985—1989 年，对麻醉医师在疼痛管理方面的索赔案数量翻了一倍。1990—1994 年间这一数量再次翻倍[18]。针对术后疼痛管理的索赔案从 1980 年的 6% 上升到了 2000 年的 8%[19]。针对慢性疼痛管理的索赔从 1985—1994 年的 7% 上升至 1995—2004 年的 12%[20]。

一项大型研究报道，自从 20 世纪 80 年代疼痛管理开始成为一门专业学科以来，索赔案的数量明显增加。硬膜外注射引起的死亡与硬膜外注射局部麻醉药和阿片类药物有关。神经损伤和气胸是引发索赔的最常见原因。鞘内泵事故也和死亡相关[21]。

用药错误的案例中，44% 与用药剂量不正确有关，30% 与错用药物有关，10% 与患者存在药物禁忌证有关，8% 与用药时机错误有关[22]。

大部分索赔案与药物滥用有关。大部分死亡案例中，医生和患者双方都存在过失行为。

用药管理方面的索赔通常与长期服用阿片类药物及其他精神类药物的背痛患者有关，这类患者常存在药物滥用的症状[23]。

20 世纪 90 年代，神经阻滞所致的索赔占 84%[24]。

50% 的神经损伤涉及脊髓损伤。扳机点注射引起的气胸也是常见的索赔原因[25]。

有报道，脊髓损伤与女性患者全麻下行颈部手术相关[26]。

22% 的慢性疼痛索赔案与颈部手术有关。这些损伤通常为永久性并可致残。

脑损伤和死亡与硬膜外类固醇激素注射时合用局部麻醉药或阿片类药物

有关[21]。

超声引导下神经阻滞可减少索赔的发生率[27]。

已结案索赔的研究还报道了其他引发索赔的因素。

医疗事故鉴定中专家的一致性较低（k 0.37）[28]。

然而，出于法律原因，不鼓励发表宣传有问题的专家证词[29]。

医疗事故保险金额介于 15 000～64 000 美元 / 年，具体取决于各州的法律和某段时间内的赔付金额。

推荐的医疗事故赔付额度常为每件索赔 1 百万～3 百万美元，合计索赔额为 3 百万～6 百万美元[30-31]。

已结案索赔的研究在统计分析时受到一定的限制，因为它只报道了分子，而没有报道分母，因而难以对索赔的趋势进行评估。但这项研究有助于找到存在的问题。

已结案索赔的研究没有包含非麻醉医师的相关信息。疼痛管理涉及多个学科，有些专科医师在实施操作前接受的培训很少。

在佐治亚州，医疗事故保险赔付不再覆盖扳机点注射，原因是气胸的发生率很高。气胸的发生与使用 25G 或 30G 的穿刺针进行扇形针刺有关。用细针进行扇形注射往往可在同一方向形成多个穿刺点，而非如扇形针刺期望的形成不同方向的注射，其原因是细穿刺针缺乏足够的硬度，难以克服肌肉的"夹力"，从而会产生"啄木鸟效应"，在胸膜上形成多个穿刺点。使用略粗的 22G 针头进行扳机点注射或者不采用扇形穿刺，未见此现象发生。

5. 并发症和发生机制

25 年以上的案例专家经验（250～400 例）以及来自英国的数据揭示了一些并发症的模式及可能的机制，但仍有不少案例的并发症未记录以及有价值的信息已遗失。因此，下面反映的只是部分信息。

随着对疼痛治疗的日趋重视，人们对并发症反复出现的模式有了一定的认识。因此，如果一线医师们对此能有足够的认识，就有可能减少罕见但严重并发症的发生。

5.1　气胸

气胸是扳机点注射的并发症。常用的 25G 或更小的穿刺针头容易发生弯曲，进行"扇形"注射时针道方向很难控制。"啄木鸟"效应会导致在胸膜上形成多个穿刺点。需要放置胸管的气胸是引发诉讼的常见原因。医疗保险已不再为中心静脉穿刺引起的气胸付费，相似的付费方式很可能也会用于疼痛相关性并发症。

5.2　头部注射

听神经瘤开颅术后行痛性头皮瘢痕注射时，可发生局部麻醉药注入颅内，头部其他部位注射亦会发生同样的情况。

5.3　颈部交感神经注射

使用传统方法行颈部交感神经（星状神经节）阻滞后会发生颈部神经根阻滞。本应对准 Chassignac 结节的穿刺针穿到了椎动脉和颈神经根，此时注射局部麻醉药，患者会很快出现抽搐或瘫痪。硬膜下阻滞的并发症可能延迟到患者出院后才出现。因此，患者应在具备复苏人员和设备的地方监护较长的时间。这一并发症给我们的教训是，药物注射时针尖可能已移位到神经或动脉内。新型的 Bella D 针（Epimed International 公司）的针尖封闭，针的一侧有供药物注射的开口，这种设计有助于减少此类并发症的发生。

5.4　脊柱经椎间孔注射和错误的"安全"区的概念

经椎间孔注射已导致死亡案例的发生，脊柱背侧无血管的"安全"区被证实是错误的概念。注射局部麻醉药和动脉损伤可导致灾难性的脊髓损伤和（或）死亡。Huntoon 证实，在每个颈椎间孔都有动脉血管[32]，从而证明安全区的概念是不正确的。采用原本认为"正确"的方法注射后，发生腰部灾难性神经损伤的案例不断增加，这些都对"安全"区这一概念提出了质疑。Kambins 三角已取代了"安全"区的概念[33-34]。

不幸的是，不管是注射生理盐水、造影剂还是激素，都可能出现灾难性的损伤，并且即使在 DSA 下操作也无法预防[35]。神经症状可能会延迟出现，也许和硬膜外试验剂量的局部麻醉药未出现不良反应有关。笔者建议使用钝的穿刺针或者针尖斜面较大的穿刺针来替代锐利的切割型针头，从而降低不良事件发生的概率。硬膜下注射可能和血管痉挛及梗塞有关。

5.5　锐利穿刺针与钝穿刺针的争论

锐利的穿刺针在进针的过程中反馈的突破感较小。这意味着在进针的过程中操作者很少会感觉到针尖穿过血管、神经和脊髓。这种穿刺方法与诉讼例数增加有相关性。硬脊膜较易被刺破，从而导致局部麻醉药和激素误入蛛网膜下腔。

尽管锐利穿刺针的安全性问题仍缺乏随机对照数据的支持，但大家对此高度关注。锐利穿刺针到达初始位置后针尖的移动似乎是另一个备受关注的问题。Bella D 针尖的设计减少了针尖微小移动带来的意外穿破和偏移。该穿刺针为钝性针尖，在靠近针尖处有侧向开口可供注药。动物实验证实，钝性针尖可以降低血管或神经穿刺的概率[36]。肌间沟阻滞的并发症也和锐利穿刺针有关。脊髓内注射、截瘫、Brown-Sequard 综合征和臂丛神经损伤均已有报道。主要并发症的实际发生率仍不清楚。Sweet 报道，7000 例卵圆孔操作中，有 1 例死亡和数例发生血肿。疼痛治疗的并发症发生率可能与此接近。

RX-2 型硬膜外穿刺针（Epimed International 公司）带有 2 根针芯，其中一根针芯可使针尖从锐利变为圆钝，以防止针尖在硬膜外腔旋转时穿破硬脊膜和血管。当穿刺针达到硬膜外腔后，在旋转针体前置入第 2 根针芯。圆钝的针芯伸出针尖外 1mm，以保护锐利的穿刺针。

RX-2 型穿刺针在硬膜外穿刺、置管和脊髓神经电刺激电极放置中的应用已越来越广泛。

每一例脊髓损伤和致死都与锐利穿刺针引起的直接损伤、穿破动脉及损伤动脉血供有关。研究显示，钝性穿刺针与动脉壁损伤无相关性[36]。

已有的临床和动物实验数据只支持使用钝性穿刺针，不能外推至笔尖式针尖。笔尖式针尖的设计主要用于穿破硬脊膜，并没有关于其穿破动脉和神经的研究。研究显示 18G 至 25G 的钝针不会穿破动脉和神经。

理论上，用 Bella D 型针可避免星状神经节阻滞时发生严重的血管和神经并发症。这类并发症的发生大部分与对准 Chassaignac 结节的经典 C6 入路有关。这种先穿刺触及骨质再回撤针尖 1mm 的方法是不精确的，针尖和注射的药物可能在血管或神经内，即刻或迟发性全脊髓麻醉、大脑或脊髓梗死等并发症已有报道。使用 Bella D 型针穿刺至 C7 外侧可减少上述并发症的发生。

尽管使用钝性穿刺针更安全，但首例使用钝性穿刺针头造成脊髓损伤的案例已见报道，该例并发症可能与药物在血管内扩散有关[37]。

弧形钝头 RF（Pacz-Finch）穿刺针的使用越来越多，设计该穿刺针的目的在于避免神经、脊髓和血管损伤，尤其是在注射颗粒型皮质类固醇激素时。迄今还未见由此类穿刺针导致并发症的报道。

弧形钝头穿刺针一定要与引导器联合使用。放置到位后，它可作为一个经皮引导装置（percutaneous navigation devise，PND），引导其他部件到达目标区域。

Rx-2 和 14G 的脊髓电刺激电极的硬膜外穿刺针也使用了相同的设计理念，这种设计增加了电刺激电极放置的安全性，并能节省时间。

5.6　颗粒型类固醇激素

采用椎管内注射类固醇激素治疗急性或慢性疼痛已有很多年。近年来，关于颗粒型类固醇激素（如甲强龙、泼尼松龙和倍他米松）的疗效及可能的神经并发症的讨论较多。地塞米松是一种非颗粒型类固醇激素，相比之下，其促血小板聚集的作用较弱[38]。

据 Scanlon 等报道，美国 1998 年至 2003 年间，接受颈部和胸部椎间孔硬膜外注射的患者数量几乎增加了一倍。其中，发生脑和脊髓梗死 27 例。随后对大约 1400 名医生的调查又发现了另外的 78 例并发症，尽管回应调查的比例仅有 21%。而使用地塞米松者未发生神经并发症。有证据表明，甲泼尼龙导致的大脑或脊髓梗死发生率是泼尼松龙或倍他米松的 7 倍，使用地塞米松没有相关并发症的报道。然而，也有人认为这只是反映了药物使用的频率而不是导致问题的原因

有种假说认为，动脉内误注颗粒类固醇激素会阻塞小动脉，引起脊髓缺血，从而导致灾难性的神经并发症及其他并发症。研究发现，甲强龙和泼尼松龙较地塞米松和倍他米松更容易发生聚集，镜下观察其直径可达 100μm，理论上足以阻塞小动脉[39-42]。

使用造影剂和注药前回抽的方法并不能保证不会发生血管内摄取。采用 X 线造影发现，腰椎管内注射时血管内摄取的总发生率为 8.5%。74% 发生血管内注射的患者在注射前回抽并无回血[43]。尽管这方面的证据已经很充分，但 2012 年英国的一份调查发现，仍有很大比例的英国疼痛医师在颈部和腰神经根注射时使用颗粒型类固醇激素[44]。英国律师质疑那些继续使用颗粒类固醇激素的医生有失职行为[45]。

5.7 突破黄韧带的阻力消失感不可靠

解剖学研究已经证实黄韧带存在变异。在颈椎穿刺过程中，刺穿黄韧带时的阻力消失感并不可靠，第一次遇到的阻力可能是硬脊膜或脊髓[46]。使用 Tuohy 穿刺针凭借"阻力消失感"行椎板间硬膜外注射时，可能会注入脊髓，因为阻力消失不是进入硬膜外腔的可靠征象。

5.8 脊髓血肿和静脉周围对侧扩散

穿刺针在硬膜下腔、蛛网膜下腔和脊髓内注射造影剂、局部麻醉药或类固醇激素会导致脊髓损伤、瘫痪甚至死亡。

颈部静脉丛主要分布在腹侧和外侧，而胸部的静脉丛主要分布在背侧。硬膜外血肿常发生在上胸段，而硬膜外侧间隙狭窄可使问题更加棘手。

如果硬膜外血肿能早期明确诊断并立即实施手术减压，则很少引起法律纠纷[47]。如果第一位外科医生希望对急性硬膜外血肿实施保守治疗而推迟手术时，需要有第二位会诊专家的同意[48]。

报道显示，硬膜外注射导致一侧压力升高，使注射液流至对侧时称为静脉

周围对侧扩散（peri-venous counter spread，PVCS）[49]。如果液体不能扩散至椎管外，形成的压力可压迫脊髓，导致瘫痪。一旦发现有 PVCS 时，应指导患者屈曲并旋转颈部，此时椎间小关节相互滑动，椎间孔扩大，从而为注射液的扩散提供通路，起到减压的作用。

这一方法已成为标准的治疗措施并已在各种杂志上发表。此法可使颈部注入的液体向外侧扩散。

当椎管内压力增加时，患者可主诉一侧颈部疼痛并可发展为双侧疼痛，在胸痛和脊髓缺血前出现颈部和手臂疼痛。颈部反复运动可以防止麻木、乏力和瘫痪的出现。

PVCS 可导致急性压迫，临床上可通过将下颌向肩部屈曲并反复旋转，以缓解 PVCS。这些运动可增加颈部椎管的空间，有助于注射液的扩散和降低压力。从胸部硬膜外穿刺，经硬膜外侧间隙置管至颈椎可打开外侧的流出通道，降低密闭间隙内注射的风险，但这也容易形成窦道和瘘管。

由于可能发生瘫痪和其他严重并发症，我们建议避免给有瘘管、小脑扁桃体下疝畸形和蛛网膜炎的患者行硬膜外注射[50, 51]。误注造影剂的唯一有效的治疗方法是用盐水进行脑脊液冲洗。蛛网膜炎患者行硬膜外注射也很危险，因为注射液可能通过夹层进入硬膜下腔，或注入密闭腔隙，导致脊髓血供受阻。

5.9　枕骨下注射

枕骨下注射与"闭锁现象"、脑干梗死及死亡有关。药物可沿枕神经进入中枢神经系统。枕骨下减压与闭锁现象无关。在 C1 下方略靠后注射时，有 10 例患者发生神经内注射的并发症，但使用 Stealth-20 G2 型针（Epimd 公司）穿刺的病例未发生并发症。闭锁现象虽然罕见，但却是一种需要紧急复苏的神经急症。

5.10　蛛网膜炎

导致蛛网膜炎的原因迄今不明，硬膜外注射现有的药物不太可能引起蛛网膜炎。动物实验中，鞘内注射激素可观察到蛛网膜组织学改变，由此推测人类的蛛网膜也可能发生类似改变[52, 53]。硬膜外注射激素和造影剂的研究结果提示，注射造影剂后蛛网膜可发生明显改变[54]。因此，应使用可安全用于鞘内注射的造影剂。

最近有报道，盲穿法骶部注射治疗对侧根性疼痛后数天，发生了原因不明的泌尿系统并发症和严重的足下垂，影像学检查提示可能为蛛网膜炎[55]。另有一例索赔 3000 万的案例，在放置脊髓电刺激电极时多次穿破硬脊膜后，患者发生了蛛网膜炎，起诉者认为硬膜外血补丁治疗导致了蛛网膜炎的发生。这一案例的医疗文书重达 97 磅，庭审持续了两周，最终医生胜诉。Tuohy 针容易在医生毫无察觉的情况下误入蛛网膜下腔，此时可能并没有脑脊液流出。

5.11　内侧支射频治疗

内侧支射频治疗是比较安全的技术[56]，但需要告知患者术后可能有烧灼感及损伤外侧支引起的长时间麻木[57]。这种治疗方法对于初发、有疼痛灾难化、可用其他替代方案治疗的患者预后较差[58]，尽管这种方法有助于减轻总的疼痛和改善患者的精神状态[59]。

射频手术的并发症和医疗诉讼包括锐利的穿刺针进入神经和血管以及药物注射形成的压力传导至远端组织。此外，热凝可误伤组织。例如，颈 2～3 小关节支配神经毁损时可损伤迷走神经。其并发症包括永久性失声和声音嘶哑[60]。迷走神经走行在靶目标的前外侧，因此不建议同时行双侧高位颈椎小关节支配神经毁损，应分两次行神经毁损。此外，神经损伤还可引起颈部肌肉无力，导致永久性抬头困难[61]。

5.12　阿片类药物的并发症

强阿片类药物是疼痛治疗的重要方法，但也可能带来药物过量、致死等不良后果，所以使用这类药物前必须签署知情同意书[62]。

服用苯二氮䓬类药物时换用阿片类药物可引起呼吸暂停。此外，蛛网膜下腔给予阿片药物的门诊患者也可能发生呼吸暂停。为了避免医疗保险费用增加，许多患者会私自使用精神药物。他们不会告诉医生用药情况，他们可能服用中枢作用药物而不告诉疼痛医生。尿检在一定程度上对弄清患者所服的药物有一定帮助，但许多药物仍不能常规检测[63, 64]。一个疗程中不建议换阿片类药物（至少在大剂量用药时）。滴定一种阿片类药物时可减少另一种阿片类药物的剂量。

有些医疗中心推荐在找到阿片类药物的最优用药方案/换药前，苯二氮䓬类药物应减量，尤其对于老年患者。

美沙酮尽管廉价但临床使用越来越少，因为美沙酮治疗慢性疼痛时，可能导致患者死亡[65]。蛛网膜下腔阿片药物给药试验最好住院进行[66, 67]。

很多患者服用中草药制剂，这些药物的药理作用仍不清楚，应做好相应的记录。越来越多的证据表明，中草药可与标准的药物产生相互作用。

6. 知情同意

任何操作之前都应签署知情同意书，其目的是告知患者操作的风险，履行法律义务，以免于事无补。

在德克萨斯州,新的法律要求对三种疼痛操作用特定的语言进行知情同意告知。

6.1　椎管内操作(在椎管内或其周围注射)

疼痛未缓解或疼痛加剧

神经损伤,包括瘫痪(肢体不能活动)

硬膜外血肿(椎管内或椎管周围出血)

感染

抽搐

持续的脑脊液漏,可能需要手术治疗

呼吸和(或)心脏问题,包括心搏骤停(心脏停止跳动)

6.2　外周神经或内脏神经阻滞和(或)损毁

疼痛未缓解或疼痛加剧

出血

神经损伤,包括瘫痪(肢体不能活动)

感染

损伤周围脏器或组织

6.3　植入疼痛控制装置

疼痛未缓解或疼痛加剧

神经损伤,包括瘫痪(肢体不能活动)

硬膜外血肿(椎管内或椎管周围出血)

感染

持续脑脊液漏,可能需要手术治疗

6.4　关于专家证人的简要说明

第一,作为一名专家证人,需要具备良好的资质。许多医术精湛的医生不一定能够胜任专家证人的角色。法庭上的专家需要具备鉴定的经历和经验。某一领域的鉴定专家在另一领域不一定合格。如果证词不专业,医学会会因为证词损害其他会员而取消其会员资格。

第二,被任命为专家证人之前,应审核其所有的记录。专家证人和诉讼案中的任何一方都不能存在利益冲突。例如,专家证人不应为商业合作伙伴或商业竞争者进行辩护或指控。指控另一名医生是一项艰巨的任务,同样,为一名导致严重并发症的医生辩护也是如此。原告被告双方都持有对自己有力的论据,专家证人必须对自己的证词有充分的把握。一旦证词出现明显偏差,专家证人和被告人的声誉会严重受损。专家证人在出庭前需要让请他出庭的委托律师清楚自己会说什么或不会说什么。一旦需要出庭,专家证人必须及时到场。出庭时间的变化和推迟往往是不可避免的。专家证人作证的报酬应和其作为医生时的报酬接近,并且应加上差旅费等费用。

疼痛管理的医疗法律问题日益复杂。医生需要更多参与专科学会和政治行动委员会的各种活动,以避免产生保持沉默的结果。

7. 小结

本章简要介绍了如何减少并发症,并提供了一些相关的信息。我们不希望医生的职业生涯中有数次官司缠身,更不希望医生的职业操守和人格尊严以这种严苛的方式受到审查。

首先,不要给患者造成伤害,或者说无伤害原则是要恪守的准则。其次,医生要意识到有可能发生的并发症,明白可引起不良事件的患者因素、疾病因素以及相关的技术因素,避免了不良事件才可能既开心工作又能晚上睡个好觉。

今后我们会基于更多医学法律的案例不断完善本章节。我们热切期待并真诚邀请您与我们分享病例,帮助大家共同进步。

表 1-1　注射以及其他疗法的潜在并发症及预防

操作过程	并发症	发生机制	预防措施
胸部和颈部扳机点注射	气胸	25～30G 穿刺针扇形注射	采用 22G 穿刺针避免扇形注射
经椎间孔的操作	脊髓或椎动脉内注射	锐利穿刺针损伤血管或渗透入血	使用钝穿刺针
单次硬膜外注射皮质类固醇激素	硬膜下注射	锐利的穿刺针刺破硬膜	使用钝穿刺针,如 RX-2 型穿刺针
硬膜外穿刺	脊髓内注射	颈部黄韧带的解剖存在个体差异,第一次阻力消失时穿刺针已在硬膜外腔	选择在 T2 水平进针,将导管送至颈部水平:进行造影
枕骨阻滞	枕骨大孔注射造成全脊麻,动脉内注射和局部麻醉药中毒,枕部神经损伤,血肿		使用 20G stealth 穿刺针和枕骨下减压技术,进行造影,避免注射液容量过大

续表

操作过程	并发症	发生机制	预防措施
颈椎间孔类固醇激素注射	全脊麻，椎动脉损伤，小脑出血，脊髓梗死	使用锐利穿刺针	使用钝的 coude 针穿刺，避免注射颗粒型类固醇激素
颈部椎板间激素注射	脊髓损伤，硬膜外血肿，硬膜外脓肿，注射液形成腔室	使用锐利穿刺	使用钝的 RX-2 硬膜外穿刺针
颈交感神经阻滞	全脊麻，气胸，霍纳氏综合征，反复发生的喉部神经阻滞，臂丛阻滞，血管内注射，抽搐，气胸，乳糜胸	传统技术	选择 C7 椎体外侧入路，使用钝的 Bella D 型穿刺针
寰椎枕骨阻滞	共济失调	中枢局部麻醉药效应	减少局部麻醉药容量
C3 小关节支配神经毁损	声音嘶哑	迷走神经损伤	避免双侧同时毁损
双侧颈神经注射	呼吸暂停	双侧膈神经阻滞	避免双侧同时阻滞
颈部小关节注射	全脊麻，脊髓损伤	颈部正中进针	颈部前后位透视确定针尖位置
肋间神经阻滞	气胸	锐利穿刺针穿破胸膜	使用 C 臂机定位体表进针点
腰交感神经阻滞	腹膜后血肿，淋巴管损伤	穿破血管及其他组织	使用钝穿刺针
腰椎间孔注射	截瘫	节段动脉内注射	使用钝穿刺针，避免椎间孔进针过深，避免使用颗粒型类固醇
腰交感神经阻滞腹下丛阻滞	阳痿，膀胱功能障碍	自主神经损伤	避免双侧同时阻滞

季 节 蒋 鑫 卫炯琳 译
田复波 校

参考文献

[1] NICE. CG88 Low back pain: Early management of persistent non-specific low back pain. NICE Clinical Guidelines: NICE; 2009.

[2] Rudol G, Rambani R, Saleem MS, Okafor B. Psychological Distress Screen as Predictor of Outcome of Epidural Injection in Chronic Lower Back Pain. Bone & Joint Journal Orthopaedic Proceedings Supplement. 2013;95(Supp 20):17.

[3] Domino J, McGovern C, Chang KW, Carlozzi NE, Yang LJ. Lack of physician-patient communication as a key factor associated with malpractice litigation in neonatal brachial plexus palsy. J Neurosurg Pediatr. 2014;13(2):238-242.

[4] Hamasaki T, Takehara T, Hagihara A. Physicians' communication skills with patients and legal liability in decided medical malpractice litigation cases in Japan. BMC Fam Pract. 2008;9:43.

[5] Improving Communication, Cutting Risk: MPS New Zealand; 2012 [cited 20 1]. 10-1]. Available from: http://www.medicalprotection.org/newzealand/casebook-january-2012/improving-communication-cutting-risk.

[6] Jackson JZ. HW, ATC, Hahn, CK. Physician Assistants ; Liability and Regulatory Issues 2012. Available from: http://www.mdmc-law.com/tasks/sites/mdmc/assets/Image/MDAdvisor_FALL_12_ONLINE_FINALrev.pdf.

[7] MPS. Clinical negligence claims-what to expect. 2013.

[8] Bolam v Friern Hospital Management Committee. Wikipedia 2014.

[9] Manner P, A. Practicing defensive medicine-Not good for patients or physicians. AAOS Now. 2007;Jan/Feb.

[10] DeKay ML, Asch DA. Is the defensive use of diagnostic tests good for patients, or bad? Med Decis Making. 1998;18(1):19-28.

[11] Cohen H. Medical Malpractice Liability Reform: Legal Issues and Fifty-State Survey of Caps on Punitive Damages and Noneconomic Damages. Received through the CRS Web: The Library of Congress, 2005 Contract No.: Order Code RL31692.

[12] Office CB. Medical Malpractice Tort Limits and Health Care Spending. Background Paper: The Congress of the United States; 2006.

[13] Shearer P. Punitive Damage Awards, Caps and Standards. 2007 Contract No.: 2003-R-0743.

[14] Association ATR. Collateral Source Rule Reform.

[15] Lord Neuberger of Abbotsbury MotR. Proportionate Costs. Fifteenth Lecture in the Implementation Programme; The Law Society 2012.

[16] Limitation Act 1980. Wikipedia.

[17] Limitation Periods in the UK. Wikipedia.

[18] Kalauokalani D. Malpractice Claims for Nonoperative Pain Managment: A Growing Pain for Anesthesiologists? ASA Newsletter. 1999;63(6):16-18.

[19] Bird M. Acute Pain Management: A New Area of Liability for Anesthesiologist. ASA Newsletter. 2007;71(8).

[20] Liau D. Trends in Chronic Pain Management Malpractice Claims.. ASA Newsletter. 2007;71(8).

[21] Fitzgibbon DR, Posner KL, Domino KB, Caplan RA, Lee LA, Cheney FW, et al. Chronic pain management: American Society of Anesthesiologists Closed Claims Project. Anesthesiology. 2004;100(1):98-105.

[22] Sandnes D, Stephens L, Posner K, KB D. Liability Associated with Medication Errors in Anesthesia: Closed Claims Analysis. Anesthesiology. 2008;109(A770).

[23] Fitzgibbon DR, Rathmell JP, Michna E, Stephens LS, Posner KL, Domino KB. Malpractice claims associated with medication management for chronic pain. Anesthesiology. 2010;112(4):948-956.

[24] Fitzgibbon D. Liability Arising From Anesthesiology-Based Pain Management in the Nonoperative Setting. ASA Newsletter. 2001;65(6):12-15.

[25] Domino K, Fitzgibbon D. Clinical lessons in chronic pain management from the Closed Claims Project. ASA Newsletter. 2004;68(2):25-27.

[26] Rathmell JP, Michna E, Fitzgibbon DR, Stephens LS, Posner KL, Domino KB. Injury and liability associated with cervical procedures for chronic pain. Anesthesiology. 2011;114(4):918-926.

[27] Lee L, Posner K, Kent C, Domino K. Complications Associated With Peripheral Nerve Blocks: Lessons From the ASA Closed Claims Project. Int Anesthesiol Clin. 2011;49(3):56-67.

[28] Posner KL, Caplan RA, Cheney FW. Variation in expert opinion in medical malpractice review. Anesthesiology. 1996;85(5):1049-1054.

[29] Caplan R, Posner R. The expert witness: Insights from the Closed Claims Project. ASA Newsletter. 1997;61(6):9-10.

[30] Domino K. Availability and Cost of Professional Liability Insurance.. ASA Newsletter. 2004;68(6):5-6.

[31] Cheney F. How Much Professional Liability Coverage Is Enough? Lessons From the ASA Closed Claims Project.. ASA Newsletter. 1999;63(6):19,21.

[32] Huntoon MA, Martin DP. Paralysis after transforaminal epidural injection and previous spinal surgery. Reg Anesth Pain Med. 2004;29(5):494-495.

[33] Alturi S, Glaser SE, Shah RV, Sudarshan G. Needle position analysis in cases of paralysis from transforaminal epidurals: consider alternative approaches to traditional technique. Pain Physician. 2013;16(4):321-334.

[34] Glaser SE, Shah RV. Root cause analysis of paraplegia following transforaminal epidural steroid injections: the 'unsafe' triangle. Pain Physician. 2010;13(3):237-244.

[35] Chang Chien GC, Candido KD, Knezevic NN. Digital subtraction angiography does not reliably prevent paraplegia associated with lumbar transforaminal epidural steroid injection. Pain Physician. 2012;15(6):515-523.

[36] Heavner JE, Racz GB, Jenigiri B, Lehman T, Day MR. Sharp versus blunt needle: a comparative study of penetration of internal structures and bleeding in dogs Pain

Pract. 2003;3(3):226-231.

[37] Ilkhchoui Y, Koshkin E. A blunt needle (Epimed(®)) does not eliminate the risk of vascular penetration during transforaminal epidural injection. Surg Neurol Int. 2013;4(Suppl 5):S404-406.

[38] Scanlon GC, Moeller-Bertram T, Romanowsky SM, Wallace MS. Cervical transforaminal epidural steroid injections: more dangerous than we think? Spine (Phila Pa 1976). 2007;32(11):1249-1256.

[39] Tiso RL, Cutler T, Catania JA, Whalen K. Adverse central nervous system sequelae after selective transforaminal block: the role of corticosteroids. Spine J. 2004;4(4): 468-474.

[40] Baker R, Dreyfuss P, Mercer S, Bogduk N. Cervical transforaminal injection of corticosteroids into a radicular artery: a possible mechanism for spinal cord injury. Pain. 2003;103(1-2):211-215.

[41] Derby R, Lee SH, Date ES, Lee JH, Lee CH. Size and aggregation of corticosteroids used for epidural injections. Pain Med. 2008;9(2):227-234.

[42] Lyders EM, Morris PP. A case of spinal cord infarction following lumbar transforaminal epidural steroid injection: MR imaging and angiographic findings. AJNR Am J Neuroradiol. 2009;30(9):1691-1693.

[43] Sullivan WJ, Willick SE, Chira-Adisai W, Zuhosky J, Tyburski M, Dreyfuss P, et al. Incidence of intravascular uptake in lumbar spinal injection procedures. Spine (Phila Pa 1976). 2000;25(4):481-486.

[44] Tharakan L, Gupta S, Munglani R. Survey of current UK practice in use of fluoroscopy, contrast material and steroids in neuraxial injections Pain News. 2012:3.

[45] Nash A. Use of particulate steroids in neuraxial injections: a common but negligent practice? Pain News. 2012:2.

[46] Lirk P, Kolbitsch C, Putz G, Colvin J, Colvin HP, Lorenz I, et al. Cervical and high thoracic ligamentum flavum frequently fails to fuse in the midline. Anesthesiology. 2003;99(6):1387-1390.

[47] Chien GC, McCormick Z, Araujo M, Candido KD. The Potential Contributing Effect of Ketorolac and Fluoxetine to a Spinal Epidural Hematoma following a Cervical Interlaminar Epidural Steroid Injection: A Case Report and Narrative Review. Pain Physician. 2014;17(3):E385-395.

[48] Makris A, Gkliatis E, Diakomi M, Karmaniolou I, Mela A. Delayed spinal epidural hematoma following spinal anesthesia, far from needle puncture site. Spinal Cord. 2014.

[49] Smith HS, Racz GB, Heavner JE. Peri-venous counter spread-be prepared. Pain Physician. 2010;13(1):1-6.

[50] Chiapparini L, Sghirlanzoni A, Pareyson D, Savoiardo M. Imaging and outcome in severe complications of lumbar epidural anaesthesia: report of 16 cases. Neuroradiol-

ogy. 2000;42(8):564-71.

[51] Smith AD, Jull G, Schneider G, Frizzell B, Hooper RA, Sterling M. Cervical radiofrequency neurotomy reduces central hyperexcitability and improves neck movement in individuals with chronic whiplash. Pain Med. 2014;15(1):128-1241.

[52] Lima RM, Navarro LH, Carness JM, Barros GA, Marques ME, Solanki D, et al. Clinical and histological effects of the intrathecal administration of methylprednisolone in dogs. Pain Physician. 2010;13(5):493-501.

[53] Latham JM, Fraser RD, Moore RJ, Blumbergs PC, Bogduk N. The pathologic effects of intrathecal betamethasone. Spine (Phila Pa 1976). 1997;22(14):1558-1562.

[54] Kitsou MC, Kostopanagiotou G, Kalimeris K, Vlachodimitropoulos D, Soultanis K, Batistaki C, et al. Histopathological alterations after single epidural injection of ropivacaine, methylprednizolone acetate, or contrast material in swine. Cardiovasc Intervent Radiol. 2011;34(6):1288-1295.

[55] Nanjayan SK, Swamy GN, Yallappa S, Bommireddy R. Arachnoiditis following caudal epidural injections for the lumbo-sacral radicular pain. Asian Spine J. 2013;7(4): 355-358.

[56] Cheng J, Abdi S. COMPLICATIONS OF JOINT, TENDON, AND MUSCLE INJECTIONS. Tech Reg Anesth Pain Manag. 2007;11(3):141-147.

[57] Kornick C, Kramarich SS, Lamer TJ, Todd Sitzman B. Complications of lumbar facet radiofrequency denervation. Spine (Phila Pa 1976). 2004;29(12):1352-1354.

[58] Smith AD, Jull G, Schneider G, Frizzell B, Hooper RA, Sterling M. A comparison of physical and psychological features of responders and non-responders to cervical facet blocks in chronic whiplash. BMC Musculoskelet Disord. 2013;14:313.

[59] Smith AD, Jull G, Schneider G, Frizzell B, Hooper RA, Dunne-Proctor R, et al. Cervical radiofrequency neurotomy reduces psychological features in individuals with chronic whiplash symptoms. Pain Physician. 2014;17(3):265-274.

[60] Chinosornvatana N, Woo P, Sivak M, Sung C-K. Iatrogenic Unilateral Vocal Fold Paralysis after Radiofrequency Lesioning for Cervical Facet Joint Denervation. The Laryngoscope. 2009;119(Supplement S1):S29.

[61] Stoker GE, Buchowski JM, Kelly MP. Dropped head syndrome after multilevel cervical radiofrequency ablation: a case report. J Spinal Disord Tech. 2013;26(8):444-448.

[62] Munglani R. Numbers needed to heal, numbers needed to harm, numbers needed to kill: reflections on opioid therapy and the primary duty of medicine. Pain News. 2013;11(1):5.

[63] Fine PG, Portenoy RK, Rotation AHEPoERaGfO. Establishing "best practices" for opioid rotation: conclusions of an expert panel. J Pain Symptom Manage. 2009;38(3): 418-425.

[64] Centre MGDNP. Practice Toolkit. Canadian Guideline for Safe and Effective Use of

Opioids for Chronic Non-Cancer Pain. Michael G. DeGroote National Pain Centre: Michael G. DeGroote National Pain Centre.

[65] Prevention CfDCa. Prescription Painkiller Overdoses: Methadone 2014. Available from: http://www.cdc.gov/features/vitalsigns/methadoneoverdoses/.

[66] Rathmell JP, Miller MJ. Death after initiation of intrathecal drug therapy for chronic pain: assessing risk and designing prevention. Anesthesiology. 2009;111(4):706-708.

[67] Coffey RJ, Owens ML, Broste SK, Dubois MY, Ferrante FM, Schultz DM, et al. Mortality associated with implantation and management of intrathecal opioid drug infusion systems to treat noncancer pain. Anesthesiology. 2009;111(4):881-891.

第2章

新型强效镇痛药——4-羟基喹啉-2-酮及其结构类似物

Igor V. Ukrainets, Olga V. Gorokhova, Nidal Amin Jaradat, Lidiya A. Petrushova, Elena V. Mospanova, Larisa V. Savchenkova, Victor E. Kuz'min, Anatoliy V. Lyahovsky

1. 引言

　　尽管人们害怕疼痛，但疼痛曾经是且依然是所有生物对各种强烈的物理、化学或机械性刺激的正常反应。疼痛是组织器官受到外源性或内源性伤害时发出的信号，因而具有重要的机体保护作用[1-6]，是有机体作为生命单位生存的必要条件。不幸的是，疼痛会让机体产生不愉快的感觉。作为一种复杂的生理心理现象，疼痛（尤其是剧烈而持续的疼痛）往往伴随有强烈的情绪应激[7-9]，快速耗竭机体的适应性，导致机体的重要机能严重失调。因此国际疼痛研究协会将疼痛列为引发现代社会诸多问题的全球性因素。疼痛不仅仅是一个医学问题，更是一个社会经济问题[10-13]。

　　疼痛的病因很多，且常常导致疼痛综合征的发生，几乎所有人都体验过疼痛的感觉。因此，镇痛药是最普遍、最常用的药物[14]。镇痛药物的种类非常多，但即便如此，镇痛药的疗效也时常不尽如人意。其原因可能是镇痛药有副作用，并存在许多禁忌证和使用限制[15]。因此，寻找高效、安全的新型镇痛药已成为目前制药和医药化学研究的主要任务。

　　以喹啉为基本结构的化合物引起了研究者的兴趣。喹啉是一种天然的具有镇痛作用的物质，人工合成不受限制，许多喹啉的衍生物也具有镇痛作用。例如，奎宁（图 2-1）是金鸡纳树皮的主要生物碱，它不仅能有效抑制疟原虫的生长，而且还有非特异性的镇痛作用，可增强麻醉药和非麻醉镇痛药的镇痛作用，已被广泛用于治疗头痛的复方制剂。酒石酸麦角酰二乙胺（2，常简称为 LSD）是一种半合成的强效致幻药，目前大多数国家的法律都禁止使用该药物。尽管如此，研究人员仍对 LSD 的独特药理性质很感兴趣。研究发现，与小剂量阿片类药物相比，LSD 的镇痛效果更显著和持久，并且无精神副作用。在治疗丛集性头痛（一种罕见却剧烈的疼痛）时，其疗效是现有的其他药物无法比拟的[16]。

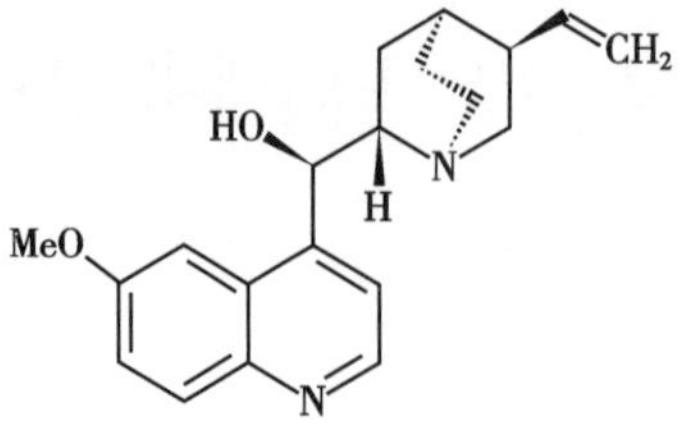

图 2-1   天然（1）、半合成（2）、和合成的（3 和 4）喹啉类止痛药

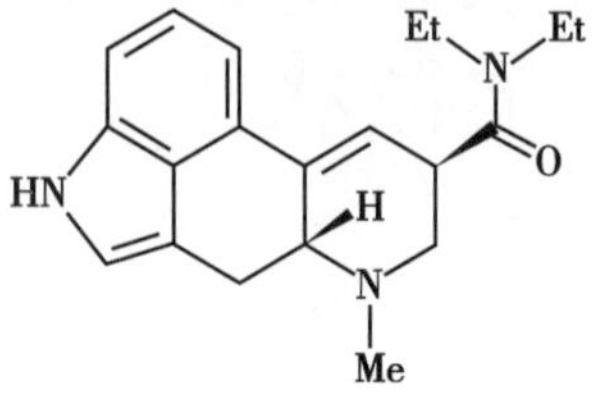

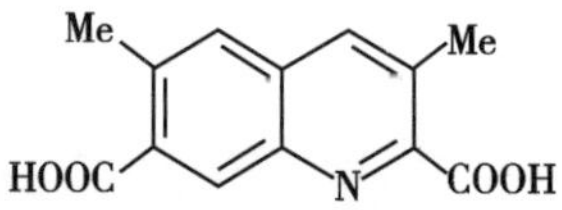

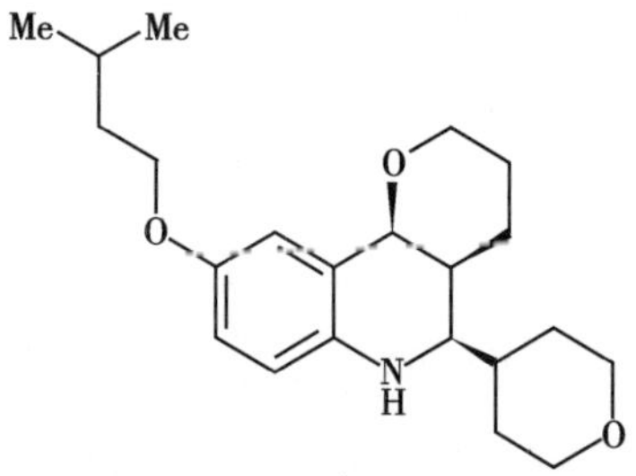

自然资源是有限的且不可再生，通常而言，从动植物中提取生物活性物质及其提纯和标准化过程都非常困难，而且耗时良多。因此，如果在网上检索新型喹啉镇痛药物，可找到有大量的相关文献[17-23]。基于喹啉衍生物以及氢化喹啉类似物，研发出了许多有前景的新药。

2. 1- 烯丙基 -4- 羟基 -6, 7- 二甲氧基 -2- 氧 -1, 2- 二氢喹啉 -3- 羧酸 NR- 酰胺的合成及其镇痛作用

最近才有文献提出 4- 羟基喹啉 -2- 酮可作为镇痛药。不久以前，在初步筛选的基础上，我们获得了一种阿片受体的拮抗剂：1- 烯丙基 -4- 羟基 -6, 7- 二甲氧基 -2- 氧 -1, 2- 二氢喹啉 -3- 羧酸酰胺的盐酸盐 [（烷基氨基）烷基][24]。进一步的药理学实验验证了"计算"得到的该合成物的生物学特性。与此同时，研究发现这些物质不仅不会抑制麻醉镇痛药的镇痛作用，而且还能显著延长其镇痛时间。正是这一发现促使人们对 4- 羟基喹啉 -2- 酮的衍生物展开了更深入的研究，探索其在生物体上的药理作用（如镇痛作用）。

进行这项复杂而庞大的工程时，首先要利用甲基 1- 烯丙基 -4- 羟基 -6, 7-

二甲氧基 -2- 氧 -1, 2- 二氢喹啉 -3- 羧酸乙酯（5）与相应的伯胺在沸腾甲醇[25, 26]
中反应，合成 1- 烯丙基 -4- 羟基 -6, 7- 二甲氧基 -2- 氧 -1, 2- 二氢喹啉 -3- 羧酸的
烷基、羟烷基、环烷基、杂芳基烷基酰胺（6，图 2-2）。

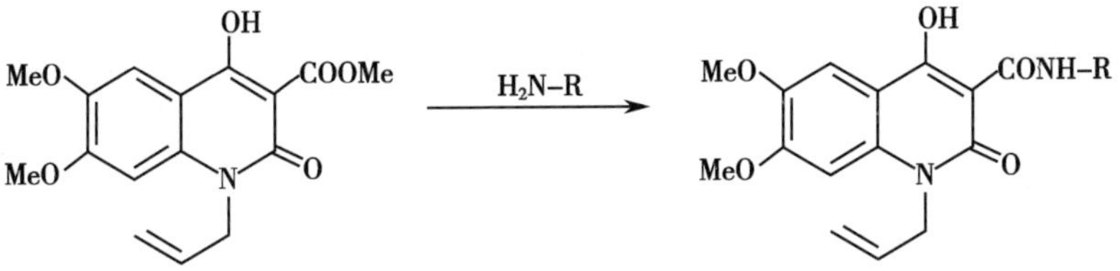

图 2-2　1- 烯丙基 -6, 7- 二甲氧基 -4- 羟基 -2- 氧 -1, 2- 二氢喹啉 -3- 甲酰胺的合成（6）

通过对 1-N- 烯丙基取代酰胺 6 的镇痛特性进行筛选，我们确信这一研究
方向是正确的。以 0.05mmol/L（平均约为 20mg/kg）的剂量喂食小白鼠时[25, 26]，
所有化合物均显示出或强或弱的镇痛效果。进行上述生物实验时，所有实验
动物的处理均遵守《欧洲实验及其他科学研究用脊椎动物保护公约》（*European
Convention for Protection of Vertebrate Animals used for Experimental and Other
Scientific Purposes*）。含有结构通式物（6）的 50 个样品中，约一半的镇痛活性不
亚于双氯芬酸钠，其中三种 [6, R =-(CH2)₂OH, -CH₂C₆H₄-Cl-4 或糠基] 的镇痛
强度甚至超过了酮咯酸（最强效的非麻醉性镇痛药）。这一系列实验是在标准的
电流刺激直肠黏膜模型上进行的。因此，酰胺 6 的镇痛作用机制应涉及伤害性
感受系统的中枢成分。我们注意到此类物质在芳烷基酰胺片段中均可追溯到相
同的芳香环结构，例如苄基 - → 2- 苯基乙基 - → 3- 苯基丙酰胺；4- 氯苄→ 2-(4-
氯苯基) 乙基酰胺等。总的规律是，芳香取代基离酰胺的氮原子越远，1- 烯丙
基 -4- 羟基 -6, 7- 二甲氧基 -2- 氧 -1, 2- 二氢喹啉 -3- 羧酸芳基烷基酰胺的镇
痛作用就越小。

3. 1- 烯丙基 -4- 羟基 -6, 7- 二甲氧基 -2- 氧 -1, 2- 二氢喹啉 -3- 羧酰胺的化学修饰

发现化合物具有新的生物学活性后，通常会进一步提高它们的药理学和
（或）药物学特性。医药化学研究中，被大家广泛接受的传统方法是，对基本分
子逐步进行各种结构修饰，使其分子特性朝正确的方向改变。我们采用该方
法进行了进一步的研究，以明确"结构 - 活性"关系的规律。如果幸运的话（这
种工作总有运气成分），就能找到有前景的先导化合物，这对解决问题具有实
际意义。

3.1　2-溴甲基-7,8-二甲氧基-5-氧代-1,2-二氢-5H-噁唑并[3,2-a]喹啉-4-甲酰胺中的氯环化反应

我们利用 1-N-烯丙基代 4-羟基喹啉 -2-酮在醋酸中与溴分子反应时,能使唑丙喹啉发生环化的特性[27],将前面提到的酰胺(6)转化为三环衍生物(7)(图 2-3)。这一反应迅速且可量化,但其反应方向对取代基的结构不敏感,而且常首先发生溴环化[28,29]。进行这一反应需要严格遵守试剂的等摩尔比。显然,缺少溴将导致部分烯丙基衍生物(6)转化为噁唑喹啉(7)。溴过量也不行,因为在这种情况下,(2-溴甲基-5-羟基-7,8-二甲氧基-4-R-氨基甲酰基-1,2-二氢噁唑并[3,2-α]喹啉)三溴化物可与溴[25]反应生成化合物或者分子中的酰胺片段发生溴化(如果存在结构基础)[26]。

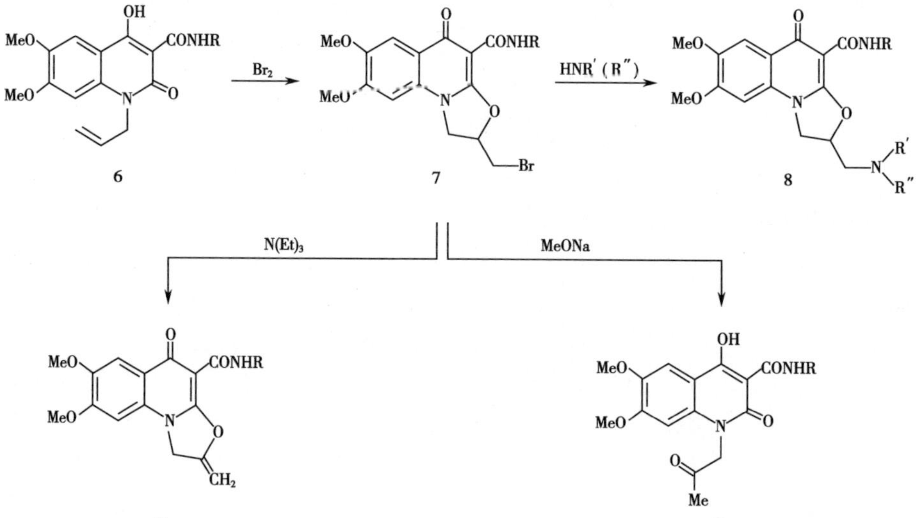

图 2-3　2-溴乙基噁唑[3,2-a]喹啉-4-甲酰胺(7)的合成和化学转化

根据生物学研究数据,将双环 1-烯丙基 -4-羟基 -6,7-二甲氧基 -2-氧 -1,2-二氢喹啉 -3-甲酰胺(6)转化为三环唑啉衍生物(7)并不会对它的镇痛特性产生明显影响,因此这一转化并不实用。然而,这些化合物的 2-溴甲基噁唑片段与各种亲核试剂具有较高的反应活性,使其可以进一步转化为 2-氨甲基(8)或 2-亚甲基(9)噁唑喹啉(还未进行药理学研究),甚至合成 1-丙酮衍生物(10)[27]。鉴于其具有很多的合成可能性,此方向的研究在未来很有可能取得成功。

3.2　去除 1-N-烯丙基组

很明显,1-烯丙基 -4-羟基 -6,7-二甲氧基 -2-氧 -1,2-二氢喹啉 -3-甲酰胺

（6）化学修饰的下一种变化是简单地将基本分子中的 1-N- 烯丙基取代基去除。具体而言，从外观结构上看，就是通过去除 1-N- 烯丙基片段而获得目标化合物。实际上，只是在酰胺 6 合成过程中省去了第一阶段中甲基 4, 5- 二氨基苯甲酸的烷化[30]。

4- 羟基 -2- 氧代 -1, 2- 二氢喹啉 -3- 羧酸的低级酯有较高的活性[31-34]，将其转化成各种 N-R- 酰胺通常不困难。这就是为什么在使用初级烷基胺对二甲氧基代酯（11）进行酰胺化处理的过程中总会出现让人意想不到的问题。例如，由于酯（11）在其他有机溶剂中的溶解度较低，我们在沸腾的二甲基甲酰胺（DMF）中进行合成反应，反应完成后我们不仅得到了目标产物烷基酰胺（12），还得到了数量可观的 4- 羟基 -6, 7- 二甲氧基 -1H- 喹啉 -2- 酮（13）。出现副产物的原因是反应混合物中有水，可在 80℃下进行酰胺化反应，以消除水的影响。因此目前已能够获得产量和纯度均较高的含有烷基、羟烷基、环烷基和芳基烷基酰胺的 4- 羟基 -6, 7- 二甲氧基 -2- 氧 -1, 2- 二氢喹啉 -3- 羧酸（12，图 2-4）[35, 36]。苯胺和杂芳基酰胺（12）不能在这一条件下合成。其合成需要更严格的条件，如温度约需 120℃以及很少量的 DMF（1～2ml/0.01mol）[37, 38]。有意思的是，使用苯胺和杂芳基酰胺对 4- 羟基 -2- 氧 -1, 2- 二氢喹啉 -3- 羧酸盐进行酰胺化处理时，增加溶剂的量会使反应速度变得非常慢。

按照通式 12，我们采用经典的"醋酸诱导的小鼠扭体"模型，测试了 1 号位空白的 70 种 4- 羟基 -6, 7- 二甲氧基 -2- 氧 -1, 2- 二氢喹啉 -3- 羧酰胺的镇痛活性[39]，此模型可用于评估测试样品缓解疼痛的外周作用。我们立即注意到，简化样品的结构并没有影响他们的生物活性——本实验中，没有样品完全或明显丧失镇痛活性。

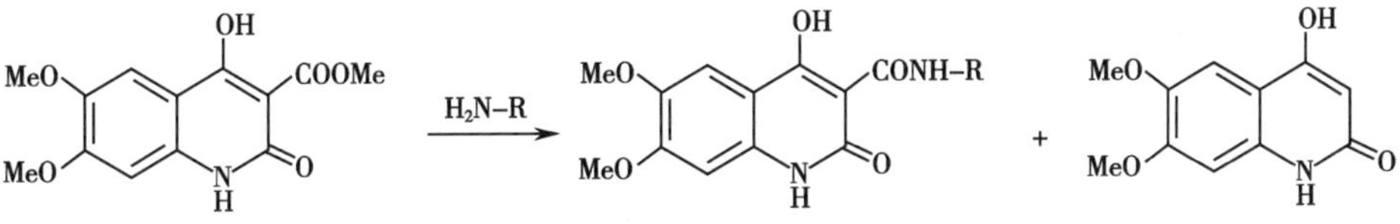

图 2-4　4- 羟基 -6, 7- 二甲氧基 -2- 氧 -1, 2- 二氢化氮杂萘 -3- 甲酰胺（12）的合成

大多数烷基酰胺（12）具有中度、具有统计学意义（$P \leqslant 0.05$）的镇痛作用[35]，其镇痛作用可与同等剂量的吡罗昔康（20mg/kg，口服）相媲美。酰胺片段末端碳原子上的羟基或烷氧基基团可减弱镇痛作用。正常结构的烷基酰胺转化成环状类似物后的镇痛作用不是很确定。例如，丙酯衍生物转化后，其镇痛作用几乎完全丧失。而延长烷基链的结果正好完全相反，环戊基和环己基酰胺（12）比它们的非环形类似物更活跃。在所有的烷基、羟烷基和环烷基酰胺中，只有丙

胺（R = 12，Pr）有药理学价值。在"醋酸诱导的小鼠扭体"模型上，丙胺表现出了比吡罗昔康更好的镇痛作用，甚至比镇痛作用更强的萘丁美酮和双氯芬酸的效果更好。

芳烷基酰胺（12）非常有意思。大部分芳烷基酰胺与实验中常用的镇痛药有相同的镇痛效果，部分芳烷基酰胺的镇痛效果甚至更好，且用量更少[36]。这再次证实了研究 1-N- 芳基代酰胺（6）时发现的结构生物学规律，即烷基酰胺中引入芳基环可增加其活性，而去除氮酰胺原子上的芳基环可降低其活性。

在研究对象中加入新的化合物，尤其是苯胺（12，R=Ph 或被取代的 Ar）后[38]，我们的发现对结构生物学规律有了新的补充，而且这一发现对未来的研究工作很重要：氮酰胺原子和芳基取代基之间的亚甲基桥的完全缺失会减弱其镇痛作用。

在杂芳基酰胺中，我们只研究了合成的吡啶衍生物（12，r=Py 或 2-py-me）[37]，它与吡罗昔康的羧基类似物具有相似的结构。生物测试结果表明，这些化合物中，大多数的镇痛强度与吡罗昔康相当。在未被取代的吡啶基酰胺的同分异构体中，镇痛强度取决于氮原子在吡啶片段中的位置：呈现 3<4<2 的规律。下一组同分异构体（单甲基取代吡啶 -2 酰胺）的规律略有不同：虽然吡啶环的 C- 甲基化可增强镇痛作用，但总体而言，其效果并不显著，而且对甲基集团的位置并不敏感。

4- 羟基 -6，7- 二甲氧基 -2- 氧 -1，2- 二氢喹啉 -3- 羧基酸（12，r= 甲基吡啶 -2，3 或 4；糠基或四氢呋喃）中的杂芳基酰胺尤其值得一提。生物电子等排取代法[40-43]在医用化学中已取得了丰硕的成果。在很长的一段时间里，它也是合成这些化合物的理论基础。在经典案例中，这种方法采用一个大小、形状大致相同、电子结构类似的原子替换另一个原子或一组原子[44]。经过这样的修饰后，一种物质将具有与初始结构近似的生物效应，而且很可能会更好[45]。基于以上考虑，我们用等排的吡啶核或呋喃核取代 N- 苯甲基 -4- 羟基 -6，7- 二甲氧基 -2- 氧 -1，2- 二氢喹啉 -3- 羧酰胺（12，r = CH2Ph）的苯环。根据药理学研究结果，将上述化合物转化成四氢呋喃（尤其是呋喃衍生物）已被证实是不成功的，因其可明显降低镇痛强度。但 Ph 到 Py 的置换是真正的电子等排置换。而且，此时的镇痛强度取决于杂原子在吡啶环中的位置：4-py≤pH=2-py<3-py。N-(3- 吡啶基甲基)-4- 羟基 -6，7- 二甲氧基 -2- 氧 -1，2- 二氢喹啉 -3- 羧酰胺（12，r=ch2py-3）镇痛强度的显著增加是选择它作为先导化合物的有力依据。

3.3　喹诺酮环中苯基的修饰

我们下一步的研究是对先导化合物特有的喹诺酮环中的苯基和（或）其他基团进行修饰（图 2-5）。

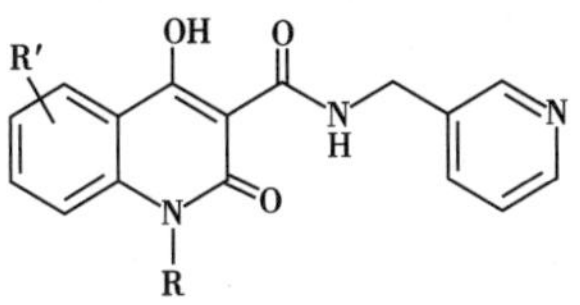

图2-5 对喹诺酮环中苯基和其他基团修饰后的先导化合物的结构类似物

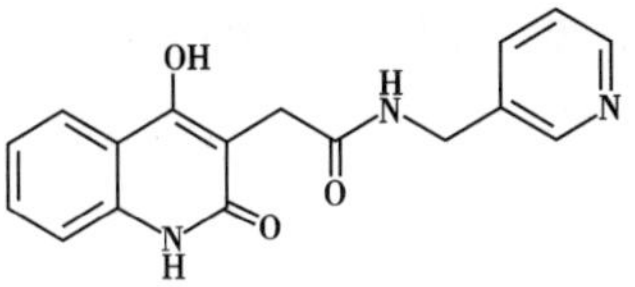

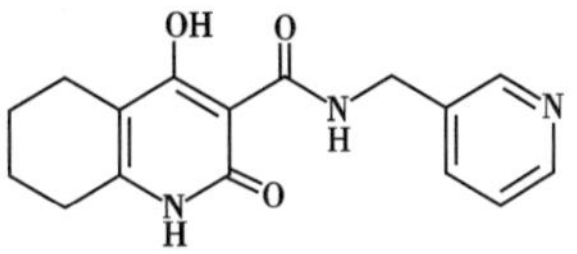

药理试验（表2-1）表明，在"醋酸诱导的小鼠扭体模型"中，口服20mg/kg后，此类物质都表现出了较强的镇痛作用，它们的镇痛强度不亚于或大于ED_{50}剂量的已知镇痛药[46]。因此有理由相信，一般的喹诺酮环中的取代基对4-羟基-6,7-二甲氧基-2-氧-1,2-二氢胆红素-3-羧基酸的镇痛作用影响较小。发挥主要作用的是N-（3-吡啶基甲基）-4-羟基-6,7-二甲氧基-2-氧-1,2-二氢喹啉-3-羧酰胺。尤其值得注意的是，其分子中去除一个甲氧基（酰胺14a,b）或者进行1-N-乙基化处理（酰胺14J）将导致镇痛活性的降低。苯基（酰胺14c-i）中的卤素也可导致类似的效果。因此，卤素的存在被认为对镇痛活性是不利的。唯一的例外是6-溴衍生物14g，它的镇痛活性甚至比先导化合物还强。但总体而言，其活性的增加是相当小的（见表2-1）。此外，分子中存在卤素原子时，需考虑其毒性可能会增加。

表2-1 "醋酸诱导的小鼠扭体"模型（$P \leqslant 0.05$）中甲基吡啶-3-酰胺（14～16）的镇痛性能

化合物	R	R′	镇痛活性（醋酸扭体减少的程度，%）	化合物	R	R′	镇痛活性（醋酸扭体减少的程度，%）
14a	H	6-OMe	64.3	14k	H	H	70.6
14b	H	7-OMe	60.2	14l	Me	H	61.4
14c	H	6-F	51.2	14m	Et	H	50.2
14d	H	6,7-F2	48.6	14n	All	H	75.9
14e	H	6-Cl	54.9	14o	Pr	H	74.3
14f	H	7-Cl	67.9	14p	Bu	H	63.1
14g	H	6-Br	78.3	14q	i-Bu	H	59.0
14h	H	6,8-Br2	54.2	14r	Am	H	57.8
14i	H	6-I	69.7	15	—	—	45.0
14j	Et	6,7-(OMe)2	63.4	16	—	—	80.7
先导化合物（20mg/kg）			75.3	安乃近（55mg/kg）			35.1
吡罗昔康（20mg/kg）			34.5	双氯芬酸（5mg/kg）			51.6
吡罗昔康（92mg/kg）			50.0	萘布美酮（50mg/kg）			50.7

分子（14，r = h）中的苯基上无取代基的甲基吡啶 -3- 氨基化合物［尤其是它的 1-N- 烯丙基（14N）和 1-N- 丙烷基（14）衍生物］价格便宜且易于合成，其各项指标都表现出色。然而，当亚甲基桥将 3- 羧酰胺和喹诺酮片段分开，甲基吡啶 -3- 氨基化合物转换变成 N-（3- 吡啶基甲基）-2-（4- 羟基 -2- 氧 -1,2- 二氢喹啉 -3- 羧酰胺）乙酰胺（15）时，会影响其镇痛活性。从初步筛选的结果可以看出，对先导化合物最成功的化学修饰是去除甲氧基和减少喹诺酮环的苯基。4- 羟基 -2- 氧 -1，2，5，6，7，8- 六氢喹啉 -3- 羧酰胺（16）是这组物质里最强效的镇痛剂。遗憾的是，经过正反两方面的仔细分析，由于各种原因，我们不得不停止对一些高活性的化合物进行进一步的研究。例如酰胺 14k-r，早期发表的研究是为了寻找抗结核药物[47]，因此将它们作为镇痛药物进行专利保护已为时已晚。我们在研究六氢衍生物（16）时遇到了其他更严重的问题。

3.4   N-（3- 吡啶基甲基）-4- 羟基 -2- 氧 -1，2，5，6，7，8—六氢喹啉 -3- 羧酰胺的多晶型

初步的药理筛选实验发现，N-（3- 吡啶基甲基）-4- 羟基 -2- 氧 -1，2，5，6，7，8—六氢喹啉 -3- 羧酰胺（16）具有高度的镇痛活性，它引起了我们强烈的研究兴趣，有望成为新型先导化合物。然而出乎意料的是，送到生物实验室的第二个酰胺（16）样品的镇痛活性竟然比第一个样品几乎低了 2 倍，而它们是同一个合成反应的产物！两个样品在相似的条件下同时重复了多次试验，最终证实它们的镇痛性能确实存在显著差异。起初，有人怀疑这两个酰胺（16）样本不是同一物质，但磁共振光谱分析和气相色谱质谱分析很快排除了这种可能性，证实了两个样品是同一种物质。

酰胺（16）不溶于水，只能做成水性悬液并用 Tween-80 稳定后，才能喂食实验动物。因为被测试的物质是以固体的形式进入机体，所以晶体结构是最有可能影响其生物学特性的因素之一[48]。许多物质往往会形成各种晶体修饰（多晶型现象），这一现象已引起科学家们的长期关注。尤为重要的是，药物的多晶型现象能够从根本上改变药物的特性，因而目前严谨的药品制造商都不会忽视这一问题，政府监管部门也十分关注药物晶体形态的获取、测定、描述、纯度和特性等方面的问题。在许多国家，注册新药时必须提供上述信息。然而，尽管多晶型现象的研究已成为一个单独的学科，但在很大程度上它仍是一个没有定论的自然现象。至今研究人员也只能描述某一物质形成一种或多种多晶型修饰的事实。目前还不能从理论上预测或计算这一过程，更不能通过预先设定条件获得需要的多形体。

基于已有的数据，我们通过 X 射线粉晶分析和单晶 X 射线结构分析了 N-（3- 吡啶基甲基）-4- 氧 -1，2，5，6，7，8- 六氢喹啉 -3- 羧酰胺（16）的高活性和低

活性样品的组成。在 X 射线粉晶衍射模型中，大部分峰值出现拖尾，导致分析过程变得非常复杂，我们唯一能确定的是每个样品由若干相位按照不同的比例组成。显微镜下分析也得出了类似的结果。我们在活性样品的粉末物质中发现了适合进行单晶 X- 射线结构研究的独立发光三斜晶体（图 2-6）。

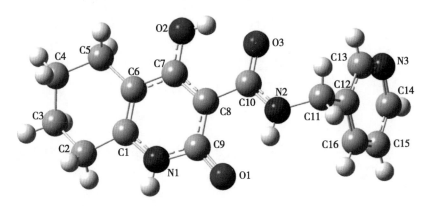

图 2-6　标有原子标号的 1，2，5，6，7，8- 六氢喹啉 -3- 羧酰胺 16 的分子结构

　　在酰胺（16）晶体相的单位晶格中发现了两个分子，即分子 A 和 B，两者的几何参数略有不同。两个分子中的环己酮片段被两个半椅式构象打乱——A1 和 A2，B1 和 B2（折叠参数[49]：在 A1 中 S = 0.69，Θ = 35.4°，Ψ = 29.9°；在 A2 中，S = 0.81，Θ = 34.3°，Ψ = 229.7°；在 B1 中，S = 0.87，Θ = 32.3°，Ψ = 25.1°；在 B2 中，S = 0.57，Θ = 39.4°，Ψ = 28.4°）。在 A1、A2、B1 和 B2 中，原子 $C_{(3)}$ 和 $C_{(4)}$ 与该环中其余原子均方平面的偏差分别是 −0.34 和 0.34 埃、0.40 和 −0.40 埃、0.50 和 −0.35 埃以及 −0.28 和 0.28 埃。$C_{(8)}$ 原子中取代基的脲片段位于喹诺酮环平面中［扭转角 $C_{(7)}$-$C_{(8)}$-$C_{(10)}$-$O_{(3)}$ 在 A 和 B 中的角度分别为 0.3（8）° 和 −4.3（8）°］；它是通过形成分子内氢键 $O_{(2)}$-H···$O_{(3)}$ 得到强化：（在 A 中：H···O 1.77 埃，O-H···O 149°，在 B 中：H···O 1.75，O-H···O 150°），以及 $N_{(2)}$-H···$O_{(1)}$：（在 A 中：H···O 2.02 埃，N-H···O 135°，在 B 中：H···O 2.00 埃，N-H···O 135°）。氢键的形成导致这个分子片断中的电子密度重新分布：$O_{(1)}$-$C_{(9)}$、$O_{(3)}$-$C_{(10)}$ 和 $C_{(7)}$-$C_{(8)}$ 键被拉长，而 $O_{(2)}$-$C_{(7)}$ 和 $C_{(8)}$-$C_{(9)}$ 键较它们的平均值缩短。3- 甲基吡啶取代基位于与 $C_{(8)}$-$C_{(10)}$ 键［扭转角 $C_{(11)}$-$N_{(2)}$-$C_{(10)}$-$C_{(8)}$ 在 A 和 B 中的角度非别为 173.4（5）° 和 169.6（5）°］相关的反叠位置上，其芳香环在是在 -sc 构象中与 $C_{(10)}$-$N_{(2)}$ 键有关，并且明显转向 $N_{(2)}$-$C_{(11)}$ 键［扭转角 $C_{(10)}$-$N_{(2)}$-$C_{(11)}$-$C_{(12)}$ 在 A 和 B 中的角度分别为 83.7（6）° 和 −78.2（7）°；$N_{(2)}$-$C_{(11)}$-$C_{(12)}$-$C_{(16)}$ 在 A 和 B 中的角度分别为 68.6（7）° 和 −69.7（7）°］。在分子 A 和 B 的晶体中，由于存在若干 C-H...π 分子内氢键，形成了"头 - 尾"连接的堆叠 - 二聚体 A-A 和 B-B（π 型系统之间的距离为

3.8 埃）。

在酰胺（16）的低活性样品中没有找到这样的结晶相，这可能是生物活性降低的原因。这还不是最终的结论，因为目前还没有得到纯的酰胺（16）同质多象变体｛如 6- 羟基 -N-（4- 甲氧基苯基）-4- 氧 -1，2—二氢 -4H- 吡咯［3，2，1-ij］喹诺酮 -5- 羧酰胺[50]：一种成功通过临床试验的新型喹诺酮类利尿剂｝。二次取样时导致晶体相组成改变的外部因素仍不清楚。然而，基于现有的数据，N-（3- 吡啶基甲基）-4- 羟基 -2- 氧 -1，2，5，6，7，8- 六氢喹啉 -3- 甲酰胺（16）极易出现多晶型现象是绝对可论证的。重要的是，在进一步研究这类镇痛药之前，需要明确何种条件下可以得到具有较高药理活性的同质多象变体，并保证其储存时的稳定性。

4. 4- 羟基 -2- 氧 -1，2- 二氢喹啉 -3- 羧酸的结构、理化性质及镇痛作用

纵观现有关于 4- 羟基 -2- 氧 -1，2- 二氢喹啉 -3- 羧酸的文献可以发现，这种化合物有着非常广的生物学特性。对于 4- 羟基 -2- 氧 -1，2- 二氢喹啉 -3- 羧酸的衍生物，大多数研究集中在 N-R- 酰胺及其化学转化产物，而对于酯类的研究较少，关于酸的研究则几乎没有。同时，作为许多具有高效镇痛作用的 N-R- 酰胺的结构基础，4- 羟基 -2- 氧 -1，2- 二氢喹啉 -3- 羧酸本身也可能是一种潜在的镇痛药。

4.1　4- 羟基 -2- 氧 -1，2- 二氢喹啉 -3- 羧酸及其类似物

目前制取 4- 羟基 -2- 氧 -1，2- 二氢喹啉 -3- 羧酸的方法较少，而且现有的方法都依赖相应的酯的转化[51]。我们认为最好的方法是在 AcOH-HCl-H$_2$O 系统中进行水解，此法能制取足量、纯化的目标产物，同时又避免了脱羧反应。4-OH- 衍生物（17～19）（图 2-7，表 2-2）的合成正是使用了这一方法。酸 20a，b 在 4 号位未被取代，它们的 4- 氯 -（20c）和甲基（20g-j）衍生物不容易发生脱羧反应，而且可以通过奎宁 -3- 羧酸的低级烷基酯经普通的碱水解制得。但制取 4- 羟基和 4- 芳基胺衍生物需要使用另一种合成方法——烷基胺或者苯胺与 4-R- 二氧 -1，2- 二氢喹啉 -3- 羧酸进行反应[51]。

采用电势滴定法测定这些合成化合物的离子化常数可以发现，这些都是相对较弱的酸，而且其羧基解离常数（pKa）受喹诺酮环中的取代基影响（表 2-2）。尤其需要注意的是 4- 氨基衍生物，4- 氨基团（酸 20d）具有电子供体的特性，能够显著降低羧酸团的酸性，因而无法使用电势滴定法测定其酸度（测量范围为 pKa14）。4- 氨基团的苄基取代基并不能改变这种状况，只有芳基片段（如酸 20f

中的 4- 氯苯基）可促进羧基的解离。相比之下，值得注意的是，从化学的角度看，许多已知的非麻醉性镇痛药（如双氯芬酸和酮咯酸）都是强酸，即使转化成盐类也可导致溃疡形成，因而在使用过程中有许多禁忌证[52]。

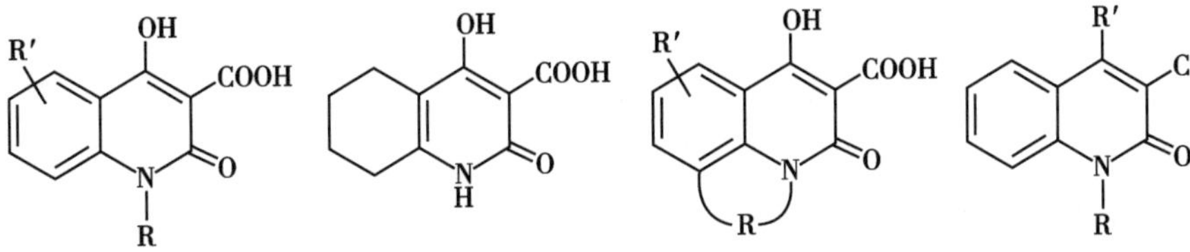

17a-o　18　19a-c　20a-j

图 2-7　2- 氧 -1，2- 二氢喹啉 -3- 羧酸

研究酸（17～20）的镇痛作用采用了与测试 1-N- 烷基取代的酰胺（6）相同的方法。实验数据证明，服用测试化合物 1 小时后，实验动物的疼痛阈值比初始水平提升了 7.2%～77.3%（表 2-2）。尽管镇痛强度存在差别，但所有的酸（17～20）无一例外均显示出了镇痛作用。如果 4- 羟基衍生物的第一个典型代表（酸 17a）的镇痛效果不亚于双氯芬酸，则引入 N- 烷基、苄基或苯基取代基（酸 17b～g）会导致镇痛效果明显减弱。同时，氨基甲酰乙基的衍生物 17h 的镇痛效果强于所有的对照药物，包括麻醉性镇痛药曲马多。

表 2-2　2- 氧 -1，2- 二氢喹啉 -3- 羧酸（17～20）的酸性和镇痛特性

化合物	R	R′	pKa^{COOH}	镇痛活性（疼痛阈值增幅，%）
17a	H	H	7.16	34.1
17b	Me	H	7.49	28.6
17c	Et	H	7.53	13.9
17d	All	H	7.30	14.4
17e	Pr	H	7.61	7.8
17f	Bn	H	7.15	17.2
17g	Ph	H	6.91	17.0
17h	$CH_2CH_2CONH_2$	H	7.06	77.3
17i	H	6-F	6.87	10.4
17j	H	6-Cl	6.76	7.2
17k	H	7-Cl	不溶	13.8
17l	H	6-Br	6.69	69.1
17m	H	6，8-Br_2	5.69	8.7
17n	H	6-I	6.63	34.6

续表

化合物	R	R′	pKa^{COOH}	镇痛活性（疼痛阈值增幅，%）
17o	H	6,7-(OMe)$_2$	7.68	10.4
18	—		8.25	54.9
19a	(CH$_2$)$_2$	H	7.20	17.1
19b	(CH$_2$)$_3$	H	7.61	8.7
19c	(CH$_2$)$_2$CH(Me)	9-F	7.32	15.9
20a	H	H	8.74	30.5
20b	Pr	H	8.99	21.2
20c	Et	Cl	6.29	8.7
20d	H	NH$_2$	>14	52.4
20e	H	NH-Bn	>14	75.4
20f	H	NH-C$_6$H$_4$-Cl(4)	10.48	19.6
20g	H	Me	7.15	36.7
20h	Et	Me	7.10	33.4
20i	All	Me	6.95	51.5
20j	Pr	Me	7.17	15.6
双氯芬酸（10mg/kg）			4.15	34.1
酮咯酸（10mg/kg）			3.49	46.4
曲马多（25mg/kg）			—	57.2

　　大多数情况下，修饰 4- 羟基 -2- 氧 -1,2- 二氢喹啉环的苯基会影响其生物学特性。不过，目前已经在此类化合物找到了高活性的化合物。例如，6- 溴代 -4- 羟基 -2- 氧 -1,2- 二氢喹啉 -3- 羧基酸（171）的镇痛作用比曲马多还强。有趣的是，6- 溴代衍生物也是甲基吡啶 -3- 酰胺（14）中活性最高的。但是，如果在 8 号位上加上一个溴原子就可使其镇痛作用几乎完全消失。4- 羟基 -2- 氧 -1,2,5,6,7,8- 六氢 - 羧基酸和 1- 烯丙基 -4- 甲基 -2- 氧 -1,2 二氢喹啉 -3- 羧基酸（分别是 18 和 20i）同样值得研究，它们的镇痛效果强于非麻醉性镇痛药双氯芬酸和酮咯酸，稍逊于曲马多。

　　在所有 4- 羟基 -2- 氧 -1,2- 二氢喹啉 -3- 羧酸（17～20）中，4- 苄基氨基衍生物（20e）是最让人感兴趣的，其酸性非常弱，却有着令人惊讶的镇痛作用。这也正是它区别于双氯芬酸和酮咯酸的地方——用于临床时应该不会引起严重的胃肠疾病（至少不会这么明显）。

4.2　4-N-R- 取代 2- 氧 -1，2- 二氢喹啉 -3- 羧酸及其功能衍生物

人们已经注意到 4- 苄基氨基 -2- 氧 -1，2- 二氢喹啉 -3- 羧酸的这些特性，它对未来镇痛药的研发很重要。在研制性能更好的镇痛药时，这一化合物很可能会作为主要的中间结构。为了找到影响其镇痛活性的结构片段，我们合成了一系列的类似物，并进行了药理学筛选。

第一种有代表性的衍生物是 4- 苄基氨基喹啉 -2- 酮（21，图 2-8），它可通过母体结构（20e）的脱羧反应或者通过苄基氨基与 4- 氯 -2- 氧 -1，2- 二氢喹啉 -3-羧酸在高温沸腾溶液中反应而制得[53]。去除羧基可致镇痛效果大幅下降——提高疼痛阈值的能力比酸（20e）下降 3 倍。羧基团的酯化作用（乙基酯 22a）、喹诺酮环 1-N- 乙基化作用（酸 23）以及同时发生的 1-N- 乙基化作用（1-N- 丙基硫氧嘧啶酯 22b）和酯化作用会导致相似的结果。上述结果证实，羧基团对于生物学效应具有重要作用。通过样品的测试发现，引入 1-N- 烷基取代基是不需要的。尽管上述修饰对镇痛活性的影响还不十分确定，但这可能是今后进一步研究的方向。

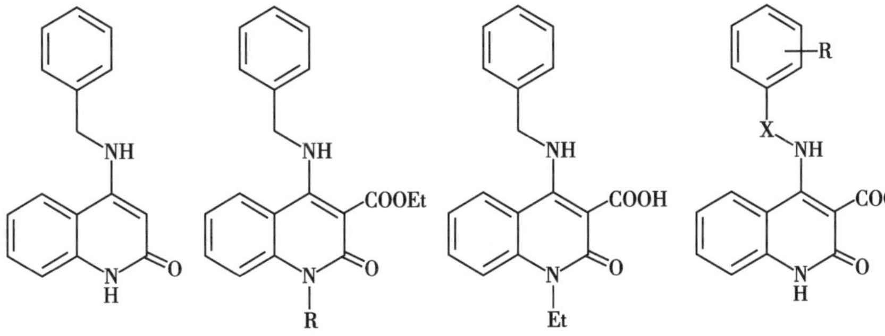

图 2-8　经修饰的 4- 苄氨基嘌呤 -2- 氧 -1，2- 二氢喹啉 -3- 羧酸（20e）类似物

鉴于以上的影响因素，我们下一步关于 4- 苄基氨基 -2- 氧 -1，2，- 二羟喹啉 -3- 羧酸（20e）化学修饰的研究集中在彻底改变分子的苄基基团。将伯胺与 4- 氯 -2- 氧 -1，2- 二氢喹啉 -3- 羧酸在沸腾的乙醇中反应，合成 4-NR- 取代 3- 羧基酸 24a-p（这一条件可防止发生脱羧反应）。

酸（20e）苄基基团的化学修饰可分成三个独立的方向。前两个方向分别针对亚甲基基团和苯环，第三个方向则同时针对两个基团。药理学测试证实，去除分开仲氨基和芳香环（4-N- 苄基衍生物酸 24a）的亚甲基桥对于镇痛效果的影响基本等同于脱羧基化，即镇痛效果降低三分之二（表 2-3）。采用乙烯（尤其是丙烯）取代亚甲基也未获得成功。如果转化为 2- 苯乙基派生物（24b），虽然镇

痛作用降低二分之一，但仍与双氯芬酸相似。但转化成 3- 苯丙基代酸（24c）后，其镇痛作用几乎完全丧失。

酸（20e）的亚甲基基团的甲基化获得了意外的结果。这一转化的结果是分子中出现了一个不对称的碳原子。因此，最终产物是外消旋混合物（24d）或者一个具有 S 或 R 手性中心构象的对映异构体（分别为 24e 或 24f）。合成这些复合物时使用外消旋和光学纯的 1- 苯乙胺，因而在此基础上获得的氨基喹啉（24d-f）的结构比较确定。旋光对映体可表现出相同或完全不同的药理性质，具体取决于生物靶分子的空间结构和许多其他因素。这就解释了为什么外消旋体在第一次试验里保持了活性，而在第二次试验里活性却明显降低甚至消失。光学纯的对映异构体（24e）和（24f）的生物学活性非常不活泼，但外消旋的 1- 苯乙基代喹啉 -3- 羧基酸（24d）却表现出了非常高的镇痛活性，这多少有些出乎意料。以水性悬液喂食实验动物的测试物质是不溶于水的。因此，晶形的差异有可能是导致这一结果的原因，但最后的结论仍需要进一步的实验加以证实。

先导化合物（20e）化学修饰第二个方向的代表性物质是 4- 苄氨基 -2- 氧 -1，2- 二氢喹啉 -3- 羧酸，在其苯基基团的芳香环中含有取代基。遗憾的是，不论取代基的性质及其在芳香环中的位置如何，所有样品的镇痛活性都呈现出降低的趋势（表 2-3）。

最后，我们进行了第三种针对酸（20e）4-N- 苄基取代基的修饰，即同时改变亚甲基基团和芳香环，这时我们得到了两种化合物，即旋光的 4-[1-（4- 甲氧苯基）- 乙胺基]-2- 氧 -1，2- 二氢喹啉 -3- 羧酸（24o）和（24p）。至此，不对称碳原子的空间构象对镇痛强度的影响已经非常清楚了，S- 对映异构体（24o）的活性明显强于 R- 对映异构体（24p）。另外值得一提的是，单独在亚甲基基团引入甲基或者在芳香环中引入 4- 甲氧基均可导致基础结构（20e）的镇痛作用完全丧失。然而，相同的取代基同时引入的效果并不明确。尤其是酸（24o）的镇痛活性没有改变，仍与最强效的非麻醉镇痛药酮咯酸的镇痛活性相似。

表 2-3　基于直肠黏膜电流刺激模型的 4- 氨基 -2- 氧 -1，2- 二氢喹啉（21～24）的镇痛特性（$P \le 0.05$）

化合物	R	X	镇痛活性(疼痛阈值的增加，%)
21	—	—	24.8
22a	H	—	18.0
22b	Pr	—	28.8
23	—	—	7.6
24a	H	无	26.0
24b	H	$(CH_2)_2$	35.2

化合物	R	X	镇痛活性(疼痛阈值的增加, %)
24c	H	$(CH_2)_3$	7.5
24d	H	$(\pm)CH(Me)$	40.1
24e	H	$S(+)CH(Me)$	2.2
24f	H	$R(-)CH(Me)$	2.0
24g	4-F	CH_2	35.0
24h	2-CI	CH_2	42.7
24i	4-CI	CH_2	18.1
24j	4-Me	CH_2	20.5
24k	2-OMe	CH_2	5.8
24l	4-OMe	CH_2	11.9
24m	3, 4-$(OMe)_2$	CH_2	28.3
24n	3-O-CH_2-O-4	CH_2	32.2
24o	4-OMe	$S(+)CH(Me)$	46.1
24p	4-OMe	$R(-)CH(Me)$	31.6

因此,基于上述研究结果可以得出如下结论: 在 4- 苄氨基 -2- 氧 -1, 2- 二氢喹啉 -3- 羧基酸的结构中,羧基基团在结合受体的过程中发挥关键作用。在与生物靶分子相互作用时,苄基团是一个重要的的结构片段。此外,1-N- 烷基取代物的作用也比较复杂,有待更深入的研究。喹诺酮环中的苯基和 4 号位的仲氨基的作用仍不清楚。

4.3　影响 2- 氧 -4-(1- 苄乙基胺)-1, 2- 二羟喹啉 -3- 羧基酸镇痛活性的晶体结构

研究含有不对称碳原子的物质时,可遇到不同的情况。例如,对映异构体有相同的临床效果[54];只有一种对映异构体产生满意的临床效果,而另一种的活性较低或者根本就无活性[55];两个对映异构体显示出完全不同(有时甚至完全相反)的药理学特性[56];其中一个对映异构体的作用是有害的[57]。显然,在第一次试验中,在旋光化合物基础上制得的药物可能是外消旋混合物。在其他条件下,只使用了其中一个对映异构体。需要注意的是,即便一种旋光异构体具有药理学适应证,但由于获得光学纯的对映异构体会面临很多困难,因此一种药物外消旋体进入市场也不容易[58]。

当一个外消旋体的活性比其对映异构体强得多时,理论上,手性化合物可能有多种生物学特性,而且在临床上确实可能会发生(尽管罕见)[59]。其原因通常认为与每种旋光异构体本身具有的协同作用有关(参见曲马多镇痛机制的研

究)[60]。研究 2- 氧 -4-(1- 苄乙基胺)-1，2- 二羟喹啉 -3- 羧基酸（24d-f）时，我们遇到了相似的情况，尽管其中也存在一些差异，这些差异无法单纯用协同作用来解释——对映异构体[24e，f(E)]的生物活性不活跃，但其外消旋物[24d（R）]却表现出了明显的镇痛活性，我们正试图找出其原因。

酸（24d-f）不溶于水，我们用水性悬液喂食实验动物。这就是为什么我们之前推测其药理作用取决于晶体结构，这样的例子还有很多[48]。

X 线衍射分析证实，单独获得的光学纯对映异构体 S- 和 R- 构象（24e-d）具有相同的晶体结构。和手性化合物一样，它们是在非中心对称的空间基团 P2₁ 中形成结晶的[53]。与之相反，外消旋体 24d 是在中心对称空间集团 P2₁/n 中形成结晶。

2- 氧 -4-(1- 苄乙基胺)-1，2，- 二羟基喹啉 -3- 羧基酸的外消旋体分子和对映异构体分子（基于实例手性中心 R- 结构同分异构体）的结构对比分析结果显示，它们的分子结构大体相似。两者的杂环、氮原子 $N_{(2)}$，羧基和羧基基团都在同一个平面上，精度达到 0.02 埃（图 2-9），达到这一精度的前提是形成了两个强的分子内氢键：$N_{(2)}$-H[2N]···$O_{(2)}$（在 E 中 H···O 1.81 埃，N-H···O 146°；在 R 中 H···O 1.74 埃，N-H···O 150°）和 $O_{(3)}$-H[3O]···$O_{(1)}$（在 E 中 H···O 1.43 埃，O-H···O 148°；在 R 中 H···O 1.59 埃，O-H···O 154°）。由于形成了氢键结构，喹诺酮

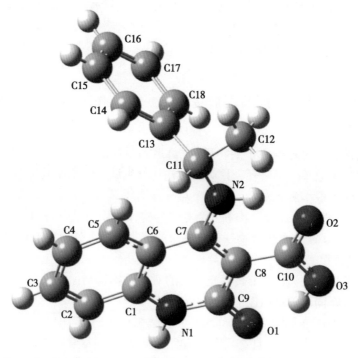

图 2-9　2- 氧 -4-(1- 苄乙基胺)-1，2- 二氢喹啉 -3- 羧酸 24d-f 的结构

片段出现了电子密度的重新分布，表现为与平均长度 1.210 埃相比，E 的 $O_{(1)}$-$C_{(9)}$ 键长度伸长到了 1.273（1）埃，R 的 $O_{(1)}$-$C_{(9)}$ 键伸长到了 1.268（2）埃，E 的 $O_{(2)}$-$C_{(10)}$ 键长度伸长到了 1.234（2）埃，R 的 $O_{(2)}$-$C_{(10)}$ 键长度伸长到了 1.225（2）埃；而且 E 的 $C_{(7)}$-$C_{(8)}$ 键长度伸长到了 1.410（2）埃，R 的 $C_{(7)}$-$C_{(8)}$ 键长度伸长到了 1.418（2）埃（平均值为 1.326 埃）。与此同时，有些键却变短了：E 的 $O_{(3)}$-$C_{(10)}$ 键长度缩短到了 1.316（1）埃，R 的 $O_{(3)}$-$C_{(10)}$ 键长度缩短到了 1.327（2）埃（1.362 埃），E 的 $C_{(8)}$-$C_{(9)}$ 键长度缩短到了 1.420（2）埃，R 的 $C_{(8)}$-$C_{(9)}$ 键长度缩短到了 1.433（2）埃（1.455 埃）。

氨基团中的取代基与 $C_{(6)}$-$C_{(7)}$ 键[在 E 中的扭转角是 $C_{(11)}$-$N_{(2)}$-$C_{(7)}$-$C_{(6)}$ -19.7（2）°，在 R 为 -1.6（2）°]呈 syn- 反叠构象。在 E 结构中，甲基与 $C_{(7)}$-$N_{(2)}$ 键呈 ac- 方向。在 R 结构中呈 ap- 方向[在 E 中的扭转角是 $C_{(7)}$-$N_{(2)}$-$C_{(11)}$-$C_{(12)}$ -143.0（2）°，在 R 中为 171.3（1）°]。苯取代基几乎与 $C_{(7)}$-$N_{(2)}$ 键垂直，在对映异构体结构中又转向 N(2)-C(11) 键[扭转角是 $C_{(7)}$-$N_{(2)}$-$C_{(11)}$-$C_{(13)}$ 94.6（2）°和 $N_{(2)}$-$C_{(11)}$-$C_{(13)}$-$C_{(14)}$ 10.7（2）°]。在外消旋体结构中，苯取代基与 $C_{(7)}$-$N_{(2)}$ 键呈 sc- 构象，明显转向 $N_{(2)}$-$C_{(11)}$ 键[扭转角是 $C_{(7)}$-$N_{(2)}$-$C_{(11)}$-$C_{(13)}$ -67.3（2）°和 $N_{(2)}$-$C_{(11)}$-$C_{(13)}$-$C_{(18)}$ -36.3（2）°]。取代基在氨基团中的这种位置导致了它和喹诺酮片段中芳香环的原子之间产生了强烈的排斥力[缩短的键有：$H_{(5)}$⋯$C_{(11)}$ 在 E 中为 2.46 埃，在 R 中为 2.44 埃（范德瓦尔半径之和为 2.87 埃）；$H_{(5)}$⋯$H_{(11)}$ 在 E 中为 2.07 埃，在 R 中为 1.98 埃（2.34 埃）；$H_{(5)}$⋯$C_{(13)}$ 在 E 中为 2.42 埃，在 R 中为 2.57 埃（2.87 埃）；$H_{(11)}$⋯$C_{(5)}$ 在 E 中为 2.65 埃，在 R 中为 2.75 埃（2.87 埃），$H_{(5)}$⋯$C_{(14)}$ 在 R 中为 2.77 埃（2.87 埃）；$C_{(11)}$⋯$C_{(5)}$ 在 E 中为 3.09 埃，在 R 中为 3.10 埃（3.42 埃）；C(13)⋯C(5) 在 E 中为 3.30 埃，在 R 中为 3.22 埃（3.42 埃）]。众所周知[61]，苯环的构象可弯曲，在环境的影响下甚至可变形。有鉴于此，我们推测对映异构体结构的空间张力可通过喹诺酮片段中的芳香环屈曲、扭转角的变形、氨基中氮原子呈金字塔状而部分得以补偿。在外消旋体结构中，空间张力仅能通过喹诺酮片段平面 $C_{(7)}$ 原子上取代基的偏向进行补偿[扭转角为 $C_{(5)}$-$C_{(6)}$-$C_{(7)}$-$N_{(2)}$ 7.6（2）°]。分子中也发现了缩短的化学键，包括 $H_{(2)}$⋯$H_{(1N)}$ 键在 E 中缩短为 2.23 埃，在 R 中缩短为 2.29 埃（2.34 埃）；$H_{(12a)}$⋯$H_{(2N)}$ 键在 E 中缩短为 2.24 埃（2.34 埃）；$H_{(12b)}$⋯$C_{(18)}$ 键在 E 中缩短为 2.78 埃（2.87 埃）以及 $H_{(14)}$⋯$N_{(2)}$ 键在 E 中缩短为 2.51 埃（2.67 埃）。

手性晶体和外消旋的 2- 氧 4-（1- 苯乙基胺）-1，2，- 二羟喹啉 -3- 羧基分子的堆积十分不同。例如，由于 $N_{(1)}$-$H_{(1N)}$⋯$O_{(2)}$·（-x, 0.5 + y, 1-z）H⋯O 2.15Å，N-H⋯O 148°的分子间氢键作用，纯对映异构体的分子在晶体中沿着晶线形成无尽的锯齿状链（图 2-10）。然后这些锯齿状链又沿着晶线形成堆叠。其中，双环片段中的芳香环和临近分子中羰基和羧基的 π 系统的距离为 3.37Å，使得他们可以存在堆叠反应。外消旋晶体中也发现了 $C_{(16)}$-$H_{(16)}$···$C_{(9)'}$(x, y, 1 + z) (H···π 2.84Å, C-H···π 152°) 的分子间 C-H···π 氢键。

在外消旋晶体中，由于 $N_{(1)}$-$H_{(1N)}$···$O_{(1)'}$(1-x, 1-y, -z) H···O 1.79Å, N-H···O 175° 的氢键作用, 2- 氧 -4-(1- 苯乙基胺)-1, 2, - 二羟基喹啉 -3- 羧基分子形成了中心对称的二聚体 (图 2-11)。根据相邻二聚体 π 系统之间的距离和它们的重叠程度，推断其存在堆积反应，相邻的二聚体靠 C-H···π: $C_{(12)}$-$H_{(12b)}$···$C_{(10)'}$ (x, 1 + y, z)(H···π 2.81Å, C-H··· π 130°) 和 $C_{(11)}$-$H_{(11)}$···$C_{(9)'}$(x, 1 + y, z)(H···π 2.85Å, C-H···π 145°) 之间微弱的氢键相连接。

研究结果显示, 2- 氧 -4-(1- 苯乙基胺)-1, 2, - 二羟基喹啉 -3- 羧基的对映异构体和外消旋体的晶体结构存在本质的区别。正是这种区别决定了生物利用度、组织间分布差异、代谢速率等药代动力学特性[48]。因此这是导致被研究物质出现不同镇痛活性的首要原因。晶体中外消旋体分子的堆积增加了它的生物利用度，因而其活性较高。得出这一结论的证据是，将等摩尔的光学纯对映异构体 24e 和 24f 简单混合，不形成结晶（这是它与单晶外消旋体 24d 的根本区别），制得的 2- 氧 -4-(1- 苯乙基胺)-1, 2, - 二羟基喹啉 -3- 羧酸机械外消旋体的生物学特性与它的手性产物没有区别。换句话说，不管是以单独还是简单机械混合的方式来喂食实验动物, 2- 氧 -4-(1- 苯乙基胺)-1, 2, - 二羟基喹啉 -3- 羧基对映异构体的生物利用度都很低。

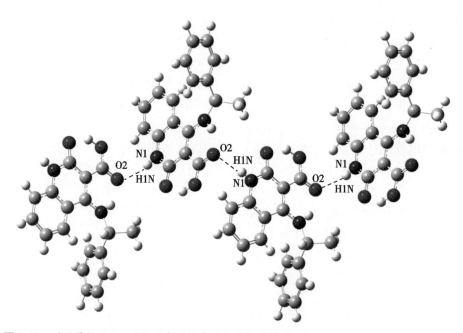

图 2-10　对映异构体 24e, f 分子在晶体中形成的锯齿状链，虚线表示分子间的氢键

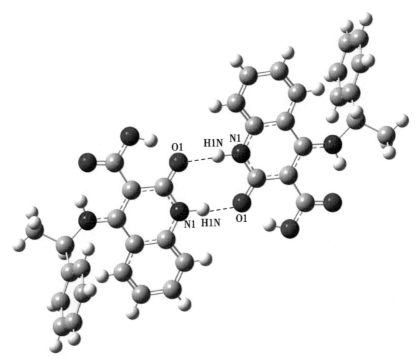

图 2-11　外消旋体 24d 分子在晶体中形成中心对称的二聚体，虚线表示分子间的氢键

研究单晶外消旋体的相组成可揭示其生物活性。X 射线分析证实，样品是单相的且与单晶的外消旋结构完全符合[62]。未发现杂质线，包括那些在 P2₁ 基团形成结晶的对映异构体结构。由于对映异构体（E）和外消旋体（R）晶体的原始晶胞的参数明显不同，有人可能认为 X- 光相分析的精度相当高。

4.4　4-(芳甲基)氨基 -2- 氧 -1，2- 二氢喹啉 -3- 羧酸

20 世纪末提出的生物电子等排取代的概念[44]在当下仍然是制造安全有效药物的最可靠方法[40-43]。它不仅可优化已知药物的生物活性，还有助于发现具有相似或相关特性的新结构，加强对未来药物的专利保护。

这种方法的价值在研究 4- 氢 -6，7 二甲氧基 -2- 氧 -1，2- 二氢喹啉 -3- 羧酸（12）时已完全得到了证明，这也正是我们在研究中再次使用这一方法的原因——修饰 4- 苄基氨基 -2- 氧 -1，2- 二氢喹啉 -3- 羧酸 20e。我们采用了经典的电子等排取代法，即采用理化性质相似的杂环取代苯环。众所周知[44]，它们分别是吡啶、噻吩和呋喃。

通过伯氨基和 4- 氯 -2- 氧 -1，2，- 二羟喹啉 -3- 羧基酸相互反应[63]，合成了目标产物 4-（芳甲基）氨基 -2- 氧 -1，2，- 二羟喹啉 -3- 羧基酸，同时还获得了芳甲基氨基取代酸 25a-f（图 2-12）和环己基衍生物 25g。这一化合物不能归属于

酸 20e 的异质类似物，但是从中可能找到关键基团的其他信息，这是合成此物质的原因。因此，我们还研究了 4- 氯 -2- 氧 -1，2，- 二羟喹啉 -3- 羧基酸和仲氨基的反应。遗憾的是，4 号位为叔氨的喹啉 -3- 羧酸非常不稳定，在沸腾乙醇中形成后很容易发生脱羧反应。结果我们仅仅成功地分离出了 4-N-R，R'- 氨基喹啉 -2- 酮 26 和 27。然而，从这个试验中我们也学到了一些有益的东西。首先，现已明确，只有在氨基中有一个质子时，4- 氨基 -2- 氧 -1，2，- 二羟喹啉 -3- 羧基酸才相对稳定；其次，得到的物质本身作为基础分子新的结构类似物的特定类型，对于药理学研究很有意义。然而，整个实验最初的研究任务仍未完成——解释 4-NH 质子在 4- 苄基氨基 -2- 氧 -1，2，- 二羟喹啉 -3- 羧基酸与生物靶分子结合过程中的作用。

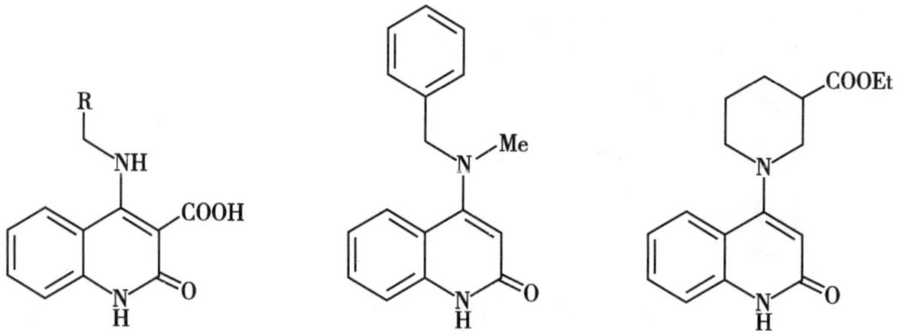

图 2-12　4- 苄氨基 -2- 氧 -1，2- 二氢喹啉 -3- 羧酸的异质类似物（20e）

采用与测试喹啉 -3- 羧胺相似的条件，我们研究了氨基喹啉 25-27 的镇痛活性，表 2-4 中的数据显示，采用等排的杂环取代 4- 苄基氨基 -2- 氧 -1，2，- 二羟喹啉 -3- 羧基酸中苯片段的芳香环后，其镇痛活性有所下降。在吡啶衍生物中，明显可见其效能取决于氮原子的位置。因此，吡啶 -3- 甲基氨基取代酸 25b 的活性与苯甲基类似物 20e 相比并无太大区别，但邻位异构物 25a 的效能超过它们三倍。

表 2-4　在"醋酸诱导的扭体"模型中氨基喹啉 25-27 的镇痛性能

化合物	R	镇痛活性（醋酸诱导的扭体减少程度，%）	化合物	R	镇痛活性（醋酸诱导的扭体减少程度，%）
25a	2-Py	21.8	25f	Thiophen-2-yl	49.1
25b	3-Py	65.4	25g	cyclo-C6H11	46.5
25c	4-Py	34.9	26	—	40.3
25d	Furan-2-yl	39.5	27	—	16.2
25e	5-Me-furan-2-yl	39.5	20e		69.8

与呋喃相比，苯与噻吩具有更相似的理化特性[44]，因此，噻吩甲基衍生物25f（而非呋喃基类似物 25d、e）与苯甲基原型 20e 的生物学特性相似。

需要特别注意环己基甲基氨代酸 25g，尽管与平面苄基原型相比，经修饰的 4-N- 片段出现了明显的构象重排，它对疼痛反应仍有相当大的影响。这一例子说明，在受试物质中，这一研究方向可能具有一定的前景，它涉及分子系统的氢化类似物，包括杂环类似物。

在测试完 4-N-R, R′ 氨基喹啉-2-酮 26 和 27 后，我们认为有必要继续研究下去，因为 4-（苄基甲基氨）-1H- 喹啉-2- 酮（26）有令人惊讶的镇痛效果。正如此前认为的[53]，去除分子中的羧基可导致镇痛作用的减弱，然而，碰巧的是，3-羧基对于在 4- 氨基中有两个取代基的 4- 氨基喹啉-2- 酮不总是必要的。

5.（4-烃基-1-甲基-2-氧-1, 2-二氢喹啉-3-基）醋酸及其酯类

疼痛和炎症是许多病理状态常见的伴随症状。为了消除疼痛，非甾体抗炎药得到了广泛使用。其中，双氯芬酸、乙酰氯酚酸、消炎痛和依托度酸等芳香基和羟乙基酸衍生物是重要的镇痛药物[14, 52]。我们在寻找新型镇痛药的过程中，引入了（4-烃基-1-甲基-2-氧-1, 2-二氢喹啉-3-基）醋酸及其衍生物。

通过甲基 N- 邻氨基苯甲酸甲酯和 β- 丁二酸单甲酯酰氯进行酰化反应，并在甲醇中采用甲醇化物处理中间产物酰基苯胺，我们制得了初级产物（4- 烃基 -1- 甲基 -2- 氧 -1, 2- 二氢喹啉 -3- 基）醋酸（28，图 2-13）。当使用氢氧化钾水溶液进行处理时，该反应形成的喹啉 -3- 基醋酸和苯二氮 -4- 羧酸的甲酯混合物会发生水解反应和循环反应，形成相同的最终产物——（喹啉 -3- 基）醋酸 28[64]。在酸的催化作用下，这一化合物发生酯化反应，形成高产量的（4- 烃基 -1- 甲基 -2- 氧 -1, 2- 二氢喹啉 -3- 基）醋酸盐。

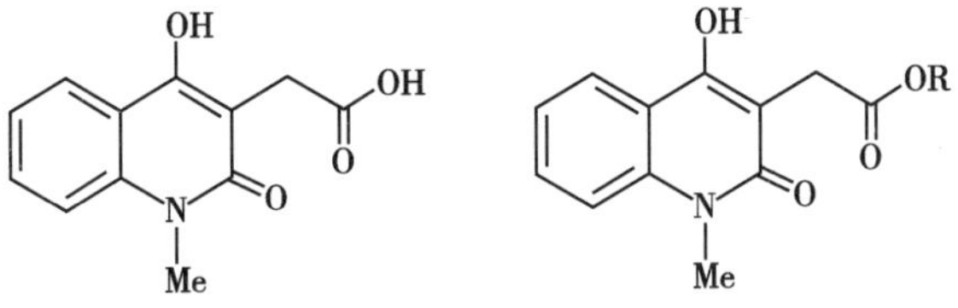

图 2-13　（4- 烃基 -1- 甲基 -2- 氧 -1, 2- 二氢喹啉 -3- 基）醋酸及其酯类

评价抗炎药物药效的标准之一是其抗渗出作用，所以我们通过研究其对急性无菌性炎症渗出期的影响，测定了合成的化合物的生物性能。在小鼠角叉菜

胶水肿模型[65]中，采用经典的非甾抗炎药物双氯芬酸作为对照药物，给药剂量为 8mg/kg（ED_{50}）。结果显示，给予与双氯芬酸等效剂量的喹啉乙酸可使角叉菜胶的水肿面积减少 23.1%（表 2-5）。酯化作用可影响化合物的抗渗出作用，在合成的化合物中，我们发现了镇痛活性与双氯芬酸几乎相同的物质（29b，f，h 酯），有些物质（29c 烯丙酯）的镇痛活性甚至超过双氯芬酸。我们发现了一个有趣的现象，如果此类化合物中有正常 O- 烷基链的酯转化为 iso- 结构的衍生物，它们的抗炎活性将完全消失。

表 2-5   喹啉醋酸 28 及其酯类 29 的抗炎活性和镇痛活性（$P<0.05$）

化合物	R	抗炎活性（水肿消退，%）	镇痛活性（醋酸诱导的扭体减少程度，%）
28	—	23.1	28.5
29a	Me	12.7	64.2
29b	Et	45.5	54.4
29c	All	52.5	24.1
29d	Pr	20.4	33.9
29e	i-Pr	3.1	39.3
29f	Bu	46.2	50.2
29g	i-Bu	27.3	50.2
29h	C5H11	44.5	35.9
29i	i-C5H11	9.6	22.1
双氯芬酸（8mg/kg）		49.8	—
双氯芬酸（5mg/kg）		—	51.6

　　但对于喹啉醋酸 28 及其酯类 29 的镇痛特性，这个结构的生物学规律不一具有特征性。大多数酯类通常比最初的酸的活性更高。

　　X 射线衍射研究已确认酯类中最强镇痛药——甲基噻嗪 29a 的空间结构，其分子中的喹啉环不在一个完整的平面上，扭转角 $C_{(1)}$-$N_{(1)}$-$C_{(9)}$-$C_{(8)}$ 是 5.8（2）°（图 2-14），并有一个缩短的分子键 $H_{(5)}\cdots O_{(2)}$2.40 埃（范德瓦尔直径为 2.46 埃）。在 C_8 原子处，取代基的甲酯基片段与双环平面呈正交关系，向 C_8-$C_{(10)}$ 键轻度扭转[扭转角 $C_{(7)}$-$C_{(8)}$-$C_{(10)}$-$C_{(11)}$ 是 93.9（1）°，$C_{(8)}$-$C_{(10)}$-$C_{(11)}$-$O_{(3)}$ 是 19.7（2）°]，甲基与 $C_{(10)}$-$C_{(11)}$ 键呈 ap- 构象关系[扭转角 $C_{(12)}$-$O_{(4)}$-$C_{(11)}$-$C_{(10)}$ 是 178.3（1）°]。

　　甲基 $C_{(9)}$-$O_{(1)}$ 的 N_1 原子、羧基的临近原子和在苯环近位的氢原子之间有相当强的排斥作用，这可被缩短的分子内 $H_{(2)}\cdots C_{(13)}$ 键 2.53 埃（2.87 埃）、$H_{(2)}\cdots H_{(13c)}$ 键 2.27 埃（2.34 埃）、$H_{(13c)}\cdots C_{(2)}$ 键 2.74 埃（2.87 埃）以及 $H_{(13A)}\cdots O_{(1)}$ 键 2.24 埃（2.46 埃）所证实。

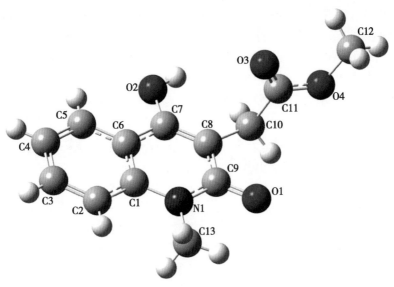

图 2-14 带原子编号的甲基喹啉醋酸酯 29a 分子结构

由于 $O_{(2)}$-H···$O_{(1)}$'(x, 0.5−y, 0.5 + z) H···O 1.76Å, O-H···O 160° 的分子间氢键作用，甲基喹啉醋酸酯 29a 的分子在晶体结构中沿着晶线形成了无尽的锯齿链（图 2-15）。相对于其平均值 1.210 埃来说，氢键的形成可使 $C_{(9)}$-$O_{(1)}$ 1.251（1）埃键变长。分子间 C-H···π 氢键系统：晶体中还发现了 $C_{(12)}$-$H_{(12a)}$···$C_{(5)}$'(x, 0.5−y, −0.5 + z) H···π 2.78Å, C-H···π 172°；$C_{(13)}$-$H_{(13a)}$···$C_{(11)}$'(x, 0.5−y, −0.5 + z) H···π 2.84Å, C-H···π 138° and $C_{(13)}$-$H_{(13b)}$···$C_{(5)}$'(−x, 1−y, 1−z) H···π 2.81Å, C-H···π 148°。

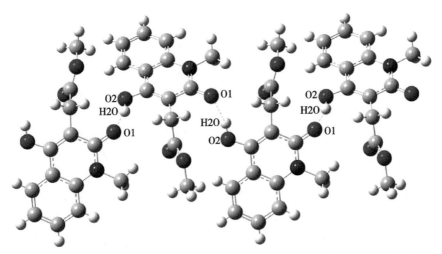

图 2-15 甲基喹啉醋酸酯分子 29a 在晶体中形成的锯齿状链，虚线表示分子间的氢键

分甲基喹啉醋酸酯 29a 和它的乙基类似物 29b 的 X 射线衍射对比分析结果显示,两者不管在空间结构的独特性上还是在晶体堆积上都极其相似[66]。基于此,结合前面提到的 4- 氢 - 喹啉 -2- 酮的晶体结构对生物活性的影响,酯 29a 和 29b 的镇痛性能较强也可以理解了。此外,两者的抗炎作用存在显著区别也有力地证明了晶体结构虽然重要,但它不是决定药理学特性的唯一因素。

6. 对 N-(3- 吡啶甲基)-4- 羟基 -6, 7- 二甲氧基 -2- 氧 -1, 2- 二氢喹啉 -3- 甲酰胺的研究

根据初步药理筛选的结果,我们从众多的 4- 羟基 -6, 7- 二氧甲基 -2- 氧 -1, 2- 二氢喹啉 -3- 甲酰胺以及与其最近似的结构类似物和衍生物中,选出了 N-(3- 吡啶甲基)-4- 羟基 -6, 7- 二甲氧基 -2- 氧 -1, 2- 二氢喹啉 -3- 甲酰胺(12, R=CH2Py-3)作为先导化合物。小白鼠口服 20mg/kg 后可使腹腔内注射醋酸引起的疼痛减轻 75.3%(见表 2-1)。甲基吡啶 -3- 酰胺 12 在"高岭土诱导的扭体"模型中表现出较强镇痛效果——81.1%($P<0.05$),此模型常用于外周镇痛作用的研究[65]。

这一先导化合物对中枢伤害性感受系统的影响已经在研究疼痛中枢机制的在体模型上得到验证:通过热或电刺激小鼠的爪子,以及热和电刺激大鼠的尾巴[65]。所有实验均按相同方案进行:

(1)通过诱发感受性伤害刺激来确定所有动物的初始痛阈;

(2)给实验组动物喂食剂量为 20mg/kg 的甲基吡啶 -3- 酰胺,对照组实验动物喂食溶剂;

(3)每 30 分钟观察一次痛阈,持续观察 5 小时;

(4)计算镇痛活性,并与对照组比较。

在实验开始 30 分钟后发现,热刺激(热板)小鼠爪子的模型中,小鼠的疼痛敏感性已下降了 39.4%。其镇痛作用在 120 分钟时达最大值(75.7%)($P<0.05$),药效能维持 4.5 小时。热刺激改为电刺激后,实验结果相同:镇痛作用在 120 分钟时达最大值(90.1%),然后平稳下降。

在热刺激大鼠尾部模型中(甩尾),给予甲基吡啶 -3- 酰胺 12 一小时后达最大镇痛效果(101%,$P<0.05$),并维持此镇痛水平 1 小时。测试结束时(即第 5 小时),其镇痛活性开始持续下降,而此时它的镇痛活性依然相当明显(32.4%)。

在电刺激大鼠尾部的实验中,疼痛阈值的提高没有那么快,在第一个 30 分钟仅提高至 10.5%,然而在实验的第 2 小时,其镇痛活性迅速增加,超过对照组 90.9%($P<0.05$),之后逐步下降。

甲基吡啶 -3- 酰胺在中枢疼痛模型中显示了较高的活性,提示其镇痛作用

可能通过受体起作用。为了证实这一推测,我们实施了一系列实验,研究其对阿片类受体、肾上腺素受体和多巴胺受体的影响,此外,我们研究了其镇痛机制是否与中枢感受伤害系统中的 GABA 能受体有关。所有研究都采用了热刺激鼠尾模型(甩尾),除了另外增加两组动物外(服用已知的对照药物及与新药合用),其余都按照上述的方案进行。所有试验中,实验组动物喂食溶于Tween-80 的甲基吡啶 -3- 酰胺水性悬液 20mg/kg,对照组按推荐剂量喂食或腹腔内注射对照药物[67]。当两者合用时,先喂食对照药物,20 分钟后再喂食先导化合物。

实验结果显示,单独喂食甲基吡啶 -3- 酰胺和预先给予纳洛酮(3.0mg/kg)后再喂食甲基吡啶 -3- 酰胺相比,两者的镇痛作用仅有轻度不同(图 2-16),提示先导化合物对阿片类受体没有明显影响。

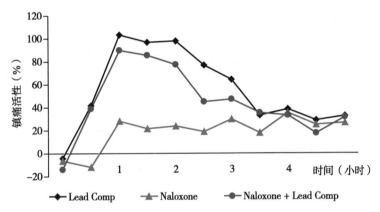

图 2-16 先导化合物和纳洛酮

采用 α_2- 肾上腺素受体激动药可乐定(0.02mg/kg)和 β- 肾上腺素受体阻断剂普萘洛尔(14.5mg/kg)研究了甲基吡啶 -3- 酰胺对肾上腺素系统的作用。研究结果表明,和可乐定合用可导致先导化合物大部分的镇痛活性丧失,尤其是在实验的最初 2.5 小时内(图 2-17)。当它与普萘洛尔合用时也观察到了同样的现象(图 2-18),这使我们相信甲基吡啶 -3- 酰胺至少是通过部分阻断中枢 α_2 肾上腺素受体和激活 β 肾上腺素受体而发挥镇痛效应的。

先导化合物单独使用和与萘普生(0.19mg/kg)合用相比,两者的镇痛作用并无明显差异(图 2-19),因此,先导化合物对 GABA 能系统无明显作用。

为了研究甲基吡啶 -3- 酰胺 12 对多巴胺受体的影响,我们将其与氯丙嗪(14.0mg/kg)合用,结果发现镇痛作用比之前实验中的作用增强,但总的来说,这种变化较短暂:在第一个小时内,镇痛活性逐渐增加并达最大值,作用维持30 分钟,之后镇痛活性开始降低(图 2-20)。

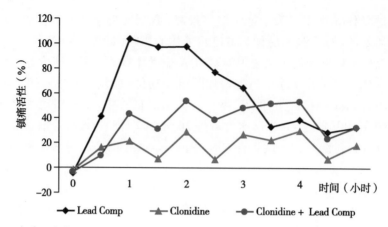

图 2-17   先导化合物和可乐定

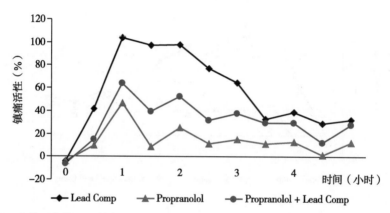

图 2-18   先导化合物和心得安

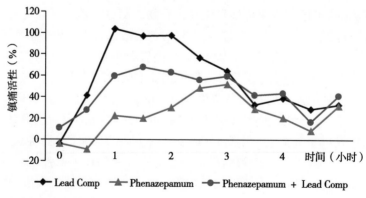

图 2-19   先导化合物和萘普生

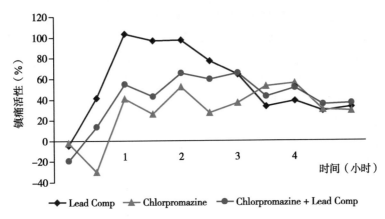

图 2-20　先导化合物和氯丙嗪

　　为了研究这种先导化合物对中枢神经系统多巴胺和去甲肾上腺素的影响，我们使用了含有左旋多巴的 Nakom（多巴胺的前体）和卡比多巴（外周脱羧反应的抑制剂）。单独使用甲基吡啶 -3- 酰胺 12 后，其镇痛作用会迅速增强，并在一小时内达峰值。而合用 Nakom（24.0mg/kg）后，其镇痛作用在测试开始后 30 分钟突然消失（图 2-21）。1 小时后，对先导化合物镇痛作用的阻滞作用达 40%，并持续 24 小时。

　　最近，许多文献都在讨论根据神经元烟碱乙酰胆碱受体（nAChR）研制新型镇痛药的可能性[68-70]。从厄瓜多尔树蛙（三色箭毒蛙）皮肤提取液中分离出来的地棘蛙素生物碱（30，图 2-23）有可能成为新药的研究方向。在小鼠实验中，这种化合物在各种实验模型中表现出来的镇痛活性比吗啡强 200～500 倍。更重要的是，地棘蛙素的镇痛作用是纳洛酮无法拮抗的。这种天然的生物碱是神经元烟碱乙酰胆碱受体的强效拮抗剂[71]，因此这些生物活性物质类似物的合成

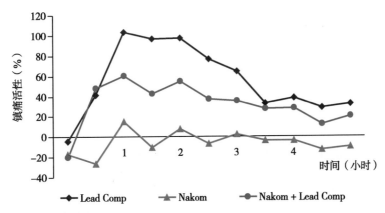

图 2-21　先导化合物和 Nakom®

受到了广泛的关注。人们研究了各种氮杂环化合物的衍生物[71]，并成功发现了 5-（三氟甲基）-6-（1- 甲基吡啶 -4- 基）甲基 -1H- 喹啉 -2- 酮（31），它对几种人烟碱乙酰胆碱受体有拮抗作用[72]，它和 4- 二氢喹啉 -2- 酮的结构相似，这是测试其对烟碱乙酰胆碱受体作用以及将甲基吡啶 -3- 酰胺 12 作为新型镇痛药的理论前提。在这项测试中，我们使用了特异性烟碱受体拮抗剂硝苯地平（可有效拮抗地棘蛙素镇痛活性）[71]。在测试开始后的一小时内，硝苯地平（102.2mg/kg）对甲基吡啶 -3- 酰胺 12（图 2-22）的镇痛活性几乎没有影响，但之后它的抑制作用迅速增强，并持续到实验结束。

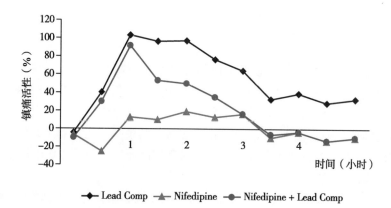

图 2-22　先导化合物和硝苯地平

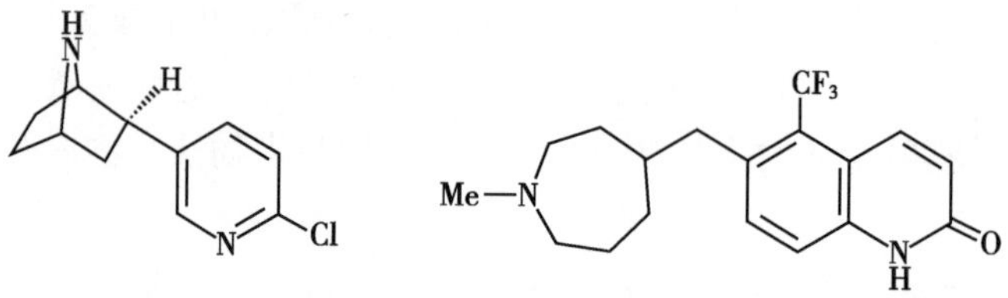

图 2-23　天然（30）和人工合成（31）的乙酰胆碱烟碱受体拮抗剂

　　回顾本次研究的初步结果，其中值得一提的是，甲基吡啶 -3- 酰胺 12 能有效缓解中枢性和外周性疼痛。按照镇痛机制，甲基吡啶 -3- 酰胺 12 不能被命名为某种受体的选择性抑制剂。它对阿片类受体无作用，其镇痛作用主要是通过影响肾上腺素能系统以及活化烟碱乙酰胆碱受体。中枢伤害性感受系统的 GABA 能通路也几乎未参与甲基吡啶 -3- 酰胺 12 的镇痛机制。

　　通过向大鼠皮下注射布鲁尔酵母悬浮液[65]，我们建立了大鼠发热模型，并发现甲基吡啶 -3- 酰胺 12 具有温和的解热作用，但它几乎没有抗炎作用（通过皮下注射 1% 甲醛溶液引起小鼠足肿胀[65]）。

许多麻醉性镇痛药可非选择性地抑制前列腺素的生物合成，因此我们研究了这一先导化合物的致溃疡作用[65]。结果显示，喂食剂量超过治疗剂量时，甲基吡啶 -3- 酰胺 12 可使一半实验小鼠的胃黏膜产生肉眼改变（UD_{50}=1582mg/kg）。

新物不但要有高的活性，而且要安全性高。小鼠急性中毒的研究结果表明，甲基吡啶 -3- 酰胺 12 是基本无毒的物质，口服半致死剂量（LD_{50}）为 9527mg/kg。

因此，N-（3- 吡啶甲基）-4- 羟基 -6，7- 二甲氧基 -2- 氧 -1，2- 二氢喹啉 -3- 甲酰胺（12，R = CH2Py-3）很有可能成为一种新型的镇痛药物，我们建议开展临床预试验。

7. 在 4- 羟基喹啉 -2- 酮及相关杂环化合物的基础上研制高效镇痛药的新发现

自从开始 N-（3- 吡啶甲基）-4- 羟基 -6，7- 二甲氧基 -2- 氧 -1，2- 二氢喹啉 -3- 甲酰胺的临床前研究以来，人们一直在寻找一种制备高效镇痛药的新型化合物。在已有经验的基础上，我们一直在进行相关的研究。除了人工合成、理化分析和药理学分析等传统方法，我们还采用了数学方法。此外，我们还在喹啉环中引入了新的取代基，由于喹啉环的结构中存在杂环化合物，我们对其结构进行了改变。在 4- 羟基喹啉 -2- 酮衍生物中寻找新型镇痛药时，我们最感兴趣的是将 2 号位的羧基替换成磺酸基，即把它转化成 4- 羟基 -2，1- 苯丙噻嗪 2，2- 二氧化物。

7.1　4- 羟基喹啉 -2- 酮衍生物镇痛活性和毒性的构效关系分析

在设计具有复杂药理学特性的新型药物时，研究生物活性物质的构效关系规律是非常重要的步骤。我们通过采用构效关系分析，总结了生化研究的结果。根据实验方案，我们分析了各种 4- 羟基喹啉 -2- 酮衍生物的镇痛活性与分子结构的关系。

学习样品和测试样品的形成。学习样本由 89 种不同化学类别的化合物组成，包括 4- 羟基 -6，7- 二氧甲基 -2- 氧 -1，2- 二氢喹啉 -3- 羧酸铵（12）、N-（3- 吡啶甲基）-4- 羟基 -2- 氧基喹啉 -3- 羧酸铵（14）、4-N-R，R'- 氨基喹啉 -2- 酮（20e，25-27），和烷基（4- 羟基 -1- 甲基 -2- 氧 -1，2- 羟基喹啉 -3- 基）醋酸盐。模型的体外实验使用了 17 N-（3- 吡啶甲基）-4- 羟基 -2- 氧基喹啉 -3- 羧酸铵（14-16）和 1-（2- 甲氨酰乙基）-4- 羟基 -2- 氧 -1，2- 二氢喹啉 -3- 羧酸（17）。采用"醋酸诱导的小鼠扭体"模型，在相同的条件下测试所有化合物的镇痛活性。

实验化合物结构参数的计算。为了计算结构描述参数，我们采用了两种分子结构表示方法：单形法（分子结构单形表示法或简称 SIRMS）[73]和循环模型法（circulation model，CM）[74]。采用 SIRMS 表示时，分子结构是一组具有固定成分、拓扑结构和对称的四原子片段。采用单形法区分原子时，我们主要关注决定理化性质（亲脂性、粒子电荷等）的原子。结构描述参数为某种片段（单形法）的数量来。分子循环模型是一个以伪循环的形式任意构筑的结构，我们计算了克莱默—波普尔循环[75]的相似参数，以此来描述分子结构。

　　统计数据的处理及重要描述参数的选择。对全部结构描述参数进行预处理时，我们去除了与镇痛作用不相关的描述，然后分析彼此相关的描述参数。显然，一对描述参数包含了相同的结构信息，因此可以去掉其中一个描述参数。采用趋势—矢量程序，我们进一步选出了重要的描述参数[73]。

　　采用移动控制程序和测试样品建立、验证和确认构效关系模型。在建立**构效关系**模型时，我们使用了偏最小二乘法（partial least squares，PLS）[73]。它的优点是可以用量化方式解释"构效"关系。我们为每组描述参数建立了两个模型（循环模型和单形法），根据确定系数（R^2）、统计稳定性（Q^2），按照外部五倍交叉验证的程序预估它们的近似可能性[73]。根据样品的确定系数（R^2_{test}）和平均预测误差（S_{test}）评价模型的预测能力。

　　两个模型都具有较高的统计学特性，单形法描述参数：$R^2=0.95$，$Q^2=0.75$，$R^2_{test}=0.86$，$S_{test}=5.6$；循环模型的描述参数：$R^2=0.93$，$Q^2=0.75$，$R^2_{test}=0.81$，$S_{test}=5.1$。

　　这两个模型最终整合为构效关系模型，采用由 18 种化合物组成的外部测试样品（表 2-6）进行验证，这些样品未参与模型的建立。

表 2-6　构效关系模型对外部测试样品的预测能力

化合物	镇痛活性，%		化合物	镇痛活性，%	
	实验	计算		实验	计算
6（R = All）	56	47	14m	50	70
12（R = CH2Py-3）	75	72	14n	75	71
14a	64	68	14o	74	75
14b	60	69	14p	63	72
14g	78	76	14q	59	71
14h	54	63	14r	58	71
14j	63	64	15	45	39
14k	70	74	16	81	61
14l	61	73	17h	60	66

表 2-6 的数据分析结果显示，镇痛活性的平均预测误差只有 8%，因此构效关系模型具有令人满意的预测能力，可用于化合物生物学特性的解释、实验外筛选进行分子设计。

模型解释以及对影响镇痛活性的理化因素和结构片段的评估。偏最小二乘法可定量评估每种描述参数对生物活性的影响。因为每种描述参数都是一个分子片段，且考虑了原子的理化性质，因而能对它们的相对重要性进行评估。这些信息对进一步研究镇痛机制和设计新的高效镇痛药具有重要意义。

图 2-24 的扇形图显示了各种理化因素对 1，2- 二氢喹啉 -2- 酮衍生物镇痛活性影响程度的分析结果。

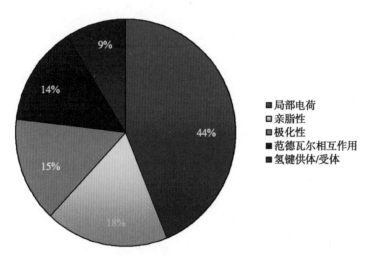

图 2-24　理化因素对 1，2- 二氢喹啉 -2- 酮镇痛活性的影响

从图中可以看出，原子的局部电荷、极化性和亲油性等静电因素对镇痛活性的影响较大，据此可推测，1，2- 二氢喹啉 -2- 酮的镇痛活性主要取决于它们与生物靶分子的静电作用。亲脂性可影响分子向受体结合位点的跨膜转运。

采用单形法模型可以计算出每种结构片段对镇痛活性的贡献，也可通过学习样品确定对化合物镇痛活性影响最大的结构片段。然而，我们认为对未曾研究的全新结构进行计算（即用于分子的设计）更有意义。

新型镇痛药的分子设计。借助构效关系模型，我们有目的地设计了 4- 羟基喹啉 -2- 酮类新型镇痛药。表 2-7 显示了虚拟结构的镇痛活性计算值，其生物学活性的数学评估结果大大超过了缓解疼痛症状的最低有效标准（50%）。我们希望这些信息能给研究镇痛药的药剂师提供帮助。

表 2-7　高活性的虚拟喹啉 -3- 甲酰胺和喹啉 -3- 羧化物

镇痛活性计算值 70%　　镇痛活性计算值 78%　　镇痛活性计算值 77%

镇痛活性计算值 77%　　镇痛活性计算值 75%　　镇痛活性计算值 80%

镇痛活性计算值 72%　　镇痛活性计算值 76%　　镇痛活性计算值 77%

高活性化合物的毒性及诱变性分析。毒性和诱变性是所有生物学活性物质最重要的两个特点。无论某种药物有多强的作用，如果不符合现在的安全性要求，就不可能用于医学治疗。因此，在新型药物研制的初期，研究者已越来越关注药物的毒性和诱变性。因而电脑计算药物的预后是很有用的，许多构效关系模型可用来计算预后[73,75]，其中一个模型叫纤毛四膜虫梨状肌模型，它可用于评估化合物的毒性，而埃姆斯测试可用于评估诱变性。化合物的毒性通常可采用以下标准描述：$-2 <$ 低毒性 $\leqslant 0$；$0 <$ 中度毒性 $< +1$；$+1 \leqslant$ 高毒性。诱变性的计算结果有两种：0 表示非诱变物质，1 表示诱变物质。

根据对预后的计算结果，从 1，2- 二氢喹啉 -2- 酮衍生物中发现的最强效镇痛药属于低毒性物质（表 2-8）。我们曾推测喹啉酮环的苯基团中引入溴原子可导致毒性明显增加（见 3.3），虽然计算结果也证实了这一推测，但引入一个溴原子还是允许的。分子中不可以再引入第二个溴原子，这样不仅会增加毒性，还可能导致诱变。

表2-8　部分1,2-二氢喹啉-2-酮毒性和诱变性的计算值

化合物	毒性	诱变性	化合物	毒性	诱变性
	−1.6	0		−1.12	0
	−0.88	0		−1.05	0
	+0.15	0		+0.23	1

活性化合物代谢模型是生物化学研究中使用的另一种构效关系模型。当然模型本身是通过其他方法实施的，本研究中，我们使用 QSAR ToolBox 3.0 软件计算了活性最强的化合物1,2-二氢喹啉-2-酮在鼠肝酶作用下转化为虚拟代谢产物的情况[76]。然后我们借助构效关系模型，对理论上可能产生的所有代谢产物（表2-9仅列出了一小部分）的镇痛活性进行了评估。

这些信息（尤其是毒性和诱变性的计算结果）对筛选先导化合物及其虚拟代谢产物具有重要意义。它能在筛选候选药物的初期排除那些可能会转化为高毒性或高诱变性代谢产物的化合物，从而大大提高新型镇痛药的研究效率。

7.2　3-(3-R-氨基甲酰-4-羟基-2-氧-1,2-二氢喹啉-1-基)丙腈及其功能衍生物

芳基(杂芳基)-丙酸及其衍生物具有很广的生物学特性，因而是许多重要药物的结构基础[14,52]。例如，在医用的非甾体抗炎药和麻醉性镇痛药中就有几十种这样的化合物[46]。因此，我们进一步研究了将两种具有重要药理学意义的片段组合成一个分子的结构，即4-羟基喹啉-2-酮和丙酸。我们使用了一个更容易合成的 3-(3-R-氨基甲酰-4-羟基-2-氧-1,2-二氢喹啉-1-基)丙腈[77,78]；在碱性水解条件下，3-(3-R-氨基甲酰-4-羟基-2-氧-1,2-二氢喹啉-1-基)丙酸（33，图2-25）的产量较高[78]。

我们通过"醋酸诱导的小鼠扭体"实验测定了这一大类合成化合物的镇痛活性，用 Tween-80 稳定的稀水性悬液给小鼠喂食 5mg/kg 的实验化合物和对照

表 2-9　高活性 1,2-二氢喹啉 -2- 酮及其理论代谢产物（AA- 镇痛活性）

化合物	可能的代谢产物		
实验的 AA 81%	计算测得的 AA 64%	计算测得的 AA 71%	计算测得的 AA 67%
实验的 AA 75%	计算测得的 AA 76%	计算测得的 AA 60%	计算测得的 AA 58%
实验的 AA 75%	计算测得的 AA 68%	计算测得的 AA 74%	计算测得的 AA 66%

药物双氯芬酸。这一剂量相当于双氯芬酸在"醋酸诱导的小鼠扭体"模型中的 ED_{50}[39]。研究结果显示,大部分受试物质都具有了明显的镇痛活性($P \leqslant 0.05$)。

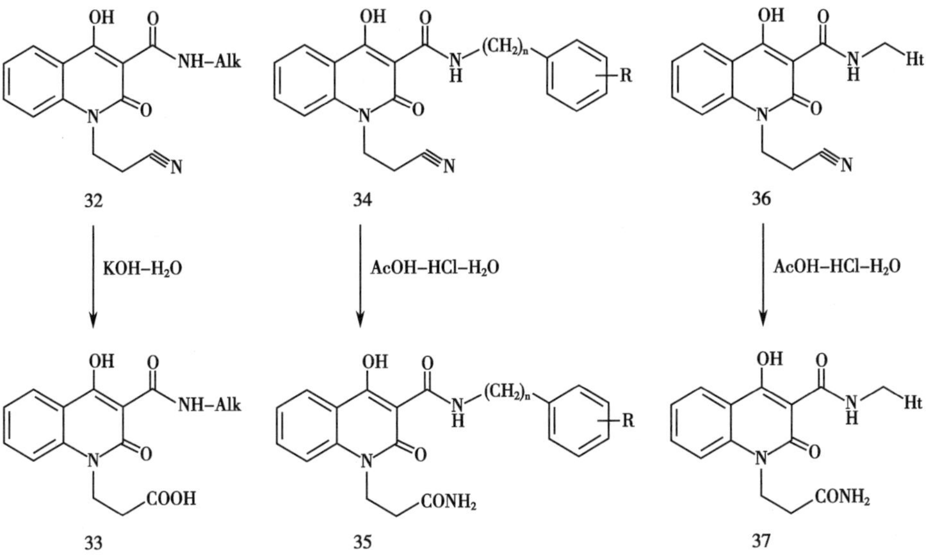

图 2-25 喹啉基 - 丙腈 32,34,36,喹啉基 - 丙酸 33 和喹啉基 - 丙酰胺 35,37

因此,在 3- 氨基甲酰代喹啉基 - 丙腈 32 中,丙基 -(32d)、异丁基 -(32g)、仲丁基 -(32h)、2- 羟乙基 -(32u)、3- 氯丙基(32x)- 和 3- 甲氧基丙基(32y)酰胺等化合物立即引起了我们的兴趣,它们的镇痛作用不逊于双氯芬酸甚至还超过后者(表 2-10)。总体而言,从腈 32 转化成对应的丙酸 33 对镇痛活性造成了不利影响。但也存在一些特例,例如,在丙烯胺 33c 中,这种转化反而使得镇痛活性显著增强。如果这种化合物的合成前体也具有较高的活性,那么就可对腈 32 →酸 33c 进行更详细的研究。

用这种方法研究 3-(3-R- 氨基甲酰 -4- 羟基 -2- 氧 -1,2- 二氢喹啉 -1- 基)丙腈似乎是非常符合逻辑且合理的,但还是忽视了关键的一点,研究中没有考虑到腈到酸转变过程中的必然中间产物喹啉基 - 丙酰胺。同时,如果考虑到生物体对腈的代谢有多种途径(如通过初级水合作用形成酰胺),那我们对此类化合物的兴趣就更大了[79,80]。这意味着,如果腈或酰胺的代谢产物同样有镇痛活性,那么它们作为镇痛药的疗效就将大大提升。因此,研究中要考虑到中间产物的相互联系——喹啉基 - 丙酰胺以及最初的反应物喹啉基 - 丙腈和最终产物丙酸。进而从腈 - 酰胺 - 酸的反应链中,挑选出那些本身及其代谢物都具有高镇痛活性的先导结构。

表 2-10　氨基甲酰代喹啉基 - 丙腈 32 及对应的喹啉基 - 丙酸 33 的镇痛活性

化合物	碱	镇痛活性("醋酸诱导的扭体"减少的程度,%)	
		32($-CH_2CH_2CN$)	33($-CH_2CH_2COOH$)
A	Me	36.3	35.6
B	Et	44.2	28.7
C	All	59.5	73.3
D	Pr	51.0	0
E	i-Pr	38.8	40.4
F	Bu	18.6	33.2
G	i-Bu	62.1	0
H	s-Bu	64.3	10.5
I	C_5H_{11}	38.5	40.7
J	i-C_5H_{11}	42.1	20.4
K	C_6H_{13}	47.0	17.9
L	C_7H_{15}	45.3	16.7
M	C_8H_{17}	49.4	22.5
N	C_9H_{19}	42.6	31.3
O	$C_{10}H_{21}$	40.2	16.8
P	cyclo-C_3H_5	43.3	0
Q	cyclo-C_5H_9	40.5	22.9
R	cyclo-C_6H_{11}	48.7	15.2
S	cyclo-C_7H_{13}	46.4	12.6
T	Adamantan-1-yl	31.1	10.5
U	CH_2CH_2OH	51.2	—
V	$CH_2CH_2CH_2OH$	47.3	—
W	CH_2CH_2Cl	24.9	—
X	$CH_2CH_2CH_2Cl$	63.0	—
Y	$CH_2CH_2CH_2OMe$	50.6	—
Z	$CH_2CH_2CH_2OPr-i$	45.4	—
双氯芬酸(5mg/kg)		52.0	

　　为了实现这一想法,需要将 3-(3-R- 氨基甲酰 -4- 羟基 -2- 氧 -1,2- 二氢喹啉 -1- 基)丙腈水合成对应的丙酰胺,这一过程并没有看上去的那么简单,因为形成的酰胺比初始反应物丙腈更容易发生水解,所以在合成酰胺时很难阻止其水解。也正是因为这个原因,之前提到的腈 32 到酸 33 的碱性水解反应并不适合制备丙酰胺。

表 2-11　芳基烷基氨基甲酰代丙腈 34 及对应的丙酰胺 35 的镇痛活性

化合物	$-(CH_2)_n$〈苯环〉R	镇痛活性（"醋酸诱导的扭体"减少的程度，%）	
		34（$-CH_2CH_2C\equiv N$）	35（$-CH_2CH_2COOH_2$）
A	PhCH$_2$	54.4	—
B	cyclo-C$_6$H$_{11}$CH$_2$	29.3	—
C	2-FC$_6$H$_4$CH$_2$	20.3	38.3
D	4-FC$_6$H$_4$CH$_2$	67.1	36.4
E	2-ClC$_6$H$_4$CH$_2$	16.5	0
F	4-ClC$_6$H$_4$CH$_2$	0	56.0
G	2-MeC$_6$H$_4$CH$_2$	39.2	40.9
H	3-MeC$_6$H$_4$CH$_2$	18.0	41.1
I	4-MeC$_6$H$_4$CH$_2$	0	28.6
J	2-MeOC$_6$H$_4$CH$_2$	38.1	—
K	4-MeOC$_6$H$_4$CH$_2$	34.8	35.5
L	3,4（MeO）$_2$C$_6$H$_3$CH$_2$	0	39.2
M	Piperonyl	0	14.7
N	（±）PhCH（Me）	16.1	47.8
O	S（−）PhCH（Me）	10.6	46.1
P	R（+）PhCH（Me）	21.7	47.0
Q	（±）4-MeOC$_6$H$_4$CH（Me）	46.6	—
R	S（−）4-MeOC$_6$H$_4$CH（Me）	17.3	—
S	R（+）4-MeOC$_6$H$_4$CH（Me）	22.5	—
T	PhCH$_2$CH$_2$	55.3	—
U	3-ClC$_6$H$_4$CH$_2$CH$_2$	42.6	—
V	4-ClC$_6$H$_4$CH$_2$CH$_2$	23.4	—
W	4-MeOC$_6$H$_4$CH$_2$CH$_2$	64.6	35.7
X	3,4（MeO）$_2$C$_6$H$_3$CH$_2$CH$_2$	39.5	20.8
Y	PhCH$_2$CH$_2$CH$_2$	46.6	—
双氯芬酸（5mg/kg）		57.2	

　　我们找到了将 3-（3-R- 氨基甲酰 -4- 羟基 -2- 氧 -1，2- 二氢喹啉 -1- 基）丙腈（34）转化成对应的丙酰胺 35 的有效方法——将盐酸、醋酸与少量水混合[81]。这种方法可以实现更复杂的化学转化。例如，腈在酰胺中水解，只需要延长反应时间即可。

表 2-12   杂芳基烷基氨基甲酰代丙腈 36 及对应的丙酰胺 37 的镇痛活性

化合物	CH₂-Ht	镇痛活性("醋酸诱导的扭体"减少的程度,%)	
		36(—$CH_2CH_2C \equiv N$)	37(—$CH_2CH_2CONH_2$)
A	Picolyl-2	72.3	47.0
B	Picolyl-3	36.6	10.2
C	Picolyl-4	21.0	10.2
D	Furfuryl	0	—
E	5-Me-furfuryl	59.8	—
F	Tetrahydrofurfuryl	15.4	0
G	Thiophen-2-ylmethyl	0	—
双氯芬酸(5mg/kg)		44.3	

通过比较芳基烷基氨基甲酰代丙腈、丙酰胺、丙酸的镇痛活性,我们发现酸在腈→酰胺→酸这个反应链中的活性最低,因此我们将研究重点放在了腈和酰胺上。根据表 2-11 和表 2-12 中的数据,喹啉基 - 丙酰胺比它们的合成前体具有更高的镇痛活性。因此,我们在进一步先从 1-(2- 氰乙基)- 和 1-(2- 氨基甲酰乙基)- 喹啉中寻找潜在的镇痛药。而且,酸转化成酰胺或腈时,酸性显著降低,发生溃疡的概率也降低,而溃疡是很多现代镇痛药的严重副作用。

根据从喹啉基 - 丙酸衍生物中得到的数据,目前除了前面提到的烯丙基代腈 32c 外,1-(2- 氰乙基)-N-(2- 吡啶甲基)-4- 羟基 -2- 氧 -1, 2- 二氢喹啉 -3- 甲酰胺(36a)也值得关注。这些腈类化合物不仅本身具有较高的镇痛活性,而且其代谢产物酸 33c 和酰胺 37a 也具有镇痛活性。

7.3   1-R-4- 羟基 -2, 2- 二氧 -1H-2λ61- 苯并噻嗪 -3- 甲酰胺

昔康类是重要的非甾体抗炎药,有显著的镇痛效用[14, 46, 52]。吡罗昔康(38, R=2-Py, 图 2-26)是此类药物中首先在商业上取得成功的药物,之后还研制成功了伊索昔康(38, R= 5-Me- 异噁唑 -3- 基)和美洛昔康(38, R=5-Me- 噻唑 -2- 基)等更强效的类似物。如今,它们已被广泛用于各种风湿性疾病病和自身免疫性疾病的治疗,它们通常被称为 COX-2 选择性抑制剂。有趣的是,目前几乎没有关于 4- 羟基 -1-R-2, 2- 二氧 -1H-2λ6, 1- 苯并噻嗪 -3- 甲酰胺(39)的昔康类同分异构体的研究,它们的不同之处仅在于噻嗪环中的氮原子和硫原子呈反向排列。缺少这方面研究的原因可能是因为缺乏制取这类化合物的有效方法。

值得注意的是,大约半个世纪以前,人们利用 1- 甲基 -3,4- 二氢 -1H-2,1- 苯并噻嗪 -4- 酮 -2, 2- 二氧化物和异氰酸酯在二甲亚砜溶液中制得了 1-N- 甲基 - 代甲酰胺,产出率从 28% 至 100% 不等[82]。然而,由于前两步制取初始反

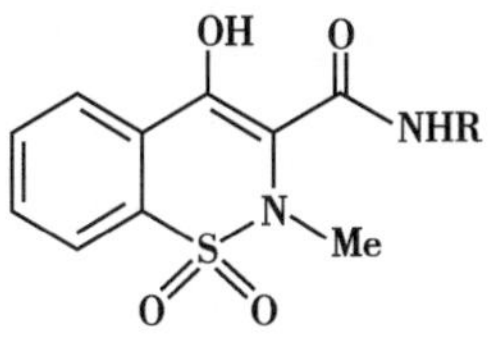

图 2-26　昔康类（38）及其同分异构体 4- 羟基 -1-R-2、2- 二氧 -1H-2λ6、1- 苯并噻嗪 -3- 甲酰胺（39）

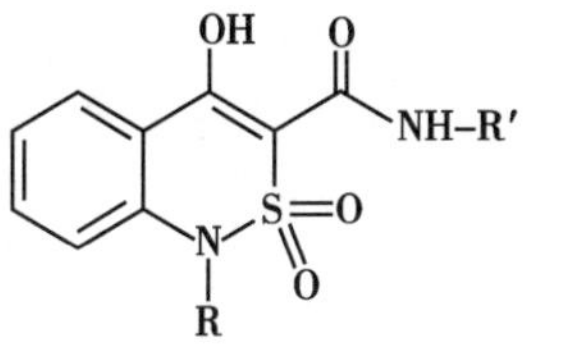

应物 1- 甲基 -3，4 二氢 -1H-2 和 1- 苯并噻嗪 -4- 酮 2，2- 二氧化物的产出率较低，因此这个分四步合成 1- 甲基 -4- 羟基 -2，2- 二氧 -1H-2λ6，1- 苯并噻嗪 -3- 甲酰胺（39）的方法不够有吸引力。而且，由于必须使用价格昂贵且不易获得的异氰酸酯，因而大大限制了此方法的应用，从而使寻找"构效关系"规律的研究变得很复杂，这一研究工作[82]迄今未取得进展。

基于上述原因，我们提出了完全不同的三步制备法，用以合成目标产物 1-R-4- 羟基 -2，2- 二氧 -1H-2λ6，1- 苯并噻嗪 -3- 甲酰胺。首先制得 1-R-4- 羟基 -2，2- 二氧 -1H-2λ6，1- 苯并噻嗪 -3- 羧酸盐，在之后的酰胺化反应中可以使用各种烷基 -、芳基 - 和杂芳基酰胺。

如前所述，使用伯甚至仲烷基 -、芳基 - 和杂芳基酰胺可简单而迅速地对低级 1-R-4- 羟基 -2，2- 二氧 -1H-2λ6，1- 苯并噻嗪 -3- 羧酸盐进行酰胺化处理，同时为了保证较高的反应性，它们必须同时出现在 4-OH 和 2-C=O 基团分子的吡啶部分中[32]。当转化成烷基 1-R-4- 羟基 -2，2- 二氧 -1H-2λ61- 苯并噻嗪 -3- 羧酸盐时，磺酸基的酸化作用使得 4-OH- 酸性急剧升高，以至于成盐反应开始阻止酰胺化反应。相比之下，1-R-4- 羟基 -2，2- 二氧 -1H-2λ6，1- 苯并噻嗪 -3- 羧化物的盐遇上胺类时表现出极度不稳定，甚至能被空气中的二氧化碳[83]迅速分解，所以在酰胺化反应中它们一般不会引起问题。相反，它们的 2- 磺酸基类似物的盐能轻易分离。当在高温沸腾的惰性溶液中加热时，它们会转化成对应的 1-R-4- 羟基 -2，2- 二氧 -1H-2λ6，1- 苯并噻嗪 -3- 甲酰胺 39，而且产率很高。虽然这个过程需要几个小时，但对于 2- 羰基衍生物，这个过程只需要几分钟。

总之，这是一个非常有效的方法，我们使用这一方法成功合成了 1-R-4- 羟基 -2，2- 二氧 -1H-2λ6，1- 苯并噻嗪 -3- 羧酸的一系列目标烷基 -、芳基 - 和杂芳基酰胺化合物，并采用 NMR（^{1}H 和 ^{13}C）光谱分析、质谱分析以及 X 射线结构分析确认了它们的结构。

我们选取雄性大鼠，采用标准的"甩尾"热刺激模型，对 1-R-4- 羟基 -2，2- 二氧 -1H-2λ6，1- 苯并噻嗪 -3- 甲酰胺 39 的镇痛活性进行了筛选研究，试验物质和对照药物均按照 20mg/kg 的剂量以稳定水性悬液喂食大鼠，通过比较给药前和给药 1 小时候的潜伏时间（大鼠甩尾前的时间）评估镇痛作用。

结果显示，在合成的 1-R-4- 羟基 -2，2- 二氧 -1H-2λ6，1- 苯并噻嗪 -3- 甲酰胺 39 中，有些物质的镇痛活性远远超过了已知的昔康类镇痛药（吡罗昔康和美洛昔康）和其他药物（双氯芬酸、酮洛酸和用于腹腔注射的麻醉性镇痛药纳布啡）。其中某些物质可作为潜在的新型镇痛剂进行进一步研究。

综上所述，我们发现，通过合成结构类似物（仅改变原子或取代基的排列方式，我们称之为"翻转药物"法）改进已知药物是高效且有前景的方法。

8. 结论

回顾这一研究的初步结果，目前可以肯定的是，4- 羟基喹啉 -2- 酮有望成为高效镇痛药的主要来源。在不同的实验模型中，化合物 N-（3- 吡啶甲基）-4- 羟基 -6，7- 二甲氧基 -2- 氧 -1，2- 二氢喹啉 -3- 甲酰胺具有显著的镇痛活性，它几乎无毒，治疗剂量不会引发溃疡，这些优点远远超过了目前已知的镇痛药物，因此已被广泛用于临床前试验。此外，根据构效关系分析的结果，我们不仅明确了影响 1，2- 二氢喹啉 -2- 酮镇痛活性的理化因素和机构片段，同时我们还找到了新的高活性的虚拟物质，这些物质能够人工合成并进行进一步测试。初步的药理筛选也发现了一些具有发展潜力的镇痛药，它们均属于 3-（3-R- 氨基甲酰 -4- 羟基 -2- 氧 -1，2- 二氢喹啉 -1- 基）丙腈以及具有相似结构的 1-R-4- 羟基 -2，2- 二氧 -1H-2λ6，1- 苯并噻嗪 -3- 甲酰胺。

普 隽 华 通 陈 巍 译

何星颖 校

参考文献

[1] Goebel JR, Doering LV, Shugarman LR, Asch SM, Sherbourne CD, Lanto AB, Evangelista LS, Nyamathi AM, Maliski SL, Lorenz KA. Heart failure: the hidden problem of pain. Journal of Pain and Symptom Management 2009; 38(5) 698-707. DOI: 10.1016/j.jpainsymman.2009.04.022.

[2] Alexander EP. History, physical examination, and differential diagnosis of neck pain. Physical Medicine and Rehabilitation Clinics of North America 2011; 22(3) 383-393. DOI: 10.1016/j.pmr.2011.02.005.

[3] Foster NE, Hartvigsen J, Croft PR. Taking responsibility for the early assessment and treatment of patients with musculoskeletalpain: a review and critical analysis. Arthritis Research & Therapy 2012; 14(1) 205. DOI: 10.1186/ar3743. http://arthritis-research.com/content/14/1/205 (accessed 29 February 2012).

[4] Henderson RA, Lachiewicz PF. Groin pain after replacement of the hip: aetiology, evaluation and treatment. Journal of Bone and Joint Surgery. British volume 2012; 94(2) 145-151. DOI: 10.1302/0301-620X.94B2.27736.

[5] Yuxiang L, Lingjun Z, Lu T, Mengjie L, Xing M, Fengping S, Jing C, Xianli M, Jijun Z. Burn patients' experience of pain management: a qualitative study. Burns: Journal of the International Society for Burn Injuries 2012; 38(2) 180-186. DOI: 10.1016/j.burns. 2011.09.006.

[6] Balagué F, Mannion AF, Pellisé F, Cedraschi C. Non-specific low back pain. Lancet. 2012; 379(9814) 482-491. DOI: 10.1016/S0140-6736(11)60610-7.

[7] McGeary DD, McGeary CA, Gatchel RJ. A comprehensive review of telehealth for pain management: where we are and the way ahead. Pain Practice: the official journal of World Institute of Pain 2012; 12(7) 570-577. DOI: 10.1111/j. 1533-2500.2012.00534.x.

[8] Divakaran E. Pain - when it affects the person. Journal of Pain & Palliative Care Pharmacotherapy 2011; 25(4) 372-373. DOI: 10.3109/15360288.2011.625469.

[9] Van der Veek SM, Derkx HH, de Haan E, Benninga MA, Boer F. Social Science & Medicine 2012; 74(2) 112-119. DOI: 10.1016/j.socscimed.2011.10.023.

[10] Bond M. Pain education issues in developing countries and responses to them by the International Association for the Study of Pain. Pain Research & Management : the journal of the Canadian Pain Society 2011; 16(6) 404-406.

[11] Goldberg DS, McGee SJ. Pain as a global public health priority. BMC Public Health 2011, 11(10) 770. DOI:10.1186/1471-2458-11-770. http://www.biomedcentral.com/ 1471-2458/11/770 (accessed 6 October 2011).

[12] Sarzi-Puttini P, Vellucci R, Zuccaro SM, Cherubino P, Labianca R, Fornasari D. The appropriate treatment of chronic pain. Clinical Drug Investigation 2012; 32(1) 21-33. DOI: 10.2165/11630050-000000000-00000.

[13] McGee SJ, Kaylor BD, Emmott H, Christopher MJ. Defining chronic pain ethics. Pain Medicine (Malden, Mass.) 2011; 12(9) 1376-1384. DOI: 10.1111/j. 1526-4637.2011.01192.x.

[14] Kleemann A., Engel J., Kutscher B., Reichert D. Pharmaceutical Substances: Syntheses, Patents, Applications of the most relevant APIs; 5th Revised edition. Stuttgart: Thieme; 2008.

[15] Aronson J.K. Meyler's Side Effects of Analgesics and Anti-inflammatory Drugs; 1st edition. San Diego: Elsevier Science; 2009.

[16] Sewell RA, Halpern JH, Pope HG Jr. Response of cluster headache to psilocybin and LSD. Neurology 2006; 66(12) 1920-1922. DOI: 10.1212/01.wnl.0000219761.05466.43.

[17] Sarbani Pal, Shylaprasad Durgadas, Suresh Babu Nallapati, Khagga Mukkanti, Ravikumar Kapavarapu, Chandana Lakshmi T. Meda, Kishore V.L. Parsa, Manojit Pal. Novel 1-alkynyl substituted 1,2-dihydroquinoline derivatives from nimesulide (and their 2-oxo analogues): A new strategy to identify inhibitors of PDE4B. Bioorganic &

Medicinal Chemistry Letters 2011; 21(21) 6573-6576.

[18] Alam MM, Shaharyar M, Hamid H, Nazreen S, Haider S, Alam MS. Synthesis of novel 8-hydroxyquinolin based 1,3,4-oxadiazoles and S-substituted 1,2,4-triazole derivatives and evaluation of their anti-inflammatory, analgesic, ulcerogenic and antimicrobial activities. Medicinal Chemistry 2011; 7(6) 663-673. DOI: 10.2174/157340611797928334.

[19] Son MH, Kim JY, Lim EJ, Baek DJ, Choi K, Lee JK, Pae AN, Min SJ, Cho YS. Synthesis and biological evaluation of 2-(arylethynyl)quinoline derivatives as mGluR5 antagonists for the treatment of neuropathic pain. Bioorganic & Medicinal Chemistry Letters 2013; 23(5) 1472–1476. DOI: 10.1016/j.bmcl.2012.12.056.

[20] Diaz JL, Christmann U, Fernández A, Luengo M, Bordas M, Enrech R, Carro M, Pascual R, Burgueño J, Merlos M, Benet-Buchholz J, Cerón-Bertran J, Ramírez J, Reinoso RF, Fernández de Henestrosa AR, Vela JM, Almansa C. Synthesis and Biological Evaluation of a New Series of Hexahydro-2H-pyrano[3,2-c]quinolines as Novel Selective σ1 Receptor Ligands. Journal of Medicinal Chemistry 2013 May 9;56(9):3656-65. DOI: 10.1021/jm400181k.

[21] Bouzidi N, Deokar H, Vogrig A, Boucherle B, Ripoche I, Abrunhosa-Thomas I, Dorr L, Wattiez AS, Lian LY, Marin P, Courteix C, Ducki S. Identification of PDZ ligands by docking-based virtual screening for the development of novel analgesic agents. Bioorganic & Medicinal Chemistry Letters 2013; 23(9) 2624-2627. DOI: 10.1016/j.bmcl.2013.02.100.

[22] Furlotti G, Alisi MA, Apicella C, Capezzone de Joannon A, Cazzolla N, Costi R, Cuzzucoli Crucitti G, Garrone B, Iacovo A, Magarò G, Mangano G, Miele G, Ombrato R, Pescatori L, Polenzani L, Rosi F, Vitiello M, Di Santo R. Discovery and pharmacological profile of new 1H-indazole-3-carboxamide and 2H-pyrrolo[3,4-c]quinoline derivatives as selective serotonin 4 receptor ligands. Journal of Medicinal Chemistry 2012; 55(22) 9446-9466. DOI: 10.1021/jm300573d.

[23] Rajanarendar E, Nagi Reddy M, Rama Krishna S, Rama Murthy K, Reddy YN, Rajam MV. Design, synthesis, antimicrobial, anti-inflammatory and analgesic activity of novel isoxazolyl pyrimido[4,5-b]quinolines and isoxazolyl chromeno[2,3-d]pyrimidin-4-ones. European Journal of Medicinal Chemistry 2012; 55 273-283. DOI: 10.1016/j.ejmech.2012.07.029.

[24] Ukrainets IV, Sidorenko LV, Davidenko AA, Yarosh AK. 4-Hydroxy-2-quinolones. 174. Hydrochlorides of [(alkylamino)-alkyl]amides of 1-allyl-4-hydroxy-6,7-dimethoxy-2-oxo-1,2-dihydro-quinoline-3-carboxylic acid – a new class of opioid receptor antagonists. Chemistry of Heterocyclic Compounds 2010; 46(4) 445-451.

[25] Ukrainets IV, Mospanova EV, Davidenko AA, Shishkina SV. 4-Hydroxy-2-quinolones. 180. Synthesis, chemical reactions, and analgesic activity of 1-allyl-4-hydroxy-6,7-dimethoxy-2-oxo-1,2-dihydroquinoline-3-carboxylic acid alkylamides. Chemistry of Heterocyclic Compounds 2010; 46(9) 1084-1095.

[26] Ukrainets IV, Mospanova EV, Jaradat NA, Bevz OV, Turov AV. 4-Hydroxy-2-quino-

lones. 204. Synthesis, bromination, and analgetic properties of 1-allyl-4-hydroxy-6,7-dimethoxy-2-oxo-1,2-dihydroquinoline-3-carboxylic acid arylalkylamides. Chemistry of Heterocyclic Compounds 2012; 48(9) 1347-1356.

[27] Ukrainets IV, Sidorenko LV, Gorokhova OV, Shishkina SV, Turov AV. 4-Hydroxy-2-quinolones. 118. Synthesis, structure, and chemical properties of 2-bromomethyl-5-oxo-1,2-dihydro-5H-oxazolo-[3,2-*a*]quinoline-4-carboxylic acid and its ethyl ester. Chemistry of Heterocyclic Compounds 2007; 43(5) 617-628.

[28] Ukrainets IV, Tkach AA, Grinevich LA, Turov AV, Bevz OV. 4-Hydroxy-2-quinolones. 154. Pyrimidin-2-ylamides of 1-R-4-hydroxy-2-oxo-1,2-dihydroquinoline-3-carboxylic acids. Synthesis, structure, and properties. Chemistry of Heterocyclic Compounds 2009; 45(5) 567-579.

[29] Ukrainets IV, Grinevich LA, Tkach AA, Bevz OV, Slobodzian SV. 4-Hydroxy-2-quinolones. 168. Synthesis, chemical and antitubercular properties of 1-R-4-hydroxy-2-oxo-1,2-dihydroquinoline-3-carboxylic acid pyrazin-2-ylamides. Chemistry of Heterocyclic Compounds 2009; 45(9) 1058-1068.

[30] Ukrainets IV, Bevz OV, Mospanova EV, Savchenkova LV, Yankovich SI. 4-Hydroxy-2-quinolones. 202. Synthesis, chemical and biological properties of 4-hydroxy-6,7-dimethoxy-2-oxo-1,2-dihydroquinoline-3-carboxylic acid alkylamides. Chemistry of Heterocyclic Compounds 2012; 48(2) 320-326.

[31] Jönsson S, Andersson G, Fex T, Fristedt T, Hedlund G, Jansson K, Abramo L, Fritzson I, Pekarski O, Runström A, Sandin H, Thuvesson I, Björk A. Synthesis and biological evaluation of new 1,2-dihydro-4-hydroxy-2-oxo-3-quinolinecarboxamides for treatment of autoimmune disorders: structure-activity relationship. Journal of Medicinal Chemistry 2004; 47(8) 2075-2088.

[32] Ukrainets IV, Sidorenko LV, Svechnikova EN, Shishkin OV. 4-Hydroxy-2-quinolones. 130. The reactivity of ethyl 4-hydroxy-2-oxo-1,2-dihydroquinoline-3-carboxylates. Chemistry of Heterocyclic Compounds 2007; 43(10) 1275-1279.

[33] Tsuji K, Spears GW, Nakamura K, Tojo T, Seki N, Sugiyama A, Matsuo M. Synthesis and antinephritic activities of quinoline-3-carboxamides and related compounds. Bioorganic & Medicinal Chemistry Letters 2002; 12(1) 85-88.

[34] Collin X, Robert JM, Duflos M, Wielgosz G, Le Baut G, Robin-Dubigeon C, Grimaud N, Lang F, Petit JY. Synthesis of N-pyridinyl(methyl)-1,2-dihydro-4-hydroxy-2-oxoquinoline-3-carboxamides and analogues and their anti-inflammatory activity in mice and rats. The Journal of Pharmacy and Pharmacology 2001; 53(3) 417-423.

[35] Bevz OV, Yankovich SI, Mospanova YeV, Ukrainets IV, Savchenkova LV. Synthesis and analgetic activity of 4-hydroxy-6,7-dimethoxy-2-oxo-1,2-dihydroquinoline-3-carboxylic acid hydroxy-, alkoxy- and cycloalkylamides. [in Ukrainian]Visnik Farmatsii 2011; No. 4(68) 45-48.

[36] Mospanova YeV, Ukrainets IV, Bevz OV, Savchenkova LV, Yankovich SI. The search of new analgesics among 4-hydroxy-6,7-dimethoxy-2-oxo-1,2-dihydroquinoline-3-carboxylic acid benzylamides. [in Russian]. Zhurnal Organicheskoi i Farmatsevtiche-

skoi Khimii 2012; 10(2) 50-53.

[37] Mospanova YeV, Ukrainets IV, Bevz OV, Savchenkova LV, Yankovich SI. The search of new analgesics in the range of 4-hydroxy-6,7-dimethoxy-2-oxo-1,2-dihydroquinoline-3-carboxylic acid pyridylamides. [in Ukrainian]. Visnik Farmatsii 2011; No. 2(66) 29-31.

[38] Mospanova YeV, Ukrainets IV, Bevz OV, Savchenkova LV, Yankovich SI. Halogen substituted anilides of 4-hydroxy-6,7-dimethoxy-2-oxo-1,2-dihydroquinoline-3-carboxylic acid. Synthesis and biological properties. [in Russian]. Zhurnal Organicheskoi i Farmatsevticheskoi Khimii 2011; 9(3) 56-59.

[39] Singh PP, Junnarkar AY, Rao CS, Varma RK, Shridhar DR. Acetic acid and phenylquinone writhing test: a critical study in mice. Methods and Findings in Experimental and Clinical Pharmacology 1983; 5(9) 601-606.

[40] Wagener M, Lommerse JP. The quest for bioisosteric replacements. Journal of Chemical Information and Modeling 2006; 46(2) 677-685. DOI: 10.1021/ci0503964.

[41] Villar HO, Hansen MR. Computational techniques in fragment based drug discovery. Current Topics in Medicinal Chemistry 2007; 7(15) 1509-1513. DOI: 10.2174/156802607782194725.

[42] Devereux M, Popelier PL. In silico techniques for the identification of bioisosteric replacements for drug design. Current Topics in Medicinal Chemistry 2010; 10(6) 657-668. DOI: 10.2174/156802610791111470.

[43] Wirth M, Zoete V, Michielin O, Sauer WH. SwissBioisostere: a database of molecular replacements for ligand design. Nucleic acids research 2013; 41(D1) D1137-1143. DOI: 10.1093/nar/gks1059.

[44] Zefirova ON, Zefirov NS. On the history emergence and development of the concept bioisosterism. [in Russian]. Reports of Moscow State University. Series 2, Chemistry 2002; 54(4) 221-226.

[45] King F.D. Medicinal Chemistry: Principles and Practice. Cambridge: Royal Society of Chemistry; 2002.

[46] Sigidin Ya.A., Shvarts G.Ya., Arzamastsev A.P., Liberman S.S. Drug Therapy of the Anti- inflammatory Process (Experimental and Clinical Pharmacology of Anti-inflammatory Medications). [in Russian]. Moscow: Meditsina; 1988.

[47] Ukrainets IV, El Kayal SA, Gorokhova OV, Sidorenko LV, Alexeeva TV. Synthesis and antituberculosis properties of 1-R-4-hydroxy-2-oxo-1,2-dihydoquinoline-3-carboxylic acids picolylamides. [in Ukrainian]. Visnik Farmatsii 2005; No. 1(41) 10-14.

[48] Bernshtein J. Polymorphism in molecular crystals. Oxford: Clarendon Press; 2002.

[49] Zefirov NS, Palyulin VA, Dashevskaya EE. Stereochemical studies. XXXIV. Quantitative description of ring puckering via torsional angles. The case of six-membered rings. Journal of Physical Organic Chemistry 1990; 3(3) 147-154.

[50] Ukrainets I, Golik N. Polymorphism of the new quinolone diuretic Carboquinol. In: proceedings of the XVth International Conference "Heterocycles in Bio-organic Chemistry", 27-30 May 2013, Riga, Latvia. Riga: Ieguldījums Tavā Nākotnē; 2013.

[51] Ukrainets IV, Davidenko AA, Mospanova EV, Sidorenko LV, Svechnikova EN. 4-Hydroxy-2-quinolones. 176. 4-R-2-Oxo-1,2-dihydroquinoline-3-carboxylic acids. Synthesis, physico-chemical and biological properties. Chemistry of Heterocyclic Compounds 2010; 46(5) 559-568.

[52] Mashkovskii M.D. Drugs. [in Russian]. Moscow: RIA Novaya Volna, Umerenkov; 2009.

[53] Ukrainets IV, Mospanova EV, Davidenko AA, Shishkina SV. 4-Hydroxy-2-quinolones. 192. Relationship of structure and analgesic activity of 4-amino-2-oxo-1,2-dihydroquinoline-3-carboxylic acids and their derivatives. Chemistry of Heterocyclic Compounds 2010; 46(11) 1371-1379.

[54] Kaneko T. Troglitazone (CS-045): a new antidiabetic agent. Hormone and Metabolic Research 1997; 29(5) 203-213.

[55] Thacker HP. S-amlodipine – the 2007 clinical review. Journal of the Indian Medical Association 2007; 105(4) 180-182.

[56] Kubinyi H. In Looking ups of the New Compounds-leaders for Creation of Drugs [in Russian]. Russian Chemical Journal 2006; L(2) 5-17. http://www.chem.msu.su/rus/journals/jvho/2006-2/5.pdf

[57] Yurovskaya MA, Kurkin AB. Some aspects of the relationship chirality and biological activity. [in Russian]. In: proceedings of the International Scientific Conference "Advances synthesis and complex formation", 18-22 April 2011, Moscow. Russian Federation: Peoples' Friendship University of Russia; 2011.

[58] Fernandes BJ, Silva CM, Andrade JM, Matthes AC, Coelho EB, Lanchote VL. Pharmacokinetics of cyclophosphamide enantiomers in patients with breast cancer. Cancer Chemotherapy and Pharmacology 2011; 68(4) 897-904. DOI: 10.1007/s00280-011-1554-7.

[59] de Sousa DP, Nóbrega FF, Santos CC, de Almeida R.N. Anticonvulsant activity of the linalool enantiomers and racemate: investigation of chiral influence. Natural Product Communications 2010; 5(12) 1847-1851.

[60] Raffa RB, Friderichs E, Reimann W, Shank RP, Codd EE, Vaught JL, Jacoby HI, Selve N. Complementary and synergistic antinociceptive interaction between the enantiomers of tramadol. The Journal of Pharmacology and Experimental Therapeutics 1993; 267(1) 331-340.

[61] Shishkin OV, Pichugin KYu, Gorb L, Leszczynski J. Structural non-rigidity of six-membered aromatic rings. Journal of Molecular Structure 2002; 616(1-3) 159-166.

[62] Ukrainets IV, Mospanova YeV, Baumer VN. The crystalline structure of 2-oxo-4-(phenylethylamino)-1,2-dihydroquinoline-3-carboxylic acids as the factor that determines their analgetic activity. [in Russian]. Zhurnal Organicheskoi i

Farmatsevticheskoi Khimii 2012; 10(1) 66-71.

[63] Ukrainets IV, Mospanova EV, Savchenkova LV, Yankovich SI. 4-Hydroxy-2-quino-lones. 195. Synthesis of novel, potential analgesics based on 4-(hetarylmethyl)ami-no-2-oxo-1,2-dihydroquinoline-3-carboxylic acids. Chemistry of Heterocyclic Compounds 2011; 47(1) 67-73.

[64] Ukrainets IV, Mospanova EV, Davidenko AA, Tkach AA, Gorokhova OV. 4-Hy-droxy-2-quinolones. 179. Synthesis, structure and anti-inflammatory activity of 4-hy-droxy-1-methyl-2-oxo-1,2-dihydroquinoline-3-ylacetic acid and its derivatives. Chemistry of Heterocyclic Compounds 2010; 46(8) 947-956.

[65] Vogel H.G., editor. Drug Discovery and Evaluation: Pharmacological Assays. Berlin: Springer; 2008.

[66] Ukrainets IV, Shishkina SV, Shishkin OV, Davidenko AA, Tkach AA. Ethyl 2-(4-hy-droxy-1-methyl-2-oxo-1,2-dihydroquinolin-3-yl)acetate. Acta Crystallographica Sec-tion E 2009; E65, o968.

[67] Mokhort M.A., Yakovleva L.V., Shapoval O.M. Search and experimental study of pharmacological substances, which are offered as non-narcotic analgesics. In: Stefa-nov O.V. (ed.), Preclinical Investigations of Medicinal Agents: Methodological Rec-ommendations [in Ukrainian]. Kiev: Avitsena; 2001, p. 307-320.

[68] Gotti G, Carbonelle E, Moretti M, Zwart R, Clementi F. Drugs selective for nicotinic receptor subtypes: a real possibility or a dream? Behavioural Brain Research 2000; 113(1-2) 183-192.

[69] Arias HR. Localization of agonist and competitive antagonist binding sites on nico-tinic acetylcholine receptors. Neurochemistry International 2000; 36(7) 595-645.

[70] MacPherson RD. The pharmacological basis of contemporary pain management. Pharmacology & Therapeutics 2000; 88(2) 163-185.

[71] Tolstikov G.A., Dembitskii V.M., Tolstikova T.G., Shults E.E. Epibatidine and prob-lem of non-opioid analgesics. In: Kartsev V.G. (ed.) Selected Methods for Synthesis and Modification of Heterocycles. Vol. 1. [in Russian]. Moscow: IBS PRESS; 2003. p. 418-449.

[72] Young TG, Broad LM, Zwart R, Astles PC, Bodkin M, Sher E, Millar NS. Species Se-lectivity of a nicotinic acetylcholine receptor agonist is conferred by two adjacent ex-tracellular β4 amino acids that are implicated in the coupling of binding to channel gating. Molecular Pharmacology 2007; 71(2) 389-397.

[73] Kuz'min V.E., Artemenko A.G., Muratov E.N., Polischuk P.G., Ognichenko L.N., Lia-hovsky A.V., Hromov A.L., Varlamova E.V. Virtual screening and molecular design based on hierarchical QSAR technology. In: Puzyn T., Cronin M., Leszczynski J. (eds) Recent Advances in QSAR Studies. New York: Springer; 2009. p.127-172.

[74] Leonenko II, Egorova AV, Ognichenko LN, Lyahovsky AV, Alexandrov DI, Ukrai-nets IV, Kuzmin VE, Antonovych VP. QSPR analysis luminescent properties com-

plexes Eu (III) and Tb (III) amides with 2-oxo-4-hydroxyquinoline-3-carboxylic acid. Objects and Methods of Chemical Analysis 2011; 6(1) 38-49.

[75] Sushko I, Novotarskyi S, Körner R, Pandey Anil Kumar, Cherkasov A, Jiazhong Li, Gramatica P, Hansen K, Schroeter T, Müller K-R, Lili Xi, Liu Huanxiang, Yao Xiao-jun, Öberg T, Hormozdiari F Dao Phuong, Sahinalp C, Todeschini R, Polishchuk P, Artemenko A, Kuz'min V, Martin TM, Young DM, Fourches D, Muratov E, Tropsha A, Baskin I, Horvath D, Marcou G, Muller C, Varnek A, Prokopenko VV, Tetko IV. Applicability Domains for Classification Problems: Benchmarking of Distance to Models for Ames Mutagenicity Set. Journal of Chemical Information and Modeling 2010; 50(12) 2094-2111. DOI: 10.1021/ci100253r.

[76] OECD Quantitative Structure-Activity Relationships Project. http://www.qsartool-box.org (accessed 3 June 2013).

[77] Ukrainets IV, Gorokhova OV, Andreeva XV, Sim G. Synthesis, structure and analge-sic activity of 1-(2-cyanoethyl)-4-hydroxy-2-oxo-1,2-dihydroquinoline-3-carboxylic acid hydroxy-alkylamides and their derivatives. International Journal of Pharmacy and Pharmacology 2012; 1(3) 034-040.

[78] Ukrainets IV, Andreeva KV, Gorokhova OV, Kravchenko VN. 4-Hydroxy-2-quino-lones. 221. Synthesis, structure, and biological activity of 3-(3-(alkylcarbamoyl-4-hy-droxy-2-oxo-1,2-dihydroquinolin-1-yl)propanoic acids. Chemistry of Heterocyclic Compounds 2012; 48(12) 1809-1816.

[79] Brady D, Beeton A, Zeevaart J, Kgaje C, van Rantwijk F, Sheldon RA. Applied Micro-biology and Biotechnology 2004; 64, (1) 76-85. DOI: 10.1007/s00253-003-1495-0.

[80] Faber K. Biotransformations in Organic Chemistry, Heidelberg: Springer; 2011.

[81] Ukrainets IV, Gorokhova OV, Andreeva KV. Transformation of 3-(3-arylalkylcarba-moyl-4-hydroxy-2-oxo-1,2-dihydroquinolin-1-yl)propanenitriles into amides and acids. Russian Journal of Organic Chemistry 2013; 49(6) 867-871.

[82] Lombardino JG. Preparation of some 4-hydroxyl-l-methyl-1H-2,1-benzothiazine-3-carboxanilide 2,2-dioxides. Journal of Heterocyclic Chemistry 1972; 9(2) 315-317.

[83] Ukrainets IV, Sidorenko LV, Golovchenko OS. 4-Hydroxy-2-quinolones. 132. Synthe-sis, chemical, and biological properties of 1-R-4-hydroxy-2-oxo-1,2-dihydroquino-line-3-carboxylic acids 2-nitrobenzylidenehydrazides. Chemistry of Heterocyclic Compounds 2007; 43(11) 1434-1439.

第 3 章

阿片类药物在慢性疼痛管理中的作用

Hans Hansen, Carl E. Noe, Gabor B. Racz

1. 引言

虽然阿片类药物用于慢性疼痛的治疗已越来越有争议，但许多患者仍在继续长时间大剂量的使用阿片类药物。阿片类药物没有副作用的错误想法已成为患者和医生的误解。二十多年前，这一想法已开始偏离临床实践，而这一切可以追溯至工业时代。当时，一些思想领袖坚信使用阿片类药物没有副作用。

在 20 世纪 90 年代，大家认识到慢性疼痛和癌痛在全世界范围内普遍治疗不足，因而开始放宽阿片类药物的处方权，这在美国尤其为甚。结果导致美国的很多州通过了顽固性疼痛治疗法案，以保护开具阿片类药物治疗非癌痛及癌痛的医生免受处罚。然而不幸的是，与开放阿片类药物处方权同时增长的还有药物过量和死亡。在过去的十多年里，阿片类药物的过量使用已使纳洛酮解救包成为了家庭用药。宽松的处方权使得阿片类药物随时随地有供应，并导致消费者愿意购买此类药物。

2013 年 10 月，美国公布了一项现状调查：

"在华盛顿和其他 29 个州，药物过量导致的死亡数量已经超过了机动车事故造成的死亡。处方药物的误用和滥用造成每年约有 534 亿美元的财政支出，用于因此而造成的劳动力丧失、医疗支出和司法审判支出。而且，美国药物滥用的患者中，只有 1/10 接受了治疗[1]。"显然，不加区分的使用阿片类药物已经严重影响了处方权的安全，而相关管理机构对阿片类药物的流行却未及时作出反应。

本章将回顾近年来有关阿片类药物的处方权、误用、滥用的研究以及最近关于支持和反对阿片类药物治疗慢性疼痛的争论。在使用阿片类药物之前和治疗过程中，鼓励处方医师评估患者滥用阿片类药物的危险因素是一种好的医疗行为，可使处方医师控制药物剂量和使用时间，减少潜在的危害[2]。因此，有必要指导处方医师及患者选择阿片类药物的替代治疗方法，如非药物疗法，并积极宣传综合治疗的理念。

　　疼痛是患者的一种主观感受。由于缺乏可用的工具来验证疼痛的存在,很多
医师纠结是否将疼痛作为一种诊断。诊断性介入治疗等进一步的治疗方法有助
于明确诊断,而阿片类药物很少作为慢性疼痛的一线治疗方法。现在,有关方面
也鼓励医学专家分享镇痛方法和介入替代治疗方面的信息,以帮助患者控制阿片
类药物的剂量。中级医师很可能不熟悉介入治疗等进一步的治疗方法,而他们往
往是治疗各种慢性疾病的主力军。疼痛治疗时,有必要尝试各种保守治疗措施,
以减少阿片类药物的用量,这有助于改善临床预后并减少疼痛治疗的风险。

　　在过去二十多年中,阿片类药物已成为疼痛治疗的一种简单省时的非姑息
性治疗方法。美国州医学会联会也认可了阿片类药物的合法治疗地位[3]。同其
他临床治疗方法一样,长期阿片类药物治疗对有些患者的效果很好,而有些患
者则没有效果。从公众健康的角度看,阿片类药物处方量增加引起的药物过量
等问题已促使公共卫生部门加强药物的监管。在传统医疗模式下,反思处方习
惯不同于采用新的疗法。患者期望得到阿片类药物治疗,并且社会上已认同缓
解疼痛是患者的"权力"。因此,改变过程中必然会遇到各种阻力。如何在治疗
过程中对疼痛患者不失同情,同时又保证治疗的安全性和有效性,是对医护人
员的一种考验。

　　在过去的二十年中,慢性疼痛的高患病率以及选择何种正确的治疗方法仍
然让医务人员和患者感到棘手。慢性疼痛治疗的进展主要集中在药物管理、治
疗方案和介入疗法等方面。取得良好的疗效往往需要采用综合治疗,但医疗系
统面临的财政支出困难则可能会限制这些复杂治疗方法的开展。疼痛需要正确
治疗,但疼痛治疗在未来的医疗保健等级制度中不大可能被置于优先位置。随
着新医疗支付体系的出台和政府的影响,慢性致命性疾病将会被优先考虑,其
次才是致残的疾病。慢性疼痛尽管令人痛苦并可致残,但并不威胁生命。在这
个快速改变的医疗服务体系中,疼痛医生将在很多方面遇到挑战,如提供有效
的治疗、提高疼痛患者的生活质量以及风险成本比最小化等等。不奇怪的是,
随着医疗支出的增长,阿片类药物将会成为价廉的首选治疗方法。然而,阿片
类药物使用的增长也直接导致了不良事件的发生。美国阿片类药物供应量的快
速增长也证实了这一观点。

　　有证据证明阿片类药物是有效的,美国医学研究所(Institute of Medicine,
IMO)的确促进了这些药物在疼痛治疗中的应用。但是,这些药物使用的快速
增长也确实需要寻找背后的原因。在美国,治疗疼痛性主诉时,人们普遍选择
阿片类药物,其用量从 1997 年的每人 96mg 等效剂量的吗啡增长到了 2010 年
的 710mg,相当于每一万人使用了 7.1kg 的阿片类药物[4]。这就带来了另一个
问题,疼痛也有成比例的增加吗? 在过去的几十年中,我们一直对疼痛治疗不
足吗? 还是因为受制于一个过分积极的医疗模式?

表 3-1 1988 年到 2010 年间 12 岁及以上人群使用的违禁药物的种类

单位：千人

药品	1998	1999	2000	2001	2002	2003	2004	2005	2006	2007	2008	2009	2010	12 年间变化率
非医用精神治疗药物[2,3]	5.759 (2.6%)	9220 (4.2%)	8761 (3.9%)	11102 (4.9%)	14795 (6.3%)	15163 (6.4%)	14849 (6.2%)	15346 (6.3%)	16482 (6.7%)	16280 (6.6%)	15166 (6.1%)	16006 (6.4%)	16031 (6.3%)	178%
镇痛药	—	6582 (3.0%)	6466 (2.9%)	8353 (3.7%)	10992 (4.7%)	11671 (4.9%)	11256 (4.7%)	11815 (4.9%)	12649 (5.1%)	12466 (5.0%)	11885 (4.8%)	12405 (4.9%)	12213 (4.8%)	自 1999 年 85%
羟考酮	—	—	—	—	—	—	1213 (0.5%)	1226 (0.5%)	1323 (0.5%)	1422 (0.6%)	1459 (0.6%)	1677 (0.7%)	1869 (0.7%)	自 2004 年 54%
安定类	1940 (0.9%)	2728 (1.2%)	2731 (1.2%)	3673 (1.6%)	4849 (2.1%)	5051 (2.1%)	5068 (2.1%)	5249 (2.2%)	5058 (2.1%)	5282 (2.1%)	5103 (2.0%)	5460 (2.2%)	5581 (2.2%)	188%
兴奋剂	1489 (0.7%)	2291 (1.0%)	2112 (0.9%)	2486 (1.1%)	3380 (1.4%)	3031 (1.3%)	3254 (1.4%)	3088 (1.3%)	3791 (1.5%)	2998 (1.2%)	2639 (1.1%)	3060 (1.2%)	2887 (1.1%)	94%
镇静剂	522 (0.2%)	631 (0.3%)	611 (0.3%)	806 (0.4%)	981b (0.4%b)	831 (0.3%)	737 (0.3%)	750 (0.3%)	926 (0.4%)	864 (0.3%)	621 (0.2%)	811 (0.3%)	907 (0.4%)	56%
大麻类	18710 (8.6%)	19102 (8.6%)	18589 (8.3%)	21086 (9.3%)	25755 (11.0%)	25231 (10.6%)	25451 (10.6%)	25375 (10.4%)	25378 (10.3%)	25085 (10.1%)	25768 (10.3%)	28521 (11.3%)	29206 (11.5%)	56%
可卡因	3811 (1.7%)	3742 (1.7%)	3328 (1.5%)	4186 (1.9%)	5902 (2.5%)	5908 (2.5%)	5658 (2.4%)	5523 (2.3%)	6069 (2.5%)	5738 (2.3%)	5255 (2.1%)	4797 (1.9%)	4449 (1.8%)	17%
总的违禁药物 1	23115 (10.6%)	25402 (11.5%)	24535 (11.0%)	28409 (12.6%)	35132 (14.9%)	34993 (14.7%)	34807 (14.5%)	35041 (14.4%)	35775 (14.5%)	35692 (14.4%)	35525 (14.2%)	37957 (15.1%)	38806 (15.3%)	68%

注：2002—2010 年间的数据是基于 2010 年全国药物使用和健康调查报告。a. 估计数据与 2010 年估计数据之间有显著统计学差异，P<0.05。b. 估计数据与 2010 年估计数据之间有显著统计学差异，P<0.01。

1. 违禁药物包括大麻、可卡因（包括霹雳）、海洛因、致幻剂、吸入剂和非医用的处方精神治疗药物。大麻以外的违禁药物包括可卡因（包括霹雳）、海洛因、致幻剂、吸入剂和非医用的处方精神治疗药物、非医用精神治疗药物、兴奋剂和镇静剂，但不包括非处方药。

2. 非医用处方精神治疗药物包括非医用甲基苯丙胺，但不包括非处方药。非医用处方精神治疗药物、安定药、兴奋剂和镇静剂的估计数据包括了 2005 年和 2006 年加入的甲基苯丙胺，与 2007 年全国调查报告中甲基苯丙胺的估计数据有可比性。

3. 非医用精神治疗药物、兴奋剂、镇静剂的估计数据采用努利随机插补程序生成调整后的估计数据，与 2006 年以后的估计数据有可比性。2002 年至 2005 年的数据采用努利随机插补程序生成调整后的估计数据，与 2006 年以后的估计数据有可比性。结果来自 2010 年全国药物使用和健康调查：全国数据总结。来源：美国药物滥用和精神健康服务管理局。

总体而言,美国消耗的阿片类药物比世界上任何一个国家都要多。尽管阿片类药物的使用和销售量不断增加,但很少有证据能证明有效的慢性疼痛治疗减少了社会的支出,改善了患者的功能。相反,有充足的证据表明,阿片类药物的供应量和用量同并发症率和死亡率呈平行增长[5]。

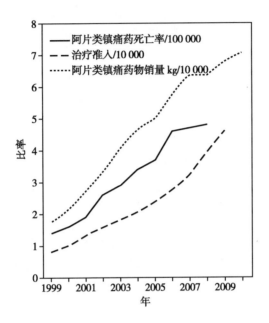

阿片类药物不小心过量服用导致的死亡已经超过海洛因和可卡因致死人数的总和。每 36 分钟就有 1 人因阿片类药物死亡[6-10],其社会影响的复杂性已远远超过大部分处方医生的想象。死亡的患者中,9 人被认定有药物滥用治疗史、161 人有药物滥用和依赖,估计由此造成了 200 亿美元的费用支出[11]。在美国有些地区,由于阿片类药物供应量的下降,海洛因已经再度出现。芬太尼和海洛因成为了一种新的致命组合。

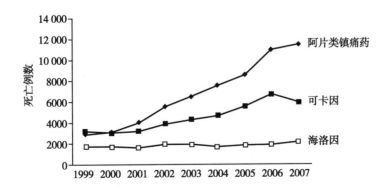

在美国，非医用阿片类药物用于娱乐目的已有流行的趋势[12]。粗心大意地开处方以及难以避免反常的消费行为可造成无法预测的不良后果。这种高风险行为带来的后果是惨痛的。对于出于娱乐目的的服用阿片类药物的人来说，每 50 个人中就有 1 人发生意外死亡[13]。十年前，因阿片类药物中毒而急诊就医的人数增加了将近 5 倍，但相关机构却对此保持沉默。这场危机的应对至今仍然显得很无力。特殊利益集团和医药公司提出的"疼痛治疗不足"的观念导致了处方量和供应量的爆炸式增长，大家已慢慢认识到这给卫生保健带来了巨大的挑战。

尽管现有的数据已经证实阿片类药物的供应量与不良后果之间存在直接联系，但根据禁毒署提供的 ARCOS 数据，主要阿片类药物的供应量仍有大量增长的趋势[14]。20 世纪 90 年代初，吗啡、芬太尼、羟考酮和氢可酮等阿片类镇痛药的使用有明显的增长。从 2004 年到 2011 年，氢可酮、吗啡、美沙酮和芬太尼的用量分别增长了 73%、64%、37% 和 35%。从 1999 年到 2010 年，阿片类药物的销量增长了 4 倍[15]。在美国，氢可酮是销量第一的处方药物，该药在美国的销量也全球领先[16]。用量和供应量增长最显著的是丁丙诺啡。丁丙诺啡可用于治疗药物成瘾和依赖，某些情况下也可用于疼痛治疗，这是对管控药品管理的一种讽刺。为了控制风险，处方医生必须接受教育并保持警惕，以免造成药物依赖、误用、滥用和用药目的的改变。有关依赖和成瘾的错误观念也体现在丁丙诺啡的使用上。丁丙诺啡是成瘾的替代性治疗药物，因此，丁丙诺啡滥用的增加也就不足为奇了。

药物滥用预警网络（Drug Abuse Warning Network，DAWN）向国家相关部门提供了因阿片类药物中毒而看急诊的数据。近十年来，可待因的处方量明显减少，但误用却有所增加。氢化吗啡酮的增幅最高为 438%，其次是羟考酮、芬太尼、氢可酮和美沙酮。DAWN 的数据显示，阿片类药物的不良事件发生率从 1996 年的 4% 增加到了 2011 年的 20%[17]。在此期间，寻求脱毒治疗的患者也明显增加。随着有关大麻使用的法律越来越宽松，这类药物导致的不良事件明显增加，而大麻滥用本应与其他毒品滥用和误用同样对待。大多数美国人认为大麻是安全无害的，但事实是，大麻同其他可致滥用的毒品一样，也具有危险性。然而，与其他毒品不同的是，大麻的立法权并不属于食品药品监督管理局，而是需通过选民投票。大麻是有害的毒品，它的滥用会造成精神障碍和成瘾。在 25 岁大脑功能成熟之前使用大麻，可能会对智力造成不可逆的损害。大麻的医疗应用正处于研究阶段，或许可以用于骨折愈合、中风后神经元的保护以及癫痫的治疗。通过吸食大麻获取四氢大麻醇目前仍无法测定，而且其浓度存在个体差异。液体制剂可能会更好。随着大麻中四氢大麻醇不断被加工和纯化，其医疗价值可能会降低。四氢大麻醇的浓度已经从 20 世纪 70 年代的 2%

提高到 8%，并且仍然在提高[18]。有趣的是，尽管吸食大麻的习惯很普遍，但是寻求可卡因脱毒治疗的患者却在减少。

直到 1996 年，人们才全面认识到出于娱乐或其他目的使用管控药物所带来的危害。早在 1996 年之前，DAWN 和 ARCOS 的数据并没有显示在药物滥用、误用及改变用药目的方面有任何特别的趋势。在同时期内，阿片类药物的医疗使用快速增长，但是没有特别的趋势提示迫切需要对这些药物加强监管。大多数人认为阿片类药物使用的增长是由于慢性疼痛治疗的改进。然而事实却并非如此。尽管越来越多的证据显示长期使用阿片类药物并不能改善生活质量，但其使用量仍在不断增加[19]。更加讽刺的是，一直以来都缺乏支持长期使用阿片类药物的证据。相反，有大量的证据表明，使用这些药物是有风险的，甚至在某些特定人群中是危险的。尽管已经开始在医疗社区进行培训，但是长期的广泛使用导致了阿片类药物的滥用、误用及改变用药目的的使用。全科医生会接诊大量长期使用管控药物的患者。令人惊讶的是，大多数阿片类药物的处方是由全科医师、家庭医生和内科医师开具的，而传统上与疼痛治疗相关的麻醉医师和理疗师开具的处方却只占全部处方的 6%[20]。

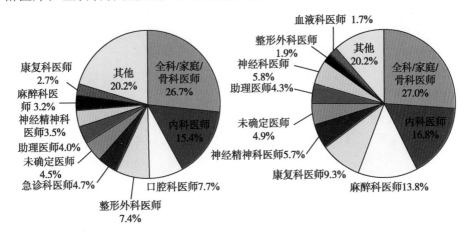

2. 流行病学

流行病学是研究疾病、健康状况在人群中的流行模式及其决定和影响因素的科学[21]。每年医疗支出约占国内生产总值的 16%，并且还在持续增长，预计到 2025 年会占到国内生产总值的 25%[22]。慢性病的支出是主要支出部分，预计会从 2000 年中旬的 13.3 亿美元增加到 2030 年的 17.1 亿美元[23]。慢性非恶性疼痛的医疗支出也很庞大，是主要的慢性病支出。超过 1/4 的美国人每天遭受着疼痛的折磨，由此造成的美国生产力的损失超过 600 亿美元[24]。那些社会经济地位相对较低的患者遭受的疼痛更多。对于年收入 3 万美元或以下的人，人生中 20% 的时间都处于中重度疼痛中。这与年收入 10 万美元的家庭形成鲜明对比，他们只有 8% 或者更少的时间遭受疼痛。没有完成高中学业的人比大学毕业的人遭受的疼痛多 2 倍。我们能够推测造成这种差异的原因。社会经济地位低的人更多地从事条件较差的强体力劳动，并且有更多影响健康的不良习惯，如吸烟。因此，疼痛药物成为他们遭受疼痛时的首选并不令人惊讶，因为这些药物很容易获得。美国人每年在非处方疼痛药物上的花费约为 26 亿美元，在镇痛药上的花费约 140 亿美元[25]。

疼痛给患者造成的心理负担也很大。超过 1/4 的患者相信他们的疼痛将一直存在并且没有办法解决，而医生很少能理解他们的感受。超过 1/3 的慢性疼痛患者认为，疼痛治疗即使有用，对疼痛的缓解作用也很有限。疼痛在美国人中的患病率很高，40% 的人抱怨自己每天都在经历疼痛，随着年龄的增加这一比例也在增加，65 岁及以上的人群中这一比例达到了 60%。10 个美国人中有 9 个人抱怨自己每个月都会经历疼痛，这可造成与疼痛高发病率有关的医疗服务的增加。但事实上，尽管疼痛患病率很高，但是接近 2/3 的人只有在忍受不了疼痛时才会去看医生[26]。

在初级保健诊所，疼痛仍然是最常见的主诉之一，40% 的就诊患者是为了寻求缓解疼痛，20% 是慢性疼痛患者。在初级治疗中，约 15% 的患者需给予疼痛药物或疼痛治疗。在初级保健诊所中，超过 20% 的患者正在接受长期阿片类药物治疗[27]。

劳动能力丧失是疼痛导致的主要问题。大约有 55% 的劳动者在过去两周内有过疼痛，其中，15% 的人因疼痛丧失了劳动力。1% 的劳动者一周中缺勤一天或者几天，而头痛和背痛是最常见的主诉。据估计，偏头痛每年会影响全球 3 亿人群，其中美国人群的患病率达到了 15%，女性的患病率是男性的 3 倍多，发病的高峰年龄段在 25～45 岁[28]。骨关节炎、腰背部疼痛以及颈部疼痛在美国人中也占有较大的比例。16% 的美国人（即 4.5 亿美国人）的疼痛直接与骨关节炎有关[29]。腰背部疼痛的发病率在 60 岁左右达顶峰，50% 的美国人有过腰背部疼痛。颈部疼痛的发病率大约是腰背部疼痛的一半，影响 10% 的普通人群[30]。

3. 解剖学、神经生物学和伤害性感受系统

"疼痛的情感动机起源于外周，痛苦不仅仅是大脑皮层的事。它有古老和原始的生物起源，涉及整个神经系统的纤维传导束和神经网络[31]。"

疼痛是由组织损伤或潜在组织损伤引起的令人不愉快的感觉或情绪体验[32]。

疼痛是一种个人体验，依赖描述者的异常感知。它是周围和中枢神经系统的一种感觉事件，部分通过触发事件或创伤事件进行定义。任何水平的疼痛效应都可反映中枢神经系统的改变，增加伤害性感受系统内神经生物学改变的可能性。随着时间的推移，刺激产生疼痛的发生器与疼痛的关系变得较小，因为疼痛的升级主要是通过神经生物学机制。随着对伤害性感受系统了解的深入，我们可以更好的理解药物治疗在慢性疼痛控制中的必要性。

急性疼痛是疾病的症状，具有自限性。它由组织损伤引起，而非仅仅是刺激，且往往与躯体结构的功能异常有关。它可继发于情感反应、自主神经反应或心理刺激和反应。它具有警醒提示机体的生物学功能，并使机体退缩，以利于组织的愈合和休息。然而有些时候，慢性疼痛本身也能够成为一种疾病，其持续时间可超过急性疾病通常的病程。组织愈合后，慢性疼痛可持续存在，通常可长达三个月以上，有时候组织损伤和慢性疼痛也可同时存在，引起功能受损和生活质量指数下降。同高血压、糖尿病等慢性疾病一样，慢性疼痛的治疗需要有其自己的一套模式和治疗策略。如果患者处于一种无法控制的疼痛状态，原本可以恢复的机体就可能出现永久性的疼痛，并且往往需要化学疗法或者介入疗法等多模式方法进行控制。慢性疼痛常由慢性病理改变促发，并可能源于中枢神经系统的功能障碍。神经系统进入一种高度警惕状态或出现"上发条"现象，从而依次激活中枢神经系统的各个部分，引发心理疾病和抑郁状态。慢性疼痛可不伴有自主神经和神经内分泌反应，但可改变生物学功能[33]。中枢神经系统可经历重塑，以识别慢性疼痛引起的神经生物学改变。由于许多疼痛通路与边缘系统及原脑结构密切相关，因此慢性疼痛可伴随情绪和行为的改变。原脑和较高级的认知功能结构的相互作用可最终刺激前额叶大脑皮层，进而产生感觉异常。随后，患者会试图减轻这些改变，但当持续性的疼痛得不到控制时，就会出现睡眠功能受损、焦虑以及境遇性抑郁等症状，使患者进一步远离积极的生活方式，并出现其他躯体化主诉等合并症。

4. 伤害性感受

如果能感受到疼痛，说明伤害性感受器是正常的。外周伤害性感受器可激活解剖通路（脊髓丘脑束），并传递至脊髓背角，信号经对侧的脊髓丘脑侧束传递至大脑和边缘结构。背外侧索是一种下行调节通路，可抑制第一、二级神经元交汇处的疼痛信号。板层结构（rexed 分层）中的二级神经元位于脊髓背角，它起始于这里，也在这里受到调制。在细胞水平，脊髓背角二级神经元上的阿片受体可以减弱伤害性感受器受刺激带来的影响。

与疼痛传递有关的神经纤维有两类。急性疼痛是快痛、放电样疼痛，由 A-δ 纤维传递。钝痛、酸痛、搏动性疼痛以及种系演化中形成的原始性疼痛由 C 纤维传递。在细胞水平，通过转录和基因诱导可生成多种致痛介质，包括一氧化氮、胆囊收缩素（cholecystokinin，CCK）、P 物质以及前列腺素等。P 物质可在受体部位使中枢神经系统发生敏化，而 N- 甲基 -D- 天冬氨酸（N-methyl-D aspartate，NMDA）受体可促进疼痛相关区域离子通道的激活。

来自外部、皮肤肌肉和内脏组织等外周组织的疼痛信号可引起高阈值的化学刺激、机械刺激或者热刺激，通过电生理活动激活神经生理通路，信号汇聚至 rexed 板层结构中的二级神经元。钠离子和钙离子的流入引起细胞内储存的钙离子释放，导致痛觉阈值降低。当这种情况长时间发生时，神经元细胞中的转录过程就可能被敏化。这就是疼痛的起源，从外周传递至脊髓。致痛介质可在此水平上引发许多叙述性的疼痛状态，如痛觉过度、痛觉过敏以及痛觉超敏。1 型和 2 型 A-δ 纤维较细（直径通常在 1.1～5mm 之间），有髓鞘且传导速度较快（每秒大约 5～30m），它传导的是尖锐的放电样痛，可使机体在遇到热灰烬或针刺脚趾时做出快速回缩的动作。C 纤维更细（直径大约 0.25～1.3mm），是无髓鞘的慢纤维（每秒大约 0.5～2m），特点是对疼痛的感受较差。这些是"第二疼痛"传递器，对疼痛的量化较差。C 纤维是多觉感受器，可被化学刺激、机械刺激和热刺激等多种刺激激活，模糊的腹部内脏不适是 C 纤维介导疼痛的典型例子，这种疼痛的描述常模糊不清，肠道内的定位不准确。奇特的是，腹部疼痛有时候会引起身体其他部位的不适，这可能与不同组织的二级神经元的汇聚有关。内脏刺激常引起肩部的疼痛。当肾上腺素能受体被激活后，可导致外周自主神经功能障碍和交感神经源性疼痛。最终，这些交感神经的变化可引起假运动改变，导致外周组织出现进行性病变，如复杂性区域疼痛综合征。

在脊髓背角汇聚后，A-δ 纤维和 C 纤维在 1～2 板层、2A 板层及第 5 板层形成突触连接。在脊髓背角水平，各种重要的疼痛级联元件被相继激活。AMPA 受体被谷氨酸激活后可触发钠电流和去极化，并引起 N-MDA 受体持续激活。脑源性神经营养因子（brain derived neurotrophic factor，BDNF）可诱导细胞内翻译，影响蛋白质和突触元件的表达。随着 P 物质、CGRP 及致痛介质的释放，C 纤维开始出现神经源性级联炎症反应。A-δ 纤维和 C 纤维和伤害性感受神经纤维形成突触联系，通过放大疼痛信号的"汇总"过程增强痛觉。有害信号反复输入后，WDR 神经元被"上发条"，出现持续敏化。

最终，脊髓丘脑束直接与更高级的中枢（包括重要神经核团和大脑深部结构）发生相互作用。大脑传递过程中的中间联络可直接影响"疼痛个体特征"。5- 羟色胺和去甲肾上腺素与这些通路存在内在联系。在持续疼痛的刺激下，有些 5- 羟色胺受体可被上调。在原脑结构中，多巴胺和多巴胺能通路都与疼痛的情绪和行为直接相关。阿片类药物可作用于外周背根神经节、rexed 板层及上行和下行通路的许多位点，强烈影响镇痛和痛行为。疼痛一旦被更高的意识形态感知后，则会进一步对记忆和行为产生影响。疼痛是全身性的体验，随着边缘系统的参与，前额叶大脑皮层和原脑结构会驱使机体寻求缓解疼痛的方法。

疼痛可以分为躯体痛、内脏痛、交感性疼痛和神经病理性疼痛四种，躯体痛和内脏痛属于伤害性疼痛。神经病理性疼痛和交感性疼痛属于非伤害性疼痛。受到伤害时，受刺激的感受器引发伤害性疼痛是正常的生理反应。而非伤害性疼痛是源于中枢神经系统和周围神经系统的功能紊乱。在非伤害性疼痛中不涉及疼痛感受器，因此它是由伤害性感受系统机能障碍引起的。躯体痛或更常见的肌肉痛是一种刺痛，能被准确定位。伤害性疼痛和内脏痛对阿片类药物的反应较好。只有对疼痛的种类和描述的疼痛有了深入的理解，才能针对不同类型的疼痛选择不同的治疗药物。

5. 存在问题

美国医学研究所发表的报告显示，有 1.16 亿的美国人遭受着持续数周甚至数年的疼痛[34, 35]。为此，美国预计每年的财政支出要高达 6350 亿美元[36-38]。采用阿片类药物治疗疼痛以减小这一惊人的数字看似是合理的选择，但事实上，很少有证据证实使用阿片类药物能达到预期的疼痛缓解和帮助患者重获劳动力的目的。与直觉相反的是，有数据表明，药物的误用、滥用和改变目的使用的趋势超过了长期使用阿片类药物的好处，甚至不支持长期服用阿片类药物。20 世纪 90 年代，随着对阿片类药物监管的放松，阿片类药物的销量开始以惊人的速度增长。患者主诉疼痛通常成为医师使用阿片类药物治疗的唯一根据。大家甚至错误地认为，慢性疼痛的人性化治疗就是无限制的增加阿片类药物及辅助药物的用量。在非癌性疼痛管理中，并没有证据显示患者的疼痛会随着药物剂量的增加得到改善。阿片类药物可引起痛觉过敏、内分泌失调和中毒的危险，提示应选择更好的保守治疗方法，同时也支持制定决策时应选择更保守的方法，但目前疼痛的治疗似乎没有做到这一点。

在物质滥用和精神健康服务管理局（Substance Abuse and Mental Health Services Administration，SAMHSA）的资助下，全美开展了一项全国性的药物使用和健康调查（National Survey on Drug Use and Health，NSDUH），调查对象为 12 岁及以上的美国公民。调查结果不出意料，大麻是最常使用的毒品，过去的一个月中有 1700 万使用者，其次是镇痛药物。2012 年 SAMHSA 披露，在 12 岁及以上的初次使用者中，大麻的滥用排第一。大麻是一种诱导性毒品，但现在却在渐渐地被洗去污名。2010 年，使用违禁药物的人数达到了惊人的 380 万，占美国人口的 15%。从 1998 年到 2010 年，非医用精神治疗药物的滥用超过了大麻，是可卡因的 10 倍[39]。

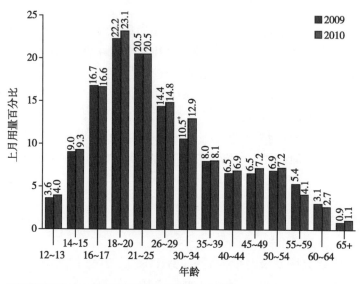

+该评估数据与2010年的评估数据有显著统计学差异，P<0.05.

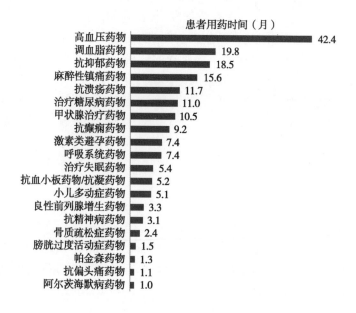

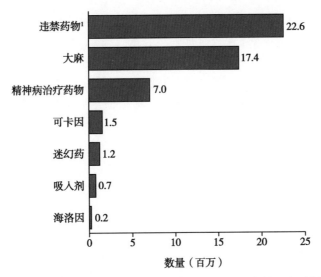

¹违禁药物包括：大麻，可卡因(包括霹雳)，海洛因，致幻剂，吸入剂或非医用型处方类精神治疗药物。

　　疼痛的发生率很惊人，估计有 1 亿美国人有疼痛主诉（IOMPPT）。与之相反，糖尿病患者的人数仅有 2580 万，心脏病患者约有 1630 万，心血管意外患者约有 700 万，所有癌症患者加起来约有 1190 万[40]。据粗略估计，每 4 个美国人中就有 1 人受疼痛影响。毫无疑问，这些疼痛患者会寻求包括阿片类药物在内的各种方法治疗慢性非恶性疼痛。大多数不熟悉介入治疗或其他治疗方式的患者会认为，只有药物治疗才能缓解疼痛。因而，可减少阿片类药物使用的综合治疗方案并没有得到很好的使用。如果阿片类药物是由医生开具的，患者会相信这一定是安全的。Russell Portanoy 和 Kathleen Foley 在 1986 年的一篇报道让人们相信，阿片类药物是安全的，几乎没有多少不良后果。那篇题为"长期使用阿片类镇痛药和非恶性疼痛的 38 例病例报告"的论文宣称，阿片类药物的持续治疗是安全的。相比外科手术或放任不管，它在顽固的非恶性疼痛治疗上更加人性化[41]。阿片类药物上千年的使用历史也支持这一观点，并在古老的著作中被引用，阿片类药物的使用很自然地成为一种性价比高和符合人性化的疼痛治疗方法。阿片类药物的流行跨出了第一步。

　　在 1914 年的哈瑞森法案之前，美国对麻醉药（管控药品）的管控和限制很少。在 1912 年占领菲律宾及海牙公约签订之后，美国出于对英国统治中国鸦片贸易的担心，开始加强执法，限制阿片类药物的使用和误用[42]。但其他国家并没有迅速采取措施加强监管。1961 年前，世界上并没有条例来规定麻醉药物的生产和销售。当发现"为规范阿片类药物 / 管控物品所做的努力没有任何效果"后,1970年《管控物质法案》的出台迈出了解决问题的第一步。在过去的几年里,随着人权法案的倡导、医疗委员会的支持以及社区中疼痛控制新途径的形成,阿片类药物的使用逐渐增加。国家生命统计办公室也见证了阿片类药物处方量的稳步上升,阿片类药物的销量已经比90年代末增加了3倍。如果将镇痛药和镇静剂合用(事实上也经常这样使用),这一组合的用量已明显超过大麻,同时也远远超过了可卡因和海洛因的用量,使得1999年到2010年间的死亡率增加了4倍。患者的数量变化不大,但阿片类药物的使用却明显增加[43]。

随着科技的进步,我们已经能够识别和追踪医生开处方的习惯以及患者的行为习惯。然而,随着这些敏感医疗信息的共享,应该对系统进行监督控制,以确保只有合适的人才能接触这些信息,确保健康保险携带和责任法案的完好执行。近期通过积累患者的电子化数据发现了患者麻醉药误用的模式问题,以及由药房及医生造成的药物分配不合理的问题。美国各地的患者数据系统会以不同的方式处理这些问题。有些会接受执法部门的介入,有些则严格限制信息交换仅限于处方医师,除非有法庭的传票。两者各有利弊。此外,医生、牙科医生、药剂师及其他开处方的人员无需访问数据库。当存在潜在危险时,医疗水平差的问题就会浮现。忽视这项技术是处方医生和药剂师的失职。

2005年,布什总统签署了全国所有预定处方电子汇报(National All Scheduled Prescription Electronic Reporting, NASPER)项目,以实现跨州信息共享,减少跨州购买和阿片类药物的配送问题[44]。NASPER项目可持续得到资助,并且会比推行之初更先进。当前阿片类药物误用、滥用及改变目的使用的现状也使该计划的实施显得尤为必要。美国医师协会以及这一立法的发起组织——美国疼痛介入医师协会(American Society of Interventional Pain Physicians, ASIPP)也支持NASPER项目的实施。

美国人消费的阿片类药物在世界范围内占有非常大的比例。作为一个阿片类药物消耗领先的国家,美国的人口却只占世界人口的4.6%。然而,美国却消耗了全球80%的阿片类药物。最常用的处方阿片类药物是氢可酮,美国消耗了全球99%的氢可酮。3420万年龄在12岁以上的美国人承认一生中曾出于非医用目的使用过阿片类药物[45]。阿片类药物的非医用使用的情况是非常惊人的。根据DAWN提供的数据,2010年有425 000例急诊是由非医疗使用阿片类药物造成的[46]。2009年,超过39 000美国人死于药物中毒,其中超过14 000人死于阿片类药物中毒,但这还只是冰山一角。每一例死亡的后面,有10 000人因为滥用住院,32例因为误用或者滥用而急诊就诊,130例为滥用或成瘾,825例非医用使用是出于娱乐的目的[47]。阿片类药物如此容易获得,人们又认为其"安全"而愿意使用,因此阿片类药物作为管控物质变得名存实亡。在药箱中,街头毒品并不是阿片类药物滥用的主要危险因素。可卡因、海洛因甚至大麻都是由不明身份者提供的,其来源和纯度并不清楚。尽管 FDA 监管的管控药物与此不同,但带来的风险却是实实在在的。在过去 15 年里,阿片类药物相关的死亡率、阿片类药物治疗以及销售的公斤数与阿片类药物的易获得性呈平行增长。

自 1999 年以来,阿片类镇痛药引起的死亡人数已超过可卡因和海洛因导致的死亡人数。可卡因引起的死亡呈减少的趋势。近年来,海洛因引起的死亡有所增长,但仍只有阿片类镇痛药引起死亡人数的 1/6。美沙酮是最便宜的药物之一,并且很容易获得,因而也是导致死亡的主要药物之一。在美国,美沙酮在阿片类药物处方中只占 3%,却与 30% 以上的阿片类药物死亡相关[48]。这可能与美沙酮的代谢和半衰期难以预测以及许多药物对美沙酮的代谢和排泄有影响有关。

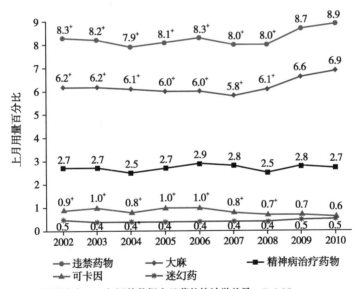

*该评估数据与2010年评估数据有显著的统计学差异, $P<0.05$

6. 证据

慢性疼痛疾病有很多种,疼痛的主诉包括头痛、脊柱痛、腹痛、肌筋膜痛以及广泛的模糊不清的不适感。慢性非癌性痛很少是单一的诊断。有证据表明,管控药物有助于控制症状、改善功能和提高生活质量。阿片类药物具有很强的镇痛作用,在慢性疼痛的管理中有一定作用。

　　同样,也有大量的证据证明,管控药物可造成误用、滥用和改变目的的使用,其中改变目的的使用尤其令人担忧。禁毒署给治疗疼痛的处方医生提供了很多信息。首先,禁毒署负责药物的购买,但也承认经过培训的医生最具有资格决定是否有阿片类药物的适应证。禁毒署进一步指出,医师提供这些药物是有风险的,并有可能在不知情的情况下把管控药物提供给不合适的接受者。这里用"接受者"而非患者是因为这些人有可能是寻求药物然后再给其他人的人。这些分流药物的人可能既不是患者,也不是真正需要管控药品治疗慢性疼痛疾病的人员。如果医生是分流药物人员的同伙,无论是否故意,都可能面临法律的起诉。

- SS841 故意或有意散发或分发管控药品
- 开具处方不是出于合法的医疗目的,不符合行业准则或超出医疗执业范围
- 即使政府不能提供令人信服的证据证明医师怀有不良动机或牟利企图,仍可判决有罪
- 不能提供简要的或体格检查的病史证明存在合法的医疗目的

　　给怀有不良动机的人开麻醉药处方,即使开处方者不知情,也可能牵涉进法律诉讼。提供者不一定要知情或从中获利,只要发生就可能牵涉进去。因此,需要在镇痛、改善功能及提高生活质量和滥用风险、误用及成瘾之间作出权衡。并发症率及死亡率与慢性疼痛的流行、采用阿片类药物进行治疗呈平行增长,这迫使处方医师要采用一切方法确保把正确的处方开给出于正确目的的正确的个人。这一标准的意义深远。现在会对超诊疗范围开处方的医师加强核查。例如,一名医生给他的情人开减肥药[49]。忙碌的家庭医生有时不够仔细,只简单询问病史和进行体格检查,病历记录并不支持使用阿片类药物,风险/回报比往往对医疗从业人员不利。有时候并不是医生故意不遵守诊疗规范管控,而是由于时间上的压力以及患者的强烈要求。有些患者或个人明知违反医生的诊疗常规,仍坚持要求得到管控药物。面对有不合理痛行为和觅药行为的患者,大多数医生都显得准备不足。某些情况下,一些有强烈动机获取管控药品的患者会采用恐吓或恃强欺弱的方式。有证据表明,医生很可能会采取妥协和容忍的态度以减少冲突,面对患者的压力时,开处方是最快捷、最安全的方法。Deyo 等报道,在初级保健诊所就诊的腰背痛患者中,61% 的患者在治疗过程中使用过阿片类药物[50],其中接近 20% 的患者长期使用阿片类药物。最常开阿片类药物处方的医生是家庭医生,然后是外科医生。尽管支持短效阿片类药物能有效治疗慢性疼痛的证据很少,但还是经常会开这些容易导致滥用的药物[51]。许多指南也指出,长期使用阿片类药物的益处值得怀疑,大多数疼痛只得到轻

中度改善。相比之下,有证据显示,阿片类药物用于治疗疼痛性疾病时,患者的选择不正确是导致预后不良的主要原因[51]。

对管控药品的另一种担心是,患者服用的阿片类药物是以毫克剂量为单位的。华盛顿州的研究小组建议开具的处方不要超过与 120mg 吗啡等效的阿片类药物[52]。这一建议的支持者强调要形成良好的处方习惯,从而实现根据病情需要开药。一旦实现根据病情需要开药后,及时发现药物误用、滥用和改变目的使用,采用各种方法减少这些风险的发生,将有助于养成良好的医疗行为习惯。

另一个重要的理念是采用多模式的方法处理疼痛,减少阿片类药物的使用。研究证明,介入治疗技术可减少或消除管控药品的使用,从而有助于解决上述担忧。

疼痛医师接待的患者通常来自外科或初级保健诊所的转诊。如前所述,大多数阿片类药物处方是在初级保健诊所开的,并且患者多期望阿片类药物治疗能保持相对稳定,并能以当前剂量持续治疗。随着时间的推移,这些患者会认为使用阿片类药是他们的一种权利。例如,他们经常会将这些药物称为"我的氢可酮"、"我的羟考酮"。劝这些患者减量或结束阿片类药物治疗时,他们会表现为高度焦虑。这是一种"阿片类药物"应激测试。患者可能会出现抵抗和情绪化等异常行为表现,有时候甚至会威胁处方医生,利用社交媒体进行匿名报复,在各种在线服务评级系统中批评医生,甚至投诉至医疗委员会。患者的这些报复行动是一种病态行为的表现,也表明这些患者长期接受阿片类药物治疗是一个错误的选择。因此,一名在控制管控药品方面很有经验的很好的疼痛医师有时在社交媒体和医生服务评价系统中的打分会很低。可悲却具讽刺意味的是,患者阅读了这些网上评价后,会对这些医师及其提供的医疗服务做出错误的判断,这些判断更多的是基于网站上的评价而不是医患之间的关系。这是一种新的诽谤医生的形式,而且医生几乎没有办法捍卫自己的声誉。有证据表明这种报复行为确实存在。

在非专业诊疗机构治疗的非癌性疼痛患者往往没有病情基准可供参考。基本病情包括阿片类药物治疗收益风险比的评估和在第 3、6、9 和第 12 个月的治疗策略。这些病情基准应该简单易懂,并以功能和生活质量指数的形式记录在病史里。患者也许会以 3 个月内每周步行 0.25 英里(1 英里 =1609.344 米)或者是生活方式改变来描述自己的病情基准。只有有了病情基准,才可能明确结束阿片类药物治疗的策略。这有助于消除阿片类药物可无限期治疗的错误观念,这样才能使病情的沟通没有障碍。将其记录在病史中有助于更好地判断治疗的疗效和制定治疗目标,有助于判断患者的病情是加重还是好转。

随着阿片类药物的开发,确实存在使用阿片类药物的合法医疗需求。阿片类药物的使用需要有明确的诊断和诊断方法（通常是体格检查的发现）。慢性疼痛是主观的，但很多工具可以用于评估机体功能和生活质量指数，并最终评价治疗的效果。如果阿片类药物对改善病情没有帮助，或者从未评估病情，那么继续使用阿片类药物治疗就不太合理。如果阿片类药物治疗的风险收益比很高或者患者的生活质量没有明显改善，那么阿片类药物治疗就没有多大价值。患者可能无法或者不愿意努力改变他们的健康现状，因此继续这个可能是失败的治疗模式毫无意义。现有的多模式治疗方案包括认知行为治疗、介入治疗技术、可持续治疗的方法以及致力于改善功能的疗法等，应该能取得明显的疗效。如果患者的目的仅仅只是获得一粒药片，那么希望在第 3、6、9 或第 12 个月取得显著的改善是不现实的，并且可能预示是一种不当的患病行为。每种治疗方案都有例外。疼痛主诉可以是多种多样的，因为复杂的慢性疼痛涉及多种因素，但是，必须让患者明白治疗是有计划的。如果计划没有实现或者所有的努力最终都失败了，那么对于医师和患者来讲都有影响。患者就医是为了得到全面的治疗，而不仅仅是每个月获得一张处方。

6.1   支持阿片类药物治疗的最新研究

对于合适的患者，联合使用不同的阿片类药物可以增强疗效。最近的一项远期（52 周）研究的结果显示，使用两种不同的阿片类药物治疗慢性非癌性疼痛可以长期缓解疼痛[53]。这项研究没有设立安慰剂组，但与以往的研究相比，这种组合确实可以长期缓解疼痛。另一项两种阿片类药物与安慰剂比较的随机试验发现，两种镇痛药合用缓解慢性膝关节疼痛时的效果更好[54]。新药物的药物"喜好"及药物滥用较少。他喷他多治疗骨关节炎疼痛时，在工人的生产率和成本方面优于羟考酮。他喷他多有 50mg、75mg 和 100mg 三种剂量规格，起始剂量为每 4~6 小时 50~100mg，每日最大剂量为 600mg[55]。抗滥用技术 Intac® 也可减少改变目的的使用。为期 12 周的丁丙诺啡透皮贴剂和羟考酮的疗效比较研究显示，较大剂量的丁丙诺啡（20μg/h）的疗效优于羟考酮和小剂量的丁丙诺啡（5μg/h）[56]。丁丙诺啡 / 纳洛酮舌下薄膜衣片的规格有：2mg/0.5mg、4mg/1mg、8mg/2mg 和 12mg/3mg。需要注意的是，纳洛酮不能逆转非阿片类药物（如巴比妥类、酒精和苯二氮䓬类药物）引起的呼吸抑制和镇静作用。

6.2   对阿片类药物长期治疗的争论

近年来，许多研究报道了长期口服阿片类药物治疗引发的问题[57]。药物过量的发生率显著增加，而且与大剂量和长时间治疗相关。阿片类药物治疗疼痛性关节炎时可增加骨折的风险[58, 59]。这两者相关联的原因仍不清楚。DAWN

的数据告诉我们,长期使用阿片类药物与急诊就诊增加相关。阿片类药物剂量的增加也与机动车事故的增长有相关性[60]。

在退伍军人中,慢性疼痛的预后不良与创伤后应激障碍及阿片类药物治疗有关[61]。

临床病例一名 33 岁的男性夜间到诊所,声称遭遇"汽车故障"。诊所要求他提供服用药品的数量,并拟行尿液检测。这是正常的诊疗操作。当家庭成员死亡后,他的医疗服务已转到州外,先前尝试让其提供服用药品数量都不了了之。

患者的疼痛为尖锐的电击样疼痛、不沿神经皮区分布,右腿疼痛更明显。患者左臂也有疼痛,伴颈椎旁不适,疼痛的进一步描述则显得模糊不清且不符合生理性疼痛。疼痛呈游走性,经常伴有腰痛和头痛,无神经功能障碍。

这种模糊的疼痛往往缺乏特征性表现,不符合特定的诊断标准,常被描述为"肌筋膜痛或肌纤维痛"。这种疼痛没有特征性,经常被夸大,常与检查结果不符。在这个病例中,根据患者所述,只有羟考酮能缓解其疼痛,并且还要求药物剂量开 30 片。

治疗任何类型的疼痛之前必须先明确诊断。在此病例中,这个年轻人的疼痛没有特征性,唯一有帮助的治疗方法是基于阿片类镇痛药的药物疗法。由于疼痛呈游移性,没有非特异性,因此介入治疗的作用很有限。考虑到患者的年龄及缺乏有诊断价值的发现,医生建议用非麻醉性药物进行替代治疗。这种疼痛兼具神经病理性疼痛和躯体疼痛的特点,一般的治疗方案为服用成瘾性小且不易形成药物"喜好"的药物。加巴喷丁或普瑞巴林是不错的选择,它们能够减轻中枢神经系统协同引起的肌筋膜痛,并且误用、滥用或改变目的使用的风险较小。使用加巴喷丁和非麻醉药物进行替代治疗也是一种很好的应激测试;寻求特定药物治疗的患者很难尝试新药,而这种治疗方式的风险较小并且有临床合理性。如果患者出现反常,则应激试验的结果为阳性。

有证据表明,滥用、误用和改变目的使用的惊人增长趋势超过长期使用阿片类药物的益处,因而反对阿片类药物的长期使用。随着 20 世纪 90 年代对阿片类药物监管限制的放松,阿片类药物处方的增势惊人。患者的主诉常常是医生诊断慢性疼痛的唯一根据。对于慢性疼痛,人们认为人性化的做法就是不断增加阿片类药物或者其他辅助药物的用量。但缺乏证据证明阿片类药物在治疗非癌性疼痛时能改善疼痛疾病或提高机体功能。阿片类药物诱导的痛觉过敏(opioid induced hyperalgesia,OIH)、内分泌失调及潜在的中毒风险都说明有必要选择非麻醉性药物和尽量减少阿片类药物使用[62]。具体而言,开阿片类药物处方的时候就应制定好停药的策略。如果这不可行,则通常可根据病情基准预测预后的好坏。

肥胖、抑郁、其他多种症状及慢性疼痛的病因可预测长期阿片类药物治疗的慢性疼痛患者的预后[63]。

导致慢性疼痛患者预后不良的其他危险因素包括使用阿片类药物、年龄、女性、反社会人格、政府补助的残疾、首次评估时存在重度残疾、出院时不能工作[64]。此外,阿片类药物使用超过 7 天是急性背痛的劳动者长期失去工作能力的危险因素[65]。在初级保健诊所开阿片类药物的门槛很低,尤其在诊断不明确和有外部压力的情况下。用阿片类药物治疗慢性疼痛的患者常不断要求增加药物的剂量。

一项为期 52 周的研究显示,稳定剂量的阿片类药物治疗方案与剂量不断增加的阿片类药物治疗方案相比,两者的预后并没有大的差异。这表明大剂量并不能带来额外的获益。值得注意的是,这项研究中 27% 的受试者因误用而退出研究[66]。

有研究证实,阿片类药物对慢性疼痛有显著的镇痛作用,疼痛缓解程度为 20%~30%。然而,这一缓解程度同三环类抗抑郁药、度洛西汀和曲马多的疗效相近。由此镇痛作用引起的功能改善并不确切。功能的改善与跨学科治疗等康复治疗有关,但是跨学科护理往往与疼痛缓解无关。许多阿片类药物研究的不足之处在于治疗时间太短。为期最长的随机安慰剂对照试验也只有数周,而不是数月甚至数年,然而阿片类药物在治疗慢性疼痛时往往会持续数月甚至数年。此外,患者如果有成瘾等精神问题也会被排除在研究之外。

阿片类药物的改变目的使用是一个公开的问题,尤其见于年轻患者。但是,至今没有一个有效的风险评估工具和失效保护方法来解决或消除这种风险,成瘾的风险是确实存在的。一项应用阿片类药物治疗的研究发现,39% 的患者表示在使用海洛因之前出现了处方阿片类药物成瘾[67]。

成瘾和滥用是相互关联的,然而这个问题却经常被忽视。初级保健诊所的急诊室是避免这种不良结局的高风险环境。

7. 临床病例

患者主诉臂丛神经撕脱引起继发性慢性疼痛,在进行了各种诊断性检查和治疗后,症状没有明显改善,最终的治疗建议是在脊髓背根入髓处进行射频消融。当患者得知镇痛效果不能保证时,选择了继续使用阿片类药物治疗。为此,他要求出具因病情需要开阿片类药物的证明信。他用这封证明信确保自己能从不同的医生那里获取阿片类药物处方。

经验教训——尿液药物筛查可能无法检测多种处方药物。

一个复杂性区域疼痛综合征的患者诉每 4 小时服用 6 片至 4mg 氢吗啡酮可缓解疼痛,他说服用 7 片效果会更好;尿检结果为大麻,并得知他已从 150 名医生处获取阿片类药物，最终他因非法销售处方药物而被起诉，随后却被告知患者已死亡，但当执法人员到他家时，患者却开了门。

经验教训——尿液药物筛检是对报告当前正使用阿片类药物的患者进行评估的有用方法。

一名新入院的患者，有胰腺炎病史，除服用大剂量的长效羟考酮外，还服用其他州医生开的氢吗啡酮，每月服用 2400 粒（4mg/粒）。通过电话药房证实了所开的处方。该患者采用了静脉 PCA 镇痛泵治疗，使用最小剂量，未发生戒断症状，疼痛也未加重。

经验教训——处方阿片类药物在街头的价格是很可观的，医生必须具备"街头智慧"，以免受骗而为患者开处方，这些患者会服用一部分药物使得尿检结果阳性，然后出售剩余的药物，作为自己的经济来源。急诊室或医院在给予阿片类药物前，进行定量和定性的药物检测是非常必要的。

8. 坚持服药监测和问责制

正如治疗计划一样，在患者的治疗过程中，会有需要采取决定性行动的时刻。慢性疼痛治疗决策的制定并不总是简单的。对患者主诉的解释往往有强烈的主观性，而疾病的客观证据并不总能找得到。医生开始启用阿片类药物 / 管控药物治疗时，任何发现都可能需要进行复杂的鉴别诊断。疼痛患者通常会有焦虑抑郁和睡眠质量差等问题，合并症也很常见。患者生活环境中的许多人都可能对患者的家庭和生活方式造成影响。疼痛的社会心理因素和疼痛疾病一样复杂。正式和非正式的风险分层包括阿片类药物风险测评工具以及过往的经历，如犯罪记录或误用、滥用和改变目的使用史等，这些都会在患者就医时被记录。通过病史或州的药物监控项目（Physician State Drug Monitoring Programs，PDMP），可发现患者有到多个医生处开药、开多种药物处方、到多个药房取药的历史[68-72]。这些红色警惕事件的发生进一步证明了前文提到的"拟定计划"的重要性。影响患者机体功能和生活状态的病情基准可指导患者的治疗，引导患者的依从性以及积极改善生活和健康状况的意愿。监测是否坚持服药可以了解患者的服药依从性以及是否遵守管控药物的管理政策和原则。目前的监测方式既耗时又费力。通常，患者首先到初级保健诊所，在那里阿片类药物泛滥并且患者的行为对医生影响较大，初级保健医师会给予足够的药物直到患者能来预约就诊。管理机构认为这种风险不大的错误观念进一步增加了初诊的复杂性。患者期望拿到手写的阿片类药物处方，医生希望通过深入了解患者的病史建立医患关系，这会花费时间。是适合阿片类药物治疗的患者还是需要更严格监测的高风险患者，需要在建立医患关系的早期进行判断。对于患者，这些都是新的规定，会在患者诊疗协议中进一步强调，需要患者在没有沟通障碍的情况下理解并签署协议。这种责任和期望要求医患关系建立在相互信任的基础上，它不应该被看做是一种"要挟"，而更多的是一种"综合预防措施"[73]。正如我们对血源性病原体采取综合预防措施一样，我们也需要应用这些原则来消除阿片类药物的风险。使用管控药物的每个患者都有发生误用、滥用和改变目的使用的风险。每个诊疗机构需要针对自己独特的患者群决定采取什么病情基准、什么样的预防措施以及患者什么时候需要完成任务。此外，还应该有积极的强化方案，帮助患者理解这些都是诊所的常规工作及其必要性。如果患者偏离治疗计划、出现反常或违反管控药物管理条例的警报，诊所应该有解决问题的流程。如前文所述，在建立医患关系的开始阶段，就应向患者介绍结束阿片类药物治疗的策略，以免患者产生误解。对于纤维肌痛等疼痛疾病以及"腰背痛"等模糊的肌肉骨骼疼痛，阿片类药物并不总是最佳选择。其他辅助药物和非麻醉药物能减少阿片类药物的使用，很多时候可以延长疼痛缓解的时间，提高患者的依从性。

对坚持服药进行监测的过程是一种导向型的治疗手段，它能确保患者服用所需要的药物和剂量，同时又能满足患者合法的需要。合法的医疗需要是社区医院制定的标准，而不是由 DEA（Drug Enforcement Administration，禁药取缔机构）或其他监管机构制定的。大多数人认为，是否是合法要求需要凭直觉，但仍然需要仔细记录。

坚持服药监测的另一个原则是明确诊断。在询问病史和体格检查的过程中，诊断的形成是需要不断修正的。对于慢性疼痛患者，有些疾病的诊断比较简单，如髓核突出（herniated nucleus pulpolsus，HNP），而有些疾病的诊断就比较模糊和困难，如间质性膀胱炎、腹痛、肌筋膜疼痛和头痛。患者的疼痛通常是看不见、摸不到、无法感触或测量的，这些都使得合法医疗需要的定义比较困难，因此需要记录功能评估的结果、活动受限的情况以及患者的生活经历等，以支持临床的推测。髓核突出（HNP）应考虑能否治愈，头痛应明确是周期性还是临时性的，还应想到一些看不见却又确实存在的问题。例如，脑外伤或丛集性头痛的患者可能会自杀。无论何种诊断，病历记录都会在一定程度上支持诊断，支持阿片类药物治疗的合法性。根据接受的培训，医生可尽快将风险分为低、中、高三个级别。接受手术治疗（如椎间盘突出手术）的患者结束阿片类药物治疗会明显快于患有复发或持续性疼痛（如 CRPS）的患者。个体化治疗所需要的病历记录并不像一两行"我认为如此"那样的简单。一旦确立诊断，开始阿片类药物治疗，就应开始坚持服药监测。

坚持服药监测是一个复杂的过程，包括实验室评估、药片计数、数据库审核以及良好判断等。最终目的是医生和患者共同建立更安全的医疗环境。

9. 药物检测

常用的药物检测方法有四种：尿检、特定药物分析，血液、头发采样分析和唾液检测。药物在血液和唾液的检测时限为数分钟到数小时。尿液和汗液的检测时限短则在数分钟内，长则数天。头发的检测时限为数小时到数月。药物检测不是筛查。筛查这个词没有反应检测的必要性，而药物检测是必须要做的。坚持服药监测包括药物检测，目的在于强化建立在相互信任基础上的医患关系，尿液检测的另一个目的是确定患者是否服用了处方药或者非处方药。尿液药物筛查是"金标准"，其结果包括药物用量、代谢产物、测试的类型、药物的特性、临界值和用药频率。

表 3-2　阳性筛查结果的时限

药物	时限
安非他命	2～4 天
麻黄碱	2～4 天
巴比妥类	2～30 天
苯二氮䓬类	3 天以上
可卡因	1～3 天
海洛因 / 吗啡	1～3 天
大麻——长期使用	30～70 天
大麻——偶尔使用	1～3 天
美沙酮	2～4 天或更长
苯环己哌啶——长期使用	30 天以上
苯环己哌啶——偶尔使用	2～7 天

药物的代谢物在尿液检测中也发挥了重要作用。最近使用的基因检测在代谢物的测定中发挥了重要作用。不仅要测定当前药物，还要测定其代谢物，这被认为是坚持服药监测的重要方面。近年来医疗模式已发生转变，更倾向于临床个体化诊疗。之前的病理学、生理学以及化学有助于我们了解疾病。现在，临床药物复杂的代谢过程需要我们选择合适的个体化的治疗药物。随着基因组学模型和个体化的诊疗模型的提出，我们已经可以选择特定的药物，制定最佳的治疗方案。如果某人的肝脏代谢不支持 2D6 酶代谢途径，则选择经 P450 酶代谢途径的药物可能更合适。假成瘾的概念已被重新定义。假成瘾这

个名词形成于 20 世纪 80 年代后期，当时个案报道，用药量不足可引起疼痛加重，假成瘾就是基于这种个案报道的错误观点。随着遗传性代谢变异的提出，现已证实，这可能是因为选择的药物是低效或无效的[74,75]。通过检测可以发现，假性成瘾不是因为药物剂量不足，而是选择的药物在体内不能代谢成活性代谢产物。例如，氢可酮代谢产物为去甲吗啡、去甲氢可酮、氢吗啡酮和氢吗啡酚。羟考酮的代谢产物为去甲羟考酮、羟吗啡酮和一些氧化物。其中，有些代谢物是有临床药理活性的，如氢可酮的代谢物氢吗啡酮。如果体内没有代谢氢可酮的代谢途径，如 2D6 酶的活性低，则氢可酮的疗效就会明显减弱。药物代谢速率也很重要，药物代谢速度的快慢可能会影响药物及其临床药理活性。在未来几年里，遗传学将有助于我们制定个体化的治疗路线，提高患者的治疗效果。

尿液的药物筛查和坚持服药监测对于管控药物治疗的管理以及误用、滥用和改变目的使用的诊断非常有必要。我们通过药物检测来监测患者是否坚持服药，支持患者的主张，发现改变目的使用药物和成瘾。我们在知情同意的原则下，选择患者进行坚持服药监测。在治疗过程中，患者往往会显露自己。对某些药物或治疗有耐药性的患者，应该选用特定药物。行为异常的患者或处于恢复期的患者往往是需要加强监测的高危人群。医生觉得需要进行检测以指导决策的制定就是药物检测的适应证。通常，临床医生会使用床旁样本，当有红色警告或药物检测结果不确定时，应该进一步证实。床旁检测难以发现的药物有美沙酮、芬太尼、羟考酮和他喷他多等。此外，糖化血红蛋白、合成的类固醇激素、特制药物、吸入剂和致幻剂也难以监测。床旁检测是基于竞争性抗体及药物使抗体饱和的原理。床旁检测优点包括检测速度快，成本低和设备方便携带等，但往往需要进行定性分析。气相色谱质谱分析是常用的检测方法，但成本较贵，而且需要花费数天。有些药物的床旁检测敏感度非常高，如可卡因，其初级代谢产物为苯甲酰，很少与其他物质发生交叉反应，因而检测比较可靠。非特异性阿片类药物和合成阿片类药物的检测结果的可靠性较差。尿液检测时，阳性结果需要仔细分析。

由于许多物质有交叉反应，因此尿检结果阳性并不总意味服用了违禁药物。例如，尿检吗啡阳性可能是服用了可待因，因为它的代谢物是吗啡。反之则不然。当患者使用处方药屈大麻酚时，也可能出现尿检呈 THC 阳性。样本稀释或掺加入其他物质可干扰检测，为保证标本的有效性，可采用添加肌酐、设定合适的 pH 值和温度等方法。大量的水摄入（如 1.892L）可使样本中药物的浓度稀释至临界值以下，从而得到阴性结果。甚至在互联网上都有提供帮助通过药物检测的方法，其中大多数为混淆物和氧化剂。

表 3-3　尿液药物检测：药物筛查和确认的临界浓度、药物滥用的检出时间

药物	筛查的临界浓度（ng/ml）	确认的临界浓度（ng/ml）	尿液检出时间	免疫测定（I）色谱分析（C）
氢可酮	300	50	1～2 天	I&C
羟考酮	100	50	1～3 天	I&C
吗啡	300	50	3～4 天	I&C
美沙酮	300	100	5～10 天	I&C
氢吗啡酮	300	100	1～2 天	I&C
哌替啶	300	100	1～2 天	I&C
可待因	300	50	1～3 天	I&C
地西泮	200	20～50	可达 30 天	I
戊巴比妥	200	100	2～10 天	I&C
大麻	50	15	偶尔使用：1～3 天 长期使用：11 周	I&C
可卡因	300	50	1～3 天	I&C
安非他命	1000	100	2～4 天	I&C
麻黄碱	1000	100	2～4 天	I&C
海洛因 *	10	25	1～3 天	I&C
苯环己哌啶	25	10	2～8 天	I&C

*6-MAM，特定代谢产物的检出时间仅有 6 小时

　　坚持服药监测与尿液检测只是一种技术，药片计数同样也能反应患者的依从性。根据患者的人格、人格的动机特征和风险分级（低危、中危、高危），可选择不同的给药方式。有种常见的错误观点，认为贴剂可显著提高安全性，这种观点在实际的疼痛治疗中并没有得到证实。这些贴剂会被不法分子利用，并在黑市上销售。建议贴剂的使用采用责任追究制度，如将用过的贴剂放入信封或包在纸里，并标注好日期，送还诊所以备检查。芬太尼贴剂使用三天后，贴剂常仍有芬太尼剩余，声称使用两天后贴剂不起效的患者常会得到更多的贴剂，这就增加了改变目的使用的风险。当剂量正确的药物无效时，如果没有充分理由怀疑或证实改变目的的使用，则可进行基因检测。不同的患者代谢速度可能有快慢，而这可以改变所选药物的疗效。对于高危人群（如享用医疗补助或有残疾、有药物误用史、躁郁症、边缘型人格、生活方式混乱、酗酒和夸大症状的人），应加强坚持服药监测。对他们的药物检测可能需要超过每年 2 次，同时还要加强药片计数和坚持服药监测。应拟定好计划并签署同意书和治疗等书面协议，让患者、家属和相关委托人了解其中的内容。给予有些患者管控药物可能不安全或者会被误用，这时可采用介入治疗、手法整脊或其他药物治疗。对于那些违

反治疗协议、尿液中掺假、误用、滥用或改变目的使用的患者,应引入最有益于他们的其他治疗途径,不能简单地放弃患者,可以将他们转诊到其他治疗机构。强烈推荐将这些患者转诊到心理治疗诊所、药物脱瘾机构、戒毒门诊和其他社区服务机构。不能忽视脱瘾。事实上,大多数使用管控药物的人都会犯错误,但这并不意味着他们是坏人或者不存在需要医治的疾病,这些疾病可能可采用其他方法进行治疗。

10. PDMP

美国的 50 个州几乎都使用了处方数据库管理系统或程序(prescription database management systems or programs,PDMP),通过这一系统可以查询处方的出处、开具处方的医生和处方的细节,如药片的数量、再次开方情况和日期。利用这些信息,医生可以确定患者是否正确地使用药物,是否违反患者治疗协议,并确保患者的依从性。

沟通

现代医学对疼痛治疗寄予了很高的期望。同许多年前不同的是,现在的医生更明白缓解患者疼痛的必要性和社会需求。疼痛治疗的方法和技术很多,不同的医生会采用不同的方法。现在,临床上有很多疼痛治疗方法,从手法治疗到介入治疗、药物治疗等,有很多方法可供选择。有时候,临床医生在治疗时也会面临困难,缺乏有效的治疗方法。根据慢性疼痛的性质,可采用多学科治疗,每个学科提供各自的解决方案。1847 年,美国医学会发表了职业道德规范,"从希波克拉底时代到现在,每个文明民族的历史中都记载了大量关于医学工作者献身于消除同胞的疼痛和疾病的故事"[76]。基于疼痛的性质及其诊断,跨学科合作对于取得最佳的疗效是非常必要的。因此,医护人员的职责是缓解疼痛和减轻痛苦。1984 年,爱德华兹在疼痛与疼痛管理伦理中写道,"我们有义务在当前医学知识和可用资源范围内,力尽所能地减轻所有可能被缓解的疾病和痛苦"[77]。然而问题在于,与其他疾病状态不同的是,不是所有的慢性疼痛疾病都可以被清楚地定义。疼痛是一个人的主观感受,受许多生物心理社会学因素的影响。

慢性疼痛的治疗还受到财政和医疗 / 法律环境的限制。从监管的角度来看,疼痛医师在治疗疼痛的过程中可能会遇到各种障碍。害怕报复或负面的同行意见往往会导致疼痛的治疗不足。由于诊断的不确定性以及缺乏评估患者疼痛的诊断工具,导致有些医师对疼痛治疗不感兴趣。疼痛是医生最常遇到的主诉,受到的关注却往往最少。疼痛不仅仅是一种症状,它还反映了一种疾病状态或疾病,而且常伴有其他合并症,这使得疼痛的治疗更加复杂,并且可能需要多种用药联合治疗。患者可形成"疼痛人格",造成情绪和神经心理方面的损害。这种心理改变又可进一步导致机体功能下降。疼痛诊断的复杂性可以改变人的个性,从生活的各个方面增加对健康的担忧。情境抑郁和焦虑对疼痛患者是有害的,而且往往还是疼痛的合并症。如果疼痛治疗缺乏连续性,疼痛诊断的许多细节往往会被忽视,导致疗效减弱。这并不是某种药物或介入治疗"不起作用",而更可能是由于患者的治疗不是整体治疗。这种碎片化的治疗会增加患者和社会的医疗支出。

在过去的十年中,慢性疼痛的患病率对医生和患者来说仍是一个亟待解决的难题。疼痛治疗的进展主要集中在药物的管理、介入治疗技术和肌肉骨骼疗法等方面。不断发展的医疗保障服务系统可能会继续限制这部分人群的治疗。在医疗保健体系中,疼痛不大可能获得优先治疗权。在新的支付系统(如ACOS)和残存的管理式医疗模式下,优先治疗权会给予危及生命的慢性疾病,其次才是进行性的致残疾病。慢性疼痛很多时候会让人丧失劳动力,但却不会危及生命。在新的医疗秩序下,疼痛医生将面临许多挑战,如提供有效的治疗、改善功能、提高生活质量和减少风险等。随着医疗费用的增加,阿片类药物的使用也在不断增加。阿片类药物使用的增加造成了许多不良的后果。通常认为,阿片类药物治疗的价格很便宜,但实际的费用却很高。潜在的药物滥用风险和需要长期使用使得阿片类药物的治疗费用要高于其他辅助药物和介入治疗。

临床病例:一位新患者的主诉为腰痛,转诊的目的是接受进一步治疗。患者的医疗费用来自于医疗补助。患者不工作,MRI 显示中度退行性变。患者吸烟,最近已离婚。检查发现,患者存在非生理性的改变,但不明显。

初次就诊时,入院调查问卷显示,患者可能使用了家庭成员提供的管控药物,留取了尿液样本,床旁检测发现样本中含有非特异性阿片类药物,且 THC(tetrahydrocannabinol,四氢大麻酚)呈阳性。

患者要求开疼痛治疗处方,并坚持要求使用"羟考酮",以便他能去找工作。他之前一直服用该药物,而且这是唯一有效的药物,并且明确说药物成分中不要含对乙酰氨基酚,因为那会令他胃部不适。

这个临床病例存在许多问题,特别是缺乏明确的疼痛诊断。诊断是管控药物管理计的必要组成部分,必须记录在病历中。腰痛是一种常见的主诉,但它只是一种主诉或症状,而不是诊断。有临床意义的体检发现很少,支持性的影像学表现也不明显。患者希望得到特定的药物,而且需要纯的制剂,患者的家庭生活混乱。原始的病史并没有提及使用氢可酮,但床旁的尿检却发现了阿片类药物和违禁药物 THC。这是一个红色警报的信号。患者存在许多相互矛盾的地方，有不合理觅药行为。再加上诊断不明确，愿意服用他人的药物，这使得医生和患者不可能建立相互信任的牢固关系。这个患者甚至还在接受政府援助计划，这更增加了药物误用的风险。

对于这一临床病例，大多数医生会不给该患者治疗，这是医生普遍会选择的做法，但却不是最好的。有红色警报的患者需要进行坚持服药监测和更高级别的监护。随着处方阿片类药物死亡增加的不断，更需要对这部分患者进行干预，简单地打发患者会给患者及社区都带来危险。这些患者会找不同的医生、去不同的医疗机构，直到得到想要的药物，并且很可能会再回到诊所，要求开更多的药。患者混乱的生活方式会逐渐发展成一旦药物丢失或被盗，就会来开处方。

直到 20 世纪 90 年代，出于娱乐目的使用管控药物才受到人们的重视。1996 年以前，DAWN 和 ARCOS 数据并没有显示有滥用、误用或改变目的使用的明显趋势。也就在那段时间，阿片类药物的使用开始迅速增长，但没有特别的趋势提示急需对这些药物进行管控。有些人曾认为，这是对疼痛治疗不足问题重视的结果。然而，如今这一趋势已令人警醒。尽管阿片类药物的使用总体上有了轻度下降，但药物误用却在增加。

同其他治疗方法一样，在开始治疗前应仔细评估治疗方法的风险 / 收益比。在该案例及其他需要进行其他阿片类药物管理的案例中，是否使用阿片类药物取决于是否有临床数据的支持。人们期望阿片类药物能提高机体功能和改善生活质量，但事实似乎并不总是如此。尽管有证据表明，阿片类药物不能提高生活质量，反而可能增加残疾，但使用阿片类药物和管控药物治疗疼痛仍继续保持着强劲的增长势头。更加讽刺的是，长期使用阿片类药物缺乏临床证据的支持，但却有大量的证据表明，这些药物是有风险的，对于某些特定的患者人群甚至是致命的。尽管现在采取了补救措施，对社区医生进行了培训，但阿片类药物的广泛使用已经导致了药物误用、滥用和改变目的使用。在腰痛的案例中，在患者坚持要求得到管控药物的压力下，医生往往会选择开处方以避免冲突。我们的社会对以前的禁药正变得越来越宽松。我们正在进入大麻时代，许多州评估了对大麻的娱乐性使用的容忍度，并将大麻的销售合法化。患者会觉得（许多人也确实这么认为的）大麻是一个无害的药物。但事实是，大麻是一种可以被滥用的药物，就像酒精和地西泮一样，有神经系统损害等副作用。尽管各个州有不同的意见，但是大麻在联邦政府层面是违禁药物。大多数医生已经与禁毒署达成一致，他们将按社区医院的标准开处方，如果患者使用违禁药物就停止开处方。在联邦政府层面，大麻仍然是 I 类管控药物，不能用于医疗。医生的处方权是联邦禁毒署颁发的证书，不受各个州控制，这就导致了患者和医生之间的法律和伦理问题。如果患者将大麻作为常规治疗药物，那么医生开具管控药物的处方是否符合法律和伦理？这个问题一直没有得到明确的回答。

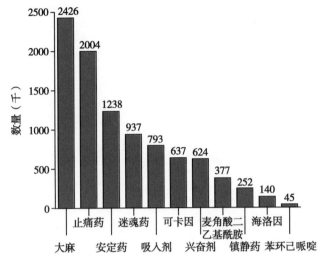

注：第一次使用的药物，并不一定是使用的第一种药物。

在临床上，风险／收益比是首先要考虑的问题。医生和患者的共同目标是治疗疾病。在这个临床病例中，当一方超出预期的临床规范时，治疗选择就会受到限制，如阿片类药物的使用。当发现有反常情况时，管控药物的管理是最有可能被放弃的。慢性疼痛医学中，很多治疗方法的选择具有随意性，医生通常会选择相信患者的疼痛是"真实"的。疼痛是一种主观感受，常伴有生理和心理并发症，需要医生认识到疼痛治疗是有难度的。处方医生和患者需要达成一致，双方都要理解治疗的预期效果和底线。

11. 监管机构的压力

监管机构（如美国国家医疗委员会、美国食品药品监督管理局以及各级执法部门）在规范过量处方和取缔被称为"药丸工厂"的盈利性私人诊所时，会面临很大的压力。医生负责阿片类药物处方组织（Physicians for Responsible Opioid Prescribing，PROP）建议更改阿片类药物说明书上的适应证[78]。他们建议限制阿片类药物的适应证，将阿片类药物持续治疗的时间限制在 90 天以内，并将剂量限定在 100mg/d 吗啡的等效剂量。该专家小组还建议将阿片类药物仅限于重度疼痛，而非中度疼痛。这些建议并不适用于临终关怀。更改说明书的结果是，使得阿片类药物长期使用成为说明书外的用法，许多医生将不愿继续开长期阿片类药物处方。如果 FDA 采纳了专家签署的请愿，就将使执业医师和患者处于一个新的不利环境。疼痛治疗的渠道将会减少。

阿片类药物替代疗法的临床现状

临床病例一个牧场主多年来每天 3 次服用氢可酮治疗骨性膝关节炎。骨科医生想过几年再给他置换膝关节。患者不饮酒也不使用其他管控药物，他继续在牧场里工作，放养自己的马。

有些患者使用阿片类药物效果很好，并且不需要增加剂量。而且在不增加剂量的情况下，功能得到明显改善。在这个病例中，患者的诊断明确，阿片类药物没有明显的副作用，并能够继续其日常活动。尽管有关节炎，但关节功能不受影响。

一位患有椎管狭窄的老年患者，有胃肠道出血病史（感觉是抗炎药物导致的），患者主诉使用非麻醉替代药物对疼痛改善不明显，包括使用最大剂量的对乙酰氨基酚。患者不能耐受三环类抗抑郁药和加巴喷丁，也无法负担专科治疗的费用。氢可酮会导致严重的便秘，但曲马多却对患者有效，患者正接受跨学科综合治疗。

该患者接受非麻醉药物治疗时失败，但有可能采用介入技术治疗她的脊椎。她在接受脊椎手术前或许可先行骶部粘连松解术或最近推出的微创腰椎减压术（minimally invasive lumbar decompression，MILD）或同时接受两种介入治疗。某些特定的患者群不适合接受阿片类药物治疗或不能耐受其副作用。生活方式混乱、创伤后应激障碍以及某些特定类型的焦虑和抑郁患者可能会出现药物误用和滥用。成瘾和缺乏疗效是阿片类药物的主要问题。有报道称，阿片类药物可以干扰焦虑的治疗，并可能导致生活质量下降及加重疼痛和残疾。肥胖、存在多种症状和病因、诊断不明确的模糊性疼痛的患者群也不太适合使用阿片类药物治疗。危险因素可能包括老龄、女性、反社会人格、政府补助的残疾、初次评估时存在重度残疾、出院后无工作、有药物滥用、误用和醉驾史等。正如预期的那样，失业时间越长的人再就业的机会越小。使用阿片类药物超过 7 天是急性腰痛患者长期致残的危险因素。一项为期 52 周的研究结果显示，稳定剂量的阿片类药物给药方案与剂量不断增加的阿片类药物给药方案相比，两者主要预后指标并没有明显差异。这表明大剂量并不能带来额外的获益。这项为期 52 周的研究中，有 27% 的受试者由于药物误用而退出研究。另一项研究也发现，不同的患者人群中 20%～25% 的患者会误用阿片类药物，两项研究的结果一致。一项回顾性研究发现，阿片类药物的剂量和疼痛的严重程度之间没有相关性，这些慢性疼痛患者服用阿片类药物的时间平均长达 704 天。这些患者在疼痛加重时，会使用更大剂量的药物，然而观察发现，使用较小剂量患者的疼痛更轻。这是由于耐药还是痛觉过敏还很难定论。

孕妇已成为使用阿片类药物的独特人群。2007 年，参加医疗补助计划的

110 万名孕妇中，有 23% 的人使用阿片类药物。根据最近发表在妇产科杂志上的一项研究，这一数据比 2000 年上涨了近 19%[79]。据估计，1/5 的妇女在怀孕期间使用阿片类药物。另一项研究显示，在 50 万名有私人保险的妇女中，有 14% 在怀孕期间至少使用过一次阿片类镇痛药。阿片类药物处方率最高的是南部地区，最低的是西北部地区。在这项研究中，参加医疗补助计划的孕妇中，犹他州有 41.6% 的孕妇使用阿片类药物，而俄勒冈州仅为 9.5%。这一地区性差异反映的并不是疼痛的差异，而是医师开处方的意愿不同。没有足够数量的研究证明使用阿片类药物在这一人群中是安全的。怀孕期间使用阿片类药物可能会导致新生儿戒断综合征。当乙酰氨基酚不起作用时，社会期望某种类型的药物可以用于缓解疼痛。阿片类药物处方量增加的原因可能是，怀孕期间除一般镇痛药物外，阿片类药物是为数不多的选择之一。

在年轻人中，阿片类药物改变目的使用仍然是一个日益严重的问题。非医用目的使用镇痛药的 12 岁以上人群中，有 55% 的人表示，他们可以从朋友或亲戚处得到免费的药品，而有 11% 则是从朋友或亲戚那里买的。在过去的一个月里，700 万 12 岁及以上的人群（占全国人口的 2.7%）在过去一个月中出于非医用目的使用处方类药物。

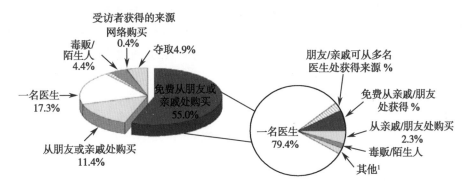

其中，有 500 万人使用镇痛药。目前仍缺乏有效的风险评估工具来发现和防止改变目的使用。在一项研究中，近 40% 的处方药成瘾者的最终会改用海洛因[79, 80]。

12. 药物过量

药物过量是管控药物管理中令人担心的问题。单一阿片类药物过量相对较少见。通常情况下，药物过量往往发生在多种药物合用过程中，这些合用药物通常为苯二氮䓬类药物或巴比妥类药物。酒精、巴比妥类和阿片类药物合用是非常危险的。尽管阿片类药物过量最常见，但阿片类药物与巴比妥类药物及其他精神治疗药物合用导致的药物过量也占到10%。2006年，西弗吉尼亚州的一项研究显示，阿片类药物过量和非医用目的使用及改变目的使用相关，仅有44%的受害者使用的是处方药物。

13. 知情同意

知情同意是临床治疗中必不可少的一道程序。它是一种医患沟通的方式，需要医患之间表述清楚，没有沟通障碍。很多时候，患者本人不一定是知情同意书签字人，如患者出现昏迷或者有法院的指令和委托书等。知情同意是患者、医生及社会之间的一种关系纽带，它包括很多步骤，医生有责任让对方理解知情同意书中的细节。

知情同意的过程既是法律行为又是临床行为，是一种保证沟通渠道畅通的过程，它有助于避免误解导致的沟通失败。对于患者、家庭成员及社区卫生服务人员而言，医师好比是一名老师，需要做到所有人都能理解医师所讲的信息，明白某种治疗或疗法所带来的风险和益处。知情同意是管控药物管理的必要环节。沟通不良造成患者和家属对治疗预期效果的错误理解是导致诉讼的主要原因。知情同意书可以降低这种风险，并使医生、护士、医生助理、护理师及其他服务人员都严格遵守医疗标准。在相同情况下，医疗服务者需要对医疗事件作出反应并建立相应的标准。医生有责任告知患者治疗过程中可能会出现的风险。美国医学会指南规定，医生应当做到：

1. 如果诊断已清楚，应告知患者诊断
2. 拟采取的治疗方法或操作的性质
3. 拟采取的治疗方法或操作的风险和益处
4. 替代治疗方法
5. 替代治疗方法的风险及益处
6. 接受和不接受治疗的风险及益处

这些指南不是必需的，但可以建立标准以评估医生的告知是否全面。医生通常不需要告诉患者所有能想到的风险，但重要的风险一定要告知。这些可能是医生知道的治疗过程的一个部分，也会让患者决定是否愿意继续治疗下去。知情同意可以口头告知，但必须以书面的形式记录，以防形成纠纷。需要注意的是，进行知情同意告知的医生必须经过一定的培训，明白知情同意的重要性。患者应理解知情同意书的内容，有足够的时间提问题，医生应解答患者担心的问题。

目前，许多指南推荐使用单独和特制的阿片类药物治疗知情同意书。需要告知患者药物过量、成瘾以及改变目的使用的风险。

州医疗委员会联会规定：

知情同意书主要包括：

1. 长期使用阿片类药物治疗的潜在风险及预期收益。

2. 药物可能的副作用（短期或长期），如便秘和认知障碍。

3. 药物治疗导致耐受及躯体依赖的可能性。

4. 药物相互作用及过度镇静的风险。

5. 运动技能受影响的风险（影响驾驶及其他任务）

6. 阿片类药物误用、依赖、成瘾和过量的风险。

7. 长期使用阿片类药物有益的证据有限。

8. 医生开处方的规定和预期时间，包括再开方的次数和频率，患者因药物丢失 / 被盗需提前再开方或重新开方的规定。

9. 药物治疗方案的更改或中断必须要有明确的原因（包括违反规定或治疗协议中的条款）。

14. 阿片类药物协议

阿片类药物协议有时也被称为"合约"。阿片类药物合约意味着法律上的约束，是处方医生和管控药物接受者之间的"协议"。阿片类药物协议或管控药物协议是协议各方对管控的处方药物来源的理解。它可以根据实际情况做一些调整，但必须用书面的形式记录下来，以确保沟通无障碍。

阿片类药物协议鼓励患者避免增加剂量，避免从多个处方医生或药房获得药物。告知患者如果需要的话，可以减量和停药。

州医疗委员会联会规定：

治疗协议规定了医生和患者的连带责任，适合阿片类药物或其他成瘾药物治疗。主要包括：

1. 治疗的目标，包括疼痛管理、功能恢复及安全性等方面。

2. 患者对用药安全的责任（如不使用处方药物以外的药物、不与酒精或其他药物合用、将药物放置在安全的地方、安全处理不用的药物等）。

3. 患者有责任只从一名医生或一家诊所获得他 / 她的阿片类药物处方。

4. 患者同意接受定期药物检测（如血液、尿液、头发或唾液）。

5. 医生的责任是确保自己或代班医师能及时处理无法预料的问题以及预约好的再开方。

阿片类药物协议的模板

如下：

以下协议内容关系到我对管控药品的使用，包括但不仅限于治疗慢性疼痛的麻醉剂或阿片类药物。只有当我理解并接受以下协议才能得到处方：

1. 我理解我可能对药物形成躯体依赖，这取决于具体的药物及其剂量，当突然停药或减量时可能会出现戒断综合征。尽管风险较小，但如果我使用管控药物治疗慢性疼痛，就有可能会产生药物成瘾。

2. 管控药物可以导致镇静、意识混乱或精神状态及思维能力的改变。我理解服用管控药物时驾驶是我自己的决定，我理解在出现镇静、瞌睡或思维不清晰时，不能从事任何对自己或他人有危险的行为，如驾驶或操作任何有危险的设备、在没有保护措施下从事高空工作或负责照看不能照顾他／她自己的其他人。

3. 我不会使用任何违禁药物，包括但不仅限于大麻和可卡因。在酒精或其他药物影响下不进行驾驶。

4. 我接受管控药物规定中关于管控药物药品发放的规定，我需要定期就诊，我同意进行预约。我要告知医生目前使用的其他药品和正在接受的治疗。

5. 如果药物需要调整，应先预约看医生，不通过电话方式进行药物调整。我需要仔细制定好计划，我理解必须通过正式的预约才能再开药物处方和调整药物。我必须坚持按照处方剂量使用，以免提前用完药物。我理解再开处方规定不能提前开药，我同意完全按照处方使用药物，如果我提前使用完，要到下一次开药才能获得药物，这可能会导致出现戒断综合征。

6. 我理解获得药物后我有责任妥善保管药物，如果处方药物出现任何意外（丢失、被盗或意外损坏），我将不能从医生那儿得到补充。如果药物被盗，我要向警方报案，并在下一次定期回访时带好复印件。

7. 医生将开他／她熟悉和认为最合适的药物，他／她没有义务开指定的药品。

8. 我明白阿片类药物以外的其他治疗方法的风险和益处。其他治疗方法包括：注射、各种疗法、手术（如有适应证）。

9. 我同意在接到电话的当天带好服用的药物到（填入机构名称）进行药片计数，和（或）进行血液或尿液检测违禁药物，以确认是否正确服用处方药物。（填入机构名称）的电话可能是随机打的，也可能是有疑问时打的。每次抽检时我可能要常规带好未使用的药品。如果我没有医疗保险或者医疗保险不承担药检费用时，我需要支付检测费用。

10. 我同意在未被告知的情况下，（填入机构名称）可在任何时候电话联系任何一家药房或健康服务机构，讨论我过去或现在管控或违禁药品的使用情况。

11. 我同意出现新的问题（如牙痛、手术等）时，不超过处方上的剂量使用镇痛药，除非得到（填入机构名称）的同意。我会告知其他医生有关我使用药物治疗慢性疼痛的情况，如果其他医生在处理紧急情况时开了管控药物，我会告知(填入机构名称)。我不混用药物,除非(填入机构名称)的专业医生或者提供急诊药物医务人员建议这样做。我理解这仅限于紧急情况,而且我需要向(填入机构名称)提供紧急情况的相关记录。(填入机构名称)的医生是负责我疼痛治疗的主治医生。如果发生急诊(如腿部骨折、需要术后镇痛的手术、口腔操作等),其他医生可能会开镇痛药物,但我会告知开药医生我在(填入机构名称)的治疗情况,包括有法律效力的相关合约,并授权医生可以告知(填入机构名称),同时我也会在发生急诊后尽快将使用的药物和剂量告知(填入机构名称)的医生(如果已过去数小时,我有责任在下一个工作日尽早打电话)。(填入机构名称)的医生有责任判断需要增加药物的紧急情况是否是真实的。如果不是,和本机构的协议将会失效。

12. (限女性)由于药物对胎儿存在一定风险。如果我已怀孕或准备怀孕,我会立刻告知所有的医师、产科医师 / 妇科医师和(填入机构名称)。我明白如果我在服用这些药物期间怀孕至生产,胎儿可能会产生药物依赖,尽管服用阿片类药物通常与先天性畸形没有相关性。但无论母亲是否使用药物,都有可能出现先天畸形。如果我正服用阿片类药物,婴儿就有可能发生先天畸形。我也明白阿片类药物会改变我的激素水平。

13. (限男性)男性长期服用阿片类药物会导致睾酮水平降低。我明白这可能会影响我的心情、活力、性欲、体能、和性能力,我理解我的医生会通过检查血液来了解睾酮水平是否正常。

14. 我的医生会在任何时候撤去我的管控药物,如果他 / 她认为这样做对我最有利。(填入机构名称)给我撤药时会遵循相关法律。撤药过程中可能会出现戒断综合征。撤药结束后,(填入机构名称)的工作人员会告知其他医疗机构的医生给我撤药的原因。如果有适应证,(填入机构名称)会送我至戒毒机构。我明白如果我体内有美沙酮成分,(填入机构名称)不会负责美沙酮的撤药。

15. 戒断综合征(停药综合征):突然终止服用阿片类药物、抗癫痫药物或抗抑郁药物会导致停药综合征(流感样症状、胃肠道不适、腹泻、出汗、心悸、及罕见的癫痫及死亡)。我应逐渐撤药而不是突然停药,我有责任了解我使用的药物的数量,在用完前,预约复诊。

16. 我明白发生以下情况时,医生有权给我撤药或终止药物治疗:

a) 医生认为管控药物对我的疼痛不是很有效或者我的功能没有得到改善;

b) 药物滥用;

c) 出现快速药物耐受或者失去治疗效果;

d) 出现明显地对我有害的副作用;

e) 从(填入机构名称)医生以外的途径获得管控药物而又没有告知他 / 她;

f) 药品计数或药物检测结果显示不正确使用处方药物或者使用其他药物,

和（或）没有在接到电话的当天进行药物计数或药物检测；

　　g）因违反管控/违禁药品管理条例（包括酒驾）被拘捕和（或）起诉；

　　h）任何违反协议的行为。

　　17. 我明白一旦出现丢弃、出售、散发以及出于销售目的运输药品的行为，将终止药物治疗或者被送去指定的地方戒毒。

　　18. 我选择位于的药房取我的疼痛处方药物。我如果药房的药品存储数量不足，我不会只取部分处方药物。出于任何原因更换药房，我都会告知我的疼痛医生。

　　本人已经阅读并理解了上述内容，有关问题都已得到满意的解释，如果使用管控药品（包括但不限于麻醉性镇痛药），我同意遵守协议里的相关内容。我已拿到一份协议。通过自愿签名，我同意使用麻醉/阿片类药物治疗我的疼痛。

　　　　　　　　患者：　　　　　　　　　　　日期：

　　　　　　　　医师：　　　　　　　　　　　日期：

　　　　　　　　见证人：　　　　　　　　　　日期：

15. 筛查问卷

　　管控药品筛查问卷常称为阿片类药物风险评估（opioid risk tools, ORT）工具，或者 ORT。网络上有多种版本，都可以用作参考。其中有些得到了验证，有些没有，他们常用于发现药物成瘾、滥用、抑郁、焦虑、改变目的使用和过量等。同时，也可用于共患疾病（如抑郁）的筛查。但是这类工具的有效性还不是十分确定。它们不能用于发现违法使用、滥用或改变目的使用。

16. 阿片类药物及其给药系统

　　许多合成及半合的阿片类药物可用于控制疼痛。以前只有芬太尼透皮贴剂，现在已有了丁丙诺非透皮贴剂。他喷他多等新药可通过调节中枢神经系统的上/下行通路来控制疼痛。氢可酮和羟考酮是美国最常用的阿片类药物，吗啡仍然是疼痛治疗的"金标准"，其效能和疗效比较明确。作为合成的阿片类药物，美沙酮价格便宜，作用时间长。多年来，美沙酮主要用于防止恢复期患者复吸、使用海洛因或街头的阿片类药物。美沙酮诊所通常要求患者每天领取当天的量以防止过量。美沙酮有其特有的副作用，如心律失常、和通过肝脏代谢的许多药物发生相互作用。这使得美沙酮的半衰期的个体差异较大，给疼痛治疗带来许多不可预测性。因而，美沙酮被认为是高风险的药物。如果使用美沙酮，应当从小剂量开始，并严密监测。

17. 芬太尼

对于肾衰竭或者对吗啡过敏的患者来说,芬太尼等阿片类药物不失为一种选择。与口服阿片类药物相比,芬太尼透皮贴剂的便秘发生率较小。然而,在调整剂量后,12 小时候才能到达芬太尼稳态浓度。因此,芬太尼透皮贴剂不适合需要不断调整剂量的急性疼痛的治疗。即使是小剂量的芬太尼也可能会导致呼吸抑制及死亡。近来,芬太尼混合海洛因已在街头毒品交易中变得越来越流行。

芬太尼透皮贴剂的最小剂量为 12μg/h。芬太尼片剂的剂量为 100μg,芬太尼的口腔薄衣片可经口腔黏膜给药。经口腔黏膜吸收可用于癌痛的治疗,其起效更快。

17.1　阿片类药物的更换

患者有时会处于某些原因需要由一种阿片类药物更换成另一种阿片类药物。其中,费用是一个因素。此外,因耐受和代谢降低等原因,也需要和其他药物交替使用。有多种阿片类药物更换表,但其作用有限。基因检测证实,某些患者的个体特征确实可影响阿片类药物的药效。不同阿片类药物之间有不完全的交叉耐受,当转换为大剂量的阿片类药物时,尤其需要注意。需要特别注意美沙酮和芬太尼贴剂,因为这些药物不能快速达到稳态。应当在治疗几天后再增加剂量,而不能每天都改变剂量。患者更喜欢保持原先的阿片类药物剂量,可能会使用老的长效片类药物的处方来补充新的处方。有些患者可能需要住院进行阿片药物管理、计划性间断治疗及正规脱毒治疗。

17.2　其他药物

氯胺酮、丁丙诺啡、布托啡诺及其他种类的药物也可能与阿片受体激动剂一起被滥用或误用。这些药物中很多不能通过常规检测检出,医生应当积极通过患者的家人及朋友来了解患者药物的使用情况及饮酒情况。

18. 临床病例

一位患有间皮瘤的患者反复要求增加镇痛药的剂量,并电话要求提前配药。因剂量明显超过推荐剂量,患者多次被提醒和告诫。但患者仍不遵守医嘱并因此被停药。这一药物是酮咯酸。这种行为很难与阿片类药物的成瘾行为相区分。该患者接受了其他治疗,但疗效都不如经体内泵静脉给予非甾体抗炎药,患者最终死亡。

经验教训的确存在假成瘾,有些患者无法忍受疼痛,不能遵守治疗建议。非甾体抗炎药物和对乙酰氨基酚的滥用也是非常严重的问题。

18.1   鞘内输注阿片类药物

鞘内阿片类药物输注已经被用于降低口服阿片类药物的消耗和控制那些自己增加药物剂量的患者。目前没有太多数据支持鞘内给药能够预防成瘾,然而,比较鞘内给药和口服给药治疗癌痛的随机对照试验发现,阿片类药物鞘内给药组患者 6 个月的生存率为 52%～59%,而口服给药组仅为 32%[81]。这表明鞘内给药有助于控制剂量,有一定的安全性优势。

18.2   临床案例

一位门诊患者行吗啡鞘内输注试验,但并没有告知医生正在看精神科医生以及正在接受苯二氮䓬类药物治疗。患者在注射后第二天上午发生了呼吸停止。

经验教训鞘内注射阿片类药物可能要到第 2 天才会达峰效应。患者需要住院进行鞘内阿片类药物输注试验,尤其是吗啡及其他达峰效应时间较长的药物。

Wiley 导管可以用于阿片类药物鞘内给药试验,在产科患者中,Wiley 导管的头痛发生率更低(Wiley 导管为 3%,粗导管为 10%)[82]。

鞘内给药试验时,对 0.5mg 或者更低剂量吗啡有反应的患者,实施鞘内给药后往往能维持治疗效果。成功维持疗效的因素包括女性、超过 65 岁和外周神经痛。颈部疼痛及内脏痛患者的剂量增加较快[83]。

试验期间仅对大剂量有治疗反应的患者,剂量增加往往较快,常需更换成口服吗啡等替代药物,常需添加布比卡因等辅助药物。肉芽肿形成已成为困扰阿片类药物长期鞘内输注的问题,单纯使用每日剂量较小的吗啡导致肉芽肿形成的风险较小。哌替啶与心泵功能障碍有关,应避免使用。

常用的阿片类药物转换比(静脉:硬膜外:鞘内 =100:10:1)在临床运用时常有个体差异,剂量应保守,以免药物过量。浓度为 20mg/ml 的吗啡每天 0.25mg 比较理想。

19. 疼痛介入治疗替代长期阿片类药物治疗

疼痛介入治疗可以避免长期服用药物带来的已知或未知的风险,是有吸引力的疼痛治疗方法。介入治疗有助于明确疼痛的诊断,减少阿片类药物的用量。随着时间的推移,有些药物治疗的费用会很大,甚至接近介入治疗的费用。有报告显示,有些患者经过介入治疗后,疼痛可得到长期的缓解。

例如,对于慢性腰痛和腿痛的患者,硬膜外粘连松解术就是有效的疼痛介入治疗方法。经过治疗后,患者的功能改善和生活质量提高有时候可以维持数年。

20. 多学科治疗替代长期阿片类药物治疗

在我们治疗中心,作为长期阿片类药物治疗的替代方案,去年已在临床治疗中尝试多学科疼痛治疗。多学科治疗方案包括 8 个半天为期 4 周的治疗。每个疗程包含 1 个小时的认知行为治疗。治疗课程包括疼痛理论、放松技巧、认识重建、压力管理、步调、快乐活动安排、愤怒管理、自信心训练、睡眠卫生、突然发怒的应对方案。每个半天的疗程还包括 1 小时心理教育小组的治疗,作为个人认知行为治疗的补充。1 小时针对普通疾病的理疗、加强关节活动度也是综合治疗方案的一部分。在半天的治疗过程中,会安排医师进行药物管理和有限的疼痛介入治疗。

45 例完成多学科治疗的患者减少或停止了阿片类药物治疗。与此同时,患者经多种方法治疗后,机体功能得到明显改善。图 3-1 为过去一周中的平均疼痛程度。经多学科治疗后,患者的疼痛评分中位数比治疗前下降了约 35%。

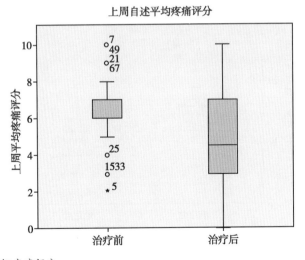

图 3-1　视觉模拟疼痛评分

图 3-2 为阿片药物剂量的中位数。1= 无阿片类药物,2= 小剂量阿片类药物(每天口服相当于 1～40mg 吗啡的剂量),3= 中等剂量阿片类药物(每天口服

相当于 40～100mg 吗啡的剂量），4= 大剂量阿片类药物（每天口服相当于超过100mg 吗啡的剂量）。

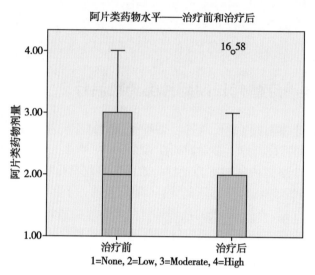

图 3-2　阿片类药物剂量

图 3-3 显示经多学科治疗后疼痛的干扰减轻。

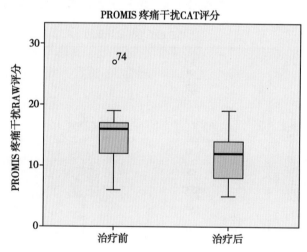

图 3-3　疼痛干扰评分

很多患者没有继续接受多学科治疗，因此缺少预后的数据，无法和结束治疗的患者进行比较。然而，这 45 例患者确实减少甚至停止了阿片类药物治疗，他们药物过量和改变目的使用的风险可能有显著的下降，机体功能得到了明显改善。

对于那些选择不参加多学科治疗的患者，一方面阿片类药物治疗可能对他们有效，因而他们可能做了正确的选择。另一方面，如果这些没有参加的患者选择了多学科治疗，也可能会从中受益。

无论如何，患者确实需要找到长期阿片类药物治疗的替代疗法，多学科治疗至少对一部分接受阿片类药物治疗的患者来说是一种不错的选择。

减量

许多患者会从一名医生那里得到阿片类药物处方，然后在另一位医生那里接受长期阿片类药物治疗。一旦患者长时间服用阿片类药物，改变疼痛治疗方案和消除阿片类药物样行为就会变得非常困难。然而，目前的指南对于另一名医生给予长期阿片类药物治疗的问题并没有很好的解决方法。从字面上理解，处方医师唯一原则意味着从其他医生那里得到阿片类药物处方是被禁止的。但事实上，在治疗过程中，患者会以各种各样正当的理由更换保险公司、搬迁以及选择更换医生。正在接受阿片类药物治疗不能作为长期阿片类药物治疗的指征。如果患者因缺乏明确的诊断或存在药物滥用和红色警报，而不符合指南中关于阿片类药物治疗的条件，初级保健医生和专科医生需要做好将患者转到戒毒机构的准备。患者的正常需求需要定期进行再评估。

患者可能会拒绝戒毒，以此继续得到阿片类药物治疗。处方医师不应希望患者"快速戒断"，而应该使用一些技巧，逐渐减少阿片类药物的用量。大多数患者适合在数周内逐步、坚定地减少阿片类药物的剂量。成瘾患者应接受专门的戒毒治疗并积极寻求专家的帮助。没有接受过禁毒署专门培训的话，并不是所有的阿片类药物都能被成功减量，如美沙酮。接受过戒毒治疗培训的医生更适合治疗既有疼痛又有阿片类药物依赖的患者。

21. 临床案例

一对老年夫妇从不同的医生那里获得不同剂量的氢可酮，他们开始共用药品。两名患者都需要减量，但他们拒绝减量，因此被终止治疗。签名的阿片类药物治疗协议书已生效，因而有助于解决这一问题。

经验教训当患者需要阿片类药品减量和（或）终止治疗时，患者签名的阿片类药物治疗协议很有帮助。因各种原因被终止治疗的患者应当提前收到挂号信，接受替代治疗时因随访 30 天。

阿片类减量可能需要数天至数周的时间。苯二氮䓬类药物快速停药的患者可出现抽搐，应当逐渐减量，条件允许的话应联系心理治疗。可乐定透皮贴剂（每天 0.1mg）和用于抗焦虑的羟嗪类药物有助于缓解阿片类药物的戒断症状。

22. REMS

开长效阿片类药物缓释片的处方需要进行风险评估和缓解策略（risk evaluation and mitigation strategies，REMS）培训。REMS 的措施随阿片类药物制剂的不同而不同。REMS 的标准化将最终有助于指南的遵守[84]。

22.1　长期阿片类药物的替代治疗

丁丙诺啡、曲马多等新的防破坏包装可以减少与长期阿片类药物治疗相关的改变目的的使用。介入疼痛治疗评估、心理和生理治疗评估等跨学科评估有助于找到阿片类药物的替代治疗方法。许多慢性疼痛患者不一定需要阿片类药物治疗，辅助药物可改善睡眠，减轻抑郁和焦虑等并发疾病。

22.2　指南

以往的指南和专家共识建议采用阿片类药物治疗慢性疼痛。现在，随着阿片类药物风险的发现，有必要制定新的指南。美国介入疼痛医师协会（American Society of Interventional Pain Physicians，ASIPP）建议管控药物指南每两年应更新一次。相关内容可以在网站下载（www.asipp.org）[85]。

22.3　说明书

2013 年，美国 FDA 要求有关长效阿片类药物说明书添加新的信息：

商品名：

- 含有阿片类药物（麻醉剂）的强效镇痛处方药，适用于需长期每天使用阿片类药物治疗的疼痛、非阿片类镇痛药或即释阿片类药物不能有效治疗的疼痛或者患者对这些药物无法耐受。
- 长效（缓释）阿片类镇痛药存在因过量致死的风险。即使正确按照医嘱使用，仍有因成瘾、滥用、误用阿片类药物导致死亡的风险。
- 不可用于治疗非持续性疼痛。

长效阿片类药物治疗急性术后疼痛仅限于某些特殊情况，如阿片类药物耐受或者烧伤性疼痛。

最近，美国州医疗委员会联合会发布了一个新的政策："如果患者不能从阿片类药物治疗中获益（包括功能改善），医生不应继续给予阿片类药物治疗"[86]。大多数关于阿片类药物治疗慢性疼痛的研究显示，患者的疼痛有缓解，但功能改善不明显。因此，对于大多数患者来说，不适合继续接受长期阿片类药物治疗。

华盛顿州已经制定了新的工伤赔补偿指南,以应对日益严重的药物过量事件[87]。该指南旨在将针对主观症状的治疗具体化,并对指南中长期阿片类药物治疗的适应证做了严格的限制,仅限于少数几种特殊病例。指南规定 VAS >7 分才可以使用阿片类药物,并限制剂量在相当于每天 120mg 吗啡的等效剂量。治疗时间限制在数周。疼痛和功能改善 30% 才适合继续阿片类药物治疗。有趣的是,该指南允许使用大麻,尽管已证实大麻与使用更严重的违禁药物相关。这些指南还存在矛盾,有可能会限制患者接受治疗。

新的阿片类药物处方指南包括了新的条款,如随访再评估和再开药之间的间隔时间等。大多数的处方法、规定和指南都只授权一位医师和药师,但是单一决策者模式也是造成个别医师受纪律处分的主要因素。

22.4 临床案例

一位有顽固性严重疼痛的老年肥胖女性患者,卧床不起,要求加大阿片类药物的剂量。她卧床不起的情况得到了确认,但并没有给她增加阿片类药物。她回应道:"你们希望我一直生活在疼痛中"。

经验教训在当前情况下,增加阿片类药物剂量需要能改善功能。

22.5 癌痛

大多数指南对于阿片类药物用于癌痛没有特殊限制。然而,许多癌症患者生存期较长,是真正的慢性疼痛患者。癌症治疗可能会引起化疗相关性神经病变、放射性神经病变和慢性术后疼痛,如乳房切除术后综合征、开胸综合征和幻肢痛综合征等。介入治疗对病理性骨折(尤其是椎体骨折)有效。椎体骨折的介入治疗包括椎体成型、小关节注射、粘连松解、腰大肌 / 腰方肌注射和治疗慢性疼痛的椎间孔导管技术。

神经调节对于癌症治疗引起的神经病理性疼痛可能有效。治疗前,需要仔细询问病史和进行体格检查,评估患者是否有肌筋膜疼痛、神经根病变和其他常见的疼痛。终末期患者可以选择进行治疗,而不是单纯增加阿片类药物剂量。痛点注射、粘连松解和其他介入治疗对于癌症患者很有帮助。

临床案例患者放疗后导致腹股沟、阴囊和骶骨部位疼痛,采取各种姿势都无法入睡,只能坐在椅子上保持胸膝位。双侧 S3 脊髓电刺激对患者有效。一年后,患者疼痛加重,S2 部位电刺激有效。

经验教训介入治疗可能对癌症治疗后出现的严重疼痛有效,但阿片类药物不一定有效。

宫颈癌、直肠癌和其他癌症引起的骨盆疼痛综合征的治疗比较困难。阿片类药物对腹部会阴部手术患者的疼痛效果不明显。这些患者可能会有坐痛和坐骨结节压痛（Racz's 征）。Ricardo Plancarte 认为下腹下丛阻滞可有效减轻这些患者的疼痛[88]。

单侧下腹下丛阻滞是单侧疼痛和坐骨神经痛患者的首选治疗方法。下腹下丛的解剖结构较上腹下丛更清楚，上腹下丛比较弥散。在进行神经毁损性阻滞前，应先采用弯曲的钝针进行诊断性阻滞[89]，神经毁损采用 6% 苯酚 4～5ml。Erdine 报道了经椎间盘穿刺入路，可能是最有效的穿刺技术[90]。

癌痛患者的主要问题不是"吗啡不足"。阿片类药品应该开给对其有反应的患者；对于那些阿片类药物疗效不佳但又需要缓解疼痛的患者，应该探索其他的治疗方法。

阿片类药物可导致便秘，当泻药或其他方法效果不佳时，可以考虑使用甲基纳曲酮。便秘可导致腹痛，然后再用更多的阿片类药物来治疗腹痛，这会造成恶性循环。甲基纳曲酮的使用剂量为 0.15mg/kg。

阿片类药物可用来治疗静息痛，但对运动性疼痛效果不佳。阿片药物确实能减少患者卧床不起的概率。肿瘤转移早期通常不会侵犯椎弓根，对粘连松解术反应较好的患者甚至能够恢复行走[91, 92]。

临床案例 一位脊柱转移的患者接受了粘连松懈术，疼痛缓解 3 个月后再次卧床不起，患者接受了第二次治疗，疼痛减轻。

经验教训 介入技术可提高有些晚期癌症患者的生活质量，而单独使用阿片类药物的效果可能不明显。

内脏神经射频消融可能对腹部癌症的疼痛患者有效。研究显示，该技术可提高患者的生活质量，改善疼痛[93]。

介入治疗可以改善生活质量和减轻痛苦，应对癌痛患者是否适合介入治疗进行评估。终末期患者往往会被专科医生忽视，他们常由中等水平的执业医师治疗，而这些医师除了增加阿片类药物剂量外，往往对其他治疗方法不太了解。癌痛治疗需要团队治疗，以制定最佳的治疗方案。

除癌症外，有些疾病也可合法采用阿片类药物进行姑息性治疗。例如，吗啡可用于终末期冠心病和充血性心力衰竭的治疗，并不是为了减轻胸痛，而是利用其扩张静脉、降低心脏前负荷和减轻呼吸急促的作用。在生命结束前，患者因骨质疏松性骨折而卧床不起，此时，阿片类药物是一种"同情治疗伴侣"。每种疼痛治疗药物都有毒性和副作用，有时候会因此不能使用。在姑息治疗中，阿片类药物有时候是毒性最小的药物。

23. 结论

有些患者使用较小剂量的阿片类药物治疗关节炎等病痛时，往往可以在数年内保持非常好的效果。这些经验使执业医师相信长期阿片类药物治疗的效果。然而,成瘾治疗专家和疼痛专科医生经常看到阿片类药物治疗的另一方面。

处方医生正致力于研究如何发现阿片类药物疗效不佳的患者,同时,我们也正设法发现阿片类药物疗效较好的患者。通常来说,短期使用小剂量、低效价的阿片类药物与预后好、不良事件少相关。有人建议阿片类药物应间断使用而非每天使用,仅用于减轻暴发痛,并应和其他镇痛药合用,作为基础镇痛。而其他一些人则认为,长效、药代动力学稳定的药物最适合治疗慢性疼痛。

以往的观念认为,患者和他们的医生可以自由使用阿片类药物来治疗慢性疼痛,而不用担心法律和监管。如今,药物过量致死导致的公共健康问题已推翻了以往的错误观念。医生需要看到监管政策的重大转变。

应鼓励医生减少阿片类药物的使用,提高治疗技术,鼓励使用辅助药物治疗慢性疼痛,从而提高患者的满意度。在开始阿片类药物治疗前,应尽量选择非药物方法治疗疼痛。尽管缺乏长期的随机对照试验,曲马多和小剂量阿片类药物合用、要求患者频繁随访和再配方是标准治疗的必要组成部分。

尽管对医患关系不利,但医生还是要敢于对那些需要阿片类药物的患者说"不"。这可能会导致医生疏远有合法治疗需求的疼痛病人,但长期阿片类药物治疗的合并症可导致这些患者的预后不良[94]。今后,需要加强疼痛研究、公共教育、患者教育和医疗教育,以提高疼痛治疗的成功率和安全性。提高诊断和治疗水平才能使疼痛治疗的性价比更高。

汪　瑾　陈成雯　胡永初 译
顾卫东 校

参考文献

[1] http://healthyamericans.org/reports/drugabuse2013/, 2013

[2] Sullivan, M.D., Ballantyne, J.C.: What are we learning with long term opioid therapy?Archives of Internal Medicine (2012) 172:433-434

[3] Braden, J.B., Young, A., Sullivan M.D., et.al.: Predictors of change in pain and physical functioning among post-menopausal women with recurrent pain conditions in the women's health initiative observational cohort. The Journal of Pain (2012) 13:64-72

[4] Laxmaiah Manchikanti, MD, et al. American Society of Interventional Pain Physicians (ASIPP) Guidelines for Responsible Opioid Prescribing and Chronic Non-Cancer Pain: Part 1 – Evidence Assessment. Pain Physician 2012; 15: S67-S116

[5] Report of the International Narcotics Control Board for 2004. New York, United Na-

tions, 2005. www.incb.org/pdf/e/ar/2004/incb_report_2004_full.pdf

[6]　Edlund MJ, Martin BC, Devries A, Fan MY, Braden JB, Sullivan MD. Trends in use of opioids for chronic noncancer pain among individuals with mental health and substance use disorders: the TROUP Study. Clin J Pain 2010; 26:1-8.

[7]　Sullivan MD, Edlund MJ, Fan MY, Devries A, Brennan Braden J, Martin BC. Risks for possible and probable opioid misuse among recipients of chronic opioid therapy in commercial and Medicaid insurance plans: the TROUP Study. Pain 2010; 150:332-339.

[8]　Fleming MF, Balousek SL, Klessig CL, Mundt MP, Brown DD. Substance use disorders in a primary care sample receiving daily opioid therapy. J Pain 2007; 8:573-582.

[9]　Warner M, Chen LH, Makuc DM, Anderson RN, Miniño AM. Drug poisoning deaths in the United States, 1980-2008. NCHS data brief, no. 81. National Center for Health Statistics, Hyattsville, MD, 2011.

[10]　Centers for Disease Control and Prevention. Vital signs: Overdoses of prescription opioid pain relievers – United States, 1999–2008. MMWR. Morb Mortal Wkly Rep 2011; 60:1487-1492.

[11]　Pain Med. 2013 Oct;14(10):1534-47. doi: 10.1111/pme.12183. Epub 2013 Jul 10. The economic burden of opioid-related poisoning in the United States. Inocencio TJ1, Carroll NV, Read EJ, Holdford DA.

[12]　Pain Physician. 2012 Jul;15(3 Suppl):ES9-38. Opioid epidemic in the United States. Manchikanti L1, Helm S 2nd, Fellows B, Janata JW, Pampati V, Grider JS, Boswell MV.

[13]　Pain Physician. 2012 Jul;15(3 Suppl):ES9-38. Opioid epidemic in the United States. Manchikanti L1, Helm S 2nd, Fellows B, Janata JW, Pampati V, Grider JS, Boswell MV.

[14]　Open Med. 2012 Apr 10;6(2):e41-7. Print 2012. Trends in prescriptions for oxycodone and other commonly used opioids in the United States, 2000-2010. Kenan K1, Mack K, Paulozzi L.

[15]　Pain Physician. 2014 Mar-Apr;17(2):E119-28. Assessment of the trends in medical use and misuse of opioid analgesics from 2004 to 2011. Atluri S, Sudarshan G, Manchikanti L1.

[16]　IMS Institute for Healthcare Informatics. The use of medicines in the United States: Review of 2011. April 2012. www.imshealth.com/ims/Global/Content/Insights/IMS %20Institute%20for%20Healthcare%20Informatics/IHII_Medi-cines_in_U.S_Report_2011.pdf

[17]　Pain. 2013 Dec;154 Suppl 1:S94-100. doi: 10.1016/j.pain.2013.09.009. Epub 2013 Sep 11. Opioid therapy for chronic pain in the United States: promises and perils. Sullivan MD1, Howe CQ.

[18]　Clin Perinatol. 1991 Mar;18(1):1-22. Animal models of opiate, cocaine, and cannabis use. Hutchings DE1, Dow-Edwards D.

[19] Chou R, Huffman L. Use of Chronic Opioid Therapy in Chronic Non-cancer Pain: Evidence Review. American Pain Society, Glenview, IL, 2009. www.ampainsoc.org/library/pdf/Opioid_Final_Evidence_Report.pdf

[20] Governale L. Outpatient prescription opioid utilization in the U.S., years 2000 – 2009. Drug Utilization Data Analysis Team Leader, Division of Epidemiology, Office of Surveillance and Epidemiology. Presentation for U.S. Food and Drug Administration, July 22, 2010. www.fda.gov/downloads/AdvisoryCommittees/CommitteesMeetingMaterials/Drugs/AnestheticAndLifeSupportDrugsAdvisoryCommittee/UCM220950.pdf

[21] Woolfe, SH. The Power of Prevention and What It Requires. JAMA 2008: 299; 2437-2439

[22] Time Magazine. Friday, May 2, 2008. Kathleen Kingsbury.

[23] Krueger, A. Lancet May 2003

[24] Greene, Carmen. 2005

[25] Donavan, MI. J of Pain Symptom Manage. 1999: 18; 38-48

[26] The Arthritis Foundation, "Pain in America: Highlights from a Gallop Survey.", 2000

[27] Smith, BH, et al. The Impact of Chronic Pain in the Community. Fam Pract 2001: 18 (3): 292-9

[28] Stewart, WF, et al. Loss Productive Time and Cost due to Common Pain Conditions in the U.S. Workforce. JAMA (2003) 290: 18, p. 2446

[29] Lawrence, RC, et al. Arthritis and Rheum. 1998: 41 (5): 778-799

[30] Makela, M, et al. Prevalence, Determinence, and Consequences of Chronic Neck Pain in Finland. AMJ Epidemiol 134: 1356-1357, 1991

[31] Kohlberg, L., LaCrosse, J., & Ricks, D. (1972). The predictability of adult mental health from childhood behavior. In B. Wolman (Ed.), Manual of child psychopathology (pp. 1217–1284). New York: McGraw-Hill.

[32] Merskey H, Bogduk N. Task Force on Taxonomy of the International Association for the Study of Pain. Classification of Chronic Pain: Descriptions of Chronic Pain Syndromes and Definition of Pain Terms. 2nd ed. IASP Press, Seattle, WA, 1994.

[33] Neuropsychopharmacology. 2014 Apr 1. doi: 10.1038/npp.2014.77. Persistent Pain Facilitates Response to Morphine Reward by Downregulation of Central Amygdala GABAergic Function. Zhang Z, Tao W, Hou YY, Wang W, Lu YG, Pan ZZ

[34] Institute of Medicine (IOM). Relieving Pain in America: A Blueprint for Transforming Prevention, Care, Education, and Research. The National Academies Press, Washington, DC, June 29, 2011.

[35] Pizzo PA, Clark NM. Alleviating suffering 101 – Pain relief in the United States. N Engl J Med 2012; 367:197-198.

[36] Martin BI, Turner JA, Mirza SK, Lee MJ, Comstock BA, Deyo RA. Trends in health care expenditures, utilization, and health status among US adults with spine problems, 1997-2006. Spine (Phila Pa 1976) 2009 34:2077-2084.

[37] Cicero TJ, Wong G, Tian Y, Lynskey M, Todorov A, Isenberg K. Co-morbidity and utilization of medical services by pain patients receiving opioid medications: Data from an insurance claims database. Pain 2009; 144:20-27.

[38] Sjøgren P, Grønbæk M, Peuckmann V, Ekholm O. A population-based cohort study on chronic pain: the role of opioids. Clin J Pain 2010; 26:763-769.

[39] Substance Abuse and Mental Health Services Administration. Results from the 2010 National Survey on Drug Use and Health: Summary of National Findings. NSDUH Series H-41, HHS Publication No. (SMA) 11-4658. Substance Abuse and Mental Health Services Administration, Rockville, MD, 2011. www.samhsa.gov/data/NSDUH/2k10NSDUH/2k10Results.pdf.

[40] Diabetes and Cardiovascular Disease Executive Summary Conference Proceeding for Healthcare Professionals From a Special Writing Group of the American Heart Association. Scott M. Grundy, MD, PhD; Barbara Howard, PhD; Sidney Smith Jr, MD; Robert Eckel, MD; Rita Redberg, MD; Robert O. Bonow, MD. http://circ.ahajournals.org/content/105/18/2231.full

[41] Pain. 1986 May;25(2):171-86. Chronic use of opioid analgesics in non-malignant pain: report of 38 cases. Portenoy RK, Foley KM.

[42] http://www.unodc.org/unodc/en/frontpage/the-1912-hague-international-opium-convention.html

[43] JAMA. 2011 Apr 6;305(13):1315-21. doi: 10.1001/jama.2011.370. Association between opioid prescribing patterns and opioid overdose-related deaths. Bohnert AS1, Valenstein M, Bair MJ, Ganoczy D, McCarthy JF, Ilgen MA, Blow FC.

[44] Manchikanti L, Whitfield E, Pallone F. Evolution of the National All Schedules Prescription Electronic Reporting Act (NASPER): A public law for balancing treatment of pain and drug abuse and diversion. Pain Physician 2005; 8:335-347.

[45] Centers for Disease Control and Prevention. CDC grand rounds: Prescription drug overdoses – a U.S. epidemic. MMWR Morb Mortal Wkly Rep 2012; 61:10-13.

[46] Centers for Disease Control and Prevention. Vital signs: Overdoses of prescription opioid pain relievers – United States, 1999-2008. MMWR. Morb Mortal Wkly Rep 2011; 60:1487-1492.

[47] Pain Physician. 2012 Jul;15(3 Suppl):ES9-38. Opioid epidemic in the United States. Manchikanti L1, Helm S 2nd, Fellows B, Janata JW, Pampati V, Grider JS, Boswell MV.

[48] Drug Alcohol Rev. 2014 Apr 16. doi: 10.1111/dar.12143. Opioid-related mortality and filled prescriptions for buprenorphine and methadone. Wikner BN1, Ohman I, Seldén T, Druid H, Brandt L, Kieler H.

[49] Pain Physician. 2003 Apr;6(2):173-8. Prevalence of illicit drug use in patients without controlled substance abuse in interventional pain management. Manchikanti L1, Pampati V, Damron KS, Beyer CD, Barnhill RC.

[50] Deyo RA, Smith DH, Johnson ES, Donovan M, Tillotson CJ, Yang X, Petrik AF, Dobscha SK. Opioids for back pain patients: Primary care prescribing patterns and use of services. J Am Board Fam Med 2011; 24:717-727.

[51] Manchikanti L, Abdi S, Atluri S, Balog CC, Benyamin RM, Boswell MV, Brown KR, Bruel BM, Bryce DA, Burks PA, Burton AW, Calodney AK, Caraway DL, Cash KA, Christo PJ, Colson J, Damron KS, Datta S, Deer TR, Diwan S, Eriator I, Falco FJE, Fellows B, Geffert S, Gharibo CG, Glaser SE, Grider JS, Hameed H, Hameed M, Hansen HC, Harned M, Hayek SM, Helm II S, Hirsch JA, Janata JW, Kaye AM, Kaye AD, Koyyalagunta D, Lee M, Manchikanti KN, McManus CD, Pampati V, Parr AT, Pasupuleti R, Patel V, Pope JE, Sehgal N, Silverman SM, Singh V, Smith HS, Solanki DR, Tracy DH, Vallejo R, Wargo BW. American Society of Interventional Pain Physicians (ASIPP) guidelines for responsible opioid prescribing in chronic non-cancer pain: Part 1 – Evidence assessment. Pain Physician 2012; 15:S1-S66

[52] Am J Ind Med. 2013 Dec;56(12):1452-62. doi: 10.1002/ajim.22266. Epub 2013 Oct 10. Opioid poisonings and opioid adverse effects in workers in Washington State. Fulton-Kehoe D1, Garg RK, Turner JA, Bauer AM, Sullivan MD, Wickizer TM, Franklin GM.

[53] Richarz, U., Waechter, S., Sabatowski, R., Szczepanski, L., Binsfeld, H.: Sustained safety and efficacy of once –daily hydromorphone extended release compared to twice –daily oxycodone controlled release over 52 weeks in patients with moderate to severe chronic noncancer pain. Pain Practice 2013, 13:30-40.

[54] Afilalo, M., Etropolski, M.S., Kuperwasser, B., et.al: Efficacy and Safety of Tapentadol Extended Release Compared with Oxycodone Controlled Release for the Management of Moderate to Severe Chronic Pain Related to Osteoarthritis of the Knee. Clinical Drug Investigation 2010; 30:489-505.

[55] Lerner, D., Chang, H., Rogers, W.H., et.al.: Imputing at-work productivity loss using results of a randomized controlled trial comparing tapentadol extended release and oxycodone controlled release for osteoarthritis pain. Journal of Occupational and Environmental Medicine 54:933-938

[56] Steiner, D., Munera, C., Hale, M., Ripa, S., Landau, C.: Efficacy and safety of buprenorphine transdermal system for moderate to severe low back pain: a randomized, double blind study. Journal of Pain 12:1163-173

[57] Bohnert A.S., Valenstein, M., Bair, M.J., et.al.: Association between opioid prescribing patterns and opioid overdose –related deaths. JAMA (2011) 305:1315-1321.

[58] Miller, M., Sturmer, T., Azrael, D., Levin, R., Solomon, D.H.: Opioid analgesics and the risk of fractures in older adults with arthritis Journal of the American Geriatric Society (2011) 59:430-438

[59] Saunders, K.W., Dunn, K.M., Merrill, J.O., et.al.: Relationship of opioid use and dosage levels to fractures in older chronic pain patients Journal of General Internal Medicine 25(4):310-315

[60] Gomes, T., Redelmeier D.A., Juurlink D.N., et.al;.: opioid dose and risk of road trauma in Canada: a population-based study JAMA (2010) 173:196-201

[61] Seal, K.H., Shi, Y., Cohen, G., et.al.: Association of mental health disorders with prescription opioids and high –risk opioid use in US veterans of Iraq and Afghanistan JAMA (2012) 307:940-947

[62] Lee M, Silverman SM, Hansen H, Patel VB, Manchikanti L. A comprehensive review of opioid-induced hyperalgesia. Pain Physician 2011; 14:145-161.

[63] Braden J.B., Edlund, M.J., Martin, B,C., et.al.: Trends in use of opioids by noncancer pain type 2000-2005 among Arkansas Medicaid and healthcare enrollees: results from the TROUP study Journal of Pain (2008) 9:1026-1035

[64] Brede, E., Mayer, T.G., Gatchel, R.J.: Prediction of failure to retain work 1 year after interdisciplinary functional restoration in occupational injuries Archives of Physical Medicine and Rehabilitation (2012) 93:268-274

[65] Franklin G.M., Stover, B.D., Turner, J.A.,et.al: early opioid prescription and subsequent disability among workers with back injuries Spine (2008) 33:199-204

[66] Naliboff, B.D., Wu, S.M., Schieffer, B., et.al.: A randomized trial of 2 prescription strategies for opioid treatment of chronic nonmalignant pain Journal of Pain 12:288-296

[67] Peavy K.M., Banta-Green, C.J., Kingston, S., et.al.: "Hooked on " prescription-type opiates prior to using heroin: results from a survey of syringe exchange clients Journal of Psychoactive Drugs (2012) 44:259-265

[68] Manchikanti L, Whitfield E, Pallone F. Evolution of the National All Schedules Prescription Electronic Reporting Act (NASPER): A public law for balancing treatment of pain and drug abuse and diversion. Pain Physician 2005; 8:335-347.

[69] Wang J, Christo PJ. The influence of prescription monitoring programs on chronic pain management. Pain Physician 2009; 12:507-515

[70] Reifler LM, Droz D, Bailey JE, Schnoll SH, Fant R, Dart RC, Bucher Bartelson B. Do prescription monitoring programs impact state trends in opioid abuse/misuse? Pain Med 2012; 13:434-442.

[71] Yokell MA, Green TC, Rich JD. Prescription drug monitoring programs. JAMA 2012; 307:912; author reply 912-913.

[72] Paulozzi LJ, Kilbourne EM, Desai HA. Prescription drug monitoring programs and death rates from drug overdose. Pain Med 2011; 12:747-754.

[73] Gourlay DL, Heit HA, Almahrezi A. Universal precautions in pain medicine: A rational approach to the treatment of chronic pain. Pain Med 2005; 6:107-112.

[74] Lee M, Silverman SM, Hansen H, Patel VB, Manchikanti L. A comprehensive review of opioid-induced hyperalgesia. Pain Physician 2011; 14:145-161.

[75] Manchikanti L, Singh V, Caraway DL, Benyamin RM. Breakthrough pain in chronic non-cancer pain: Fact, fiction, or abuse. Pain Physician 2011; 14:E103-E117.

[76] https://archive.org/details/63310410R.nlm.nih.gov

[77] Soc Sci Med. 1984;18(6):515-23. Pain and the ethics of pain management. Edwards RB.

[78] http://www.cdc.gov/primarycare/materials/opoidabuse/docs/pda-phperspective-508.pdf

[79] Substance Abuse and Mental Health Services Administration. Results from the 2010 National Survey on Drug Use and Health: Summary of National Findings. NSDUH Series H-41, HHS Publication No. (SMA) 11-4658. Substance Abuse and Mental Health Services Administration, Rockville, MD, 2011. www.samhsa.gov/data/NSDUH/2k10NSDUH/2k10Results.pdf.

[80] Substance Abuse and Mental Health Services Administration. Results from the 2010 National Survey on Drug Use and Health: Mental Health Findings. NSDUH Series H-42, HHS Publication No. (SMA) 11-4667. Rockville, MD: Substance Abuse and Mental Health Services Administration, 2012. www.samhsa.gov/data/NSDUH/2k10MH_Findings/2k10MHResults.pdf

[81] Smith, T.J., Coyne, P.J., Staats, P.S., et.al.: An implantable drug delivery system for refractory cancer pain provides sustained pain control, less drug-related toxicity, and possibly better survival compared with comprehensive medical management. Annals of Oncology 16:825-833, 2005

[82] Tao, W., Nguyen, A.P., Ogunnaike, B.O., Craig, M.G.: Use of a 23 gauge continuous spinal catheter for labor analgesia: a case series International Journal of Obstetrical Anesthesia 20(4):351-4

[83] Dominguez E, Sahinler B, Bassam D, Day M, Lou L, Racz GB, Raj PP: Predictive Value of intrathecal Narcotic Trials for Long-Term therapy with Implantable Drug Administration systems in Chronic Non-Cancer Pain Patients. Pain Practice 2(4)315-325, 2002

[84] Thompson CA. Long-awaited opioid REMS affects prescribers more than dispensers. Am J Health Syst Pharm 2011; 68:963-967.

[85] Manchikanti L, Abdi S, Atluri S, Balog CC, Benyamin RM, Boswell MV, Brown KR, Bruel BM, Bryce DA, Purks PA, Burton AW, Caraway DL, Christo PJ, Colson J, Damron KS, S, Deer TR, Diwan S, Eriator I, Falco FJE, Fellows B, Geffert S, Gharibo CG, Glaser SE, Grider JS, Hameed H, Hameed M, Hansen H, Harned M, Hayek SM, Helm II S, Hirsch JA, Janata JW, Jorden AE, Kaye AM, Kaye AD, Koyyalagunta D, Lee M, Manchikanti KN, McManus CD, Pampati V, Parr AT, Pasupuleti R, Patel V, Pope JE, Ruan X, Sehgal N, Silverman SM, Singh V, Smith HS, Solanki DR, Tracy

DH, Vallejo R, Wargo BW, Trescot AM. American Society of Interventional Pain Physicians (ASIPP) guidelines for responsible opioid prescribing in chronic non-cancer pain: Part 2 – Guidance. Pain Physician 2012; 15:S67-S116.

[86] Federation of State Medical Boards Model Policy on the Use of Opioid Analgesics in the Treatment of Chronic Pain July 2013

[87] Franklin G.M., Mal, J., Turner, J., et.al.: Bending the prescription opioids dosing and mortality curves: impact of the Washington State opioid dosing guidelines American Journal of Industrial Medicine (2012) 55: 325-331

[88] Racz GB, O Arter, C Noe, JE Heavner: Diagnostic and neurolytic hypogastric plexus blockade for pelvic pain. Abs NYPGA, 293: 1989.

[89] Racz GB, Noe C Colvin J, Heavner JE: Sympathetic nerve block, pelvic, hypogastric plexus block. In Raj JJ (ed.): Practical Management of Pain, Second Edition., 813-817, 1992.

[90] Erdine, S., Yucel, A.: Transdiscal approach for hypogastric plexus block Regional anesthesia and pain medicine 28:304-308

[91] Arter OE, Racz GB: Pain Management of the Oncologic Patient. Seminars in Surgical Oncology 6:162-172, 1990

[92] Racz, G.B., Day, M.R., Heavner,J.E., Smith, J.P.: The Racz Procedure: Lysis of epidural adhesions (Percutaneous Neuroplasty) In: Comprehensive treatment of chronic pain by medical interventional and integrative approaches. American Academy of Pain Medicine Ed. T.R. Deer, et. al. p 521-534 Springer publisher

[93] Papadopoulos, D., Kostopanagiotou, G., Batistaki, C.: Bilateral Thoracic Splanchnic Nerve Radiofrequency Thermocoagulation for the Management of End-Stage Pancreatic Abdominal Cancer Pain Pain Physician 2013; 16:125-133

[94] Wang, E., Golden, A., Butterworth, P.J.: How to say no The Permanente Journal 6(4) http://xnet.kp.org/permanentejournal/fall02/sayno.html

第4章

术后疼痛治疗中的多模式镇痛

Borja Mugabure Bujedo, Silvia González Santos, Amaia Uría Azpiazu, Anxo Rubín Noriega, David García Salazar, Manuel Azkona Andueza

1. 引言

美国国会宣布 2001 年 1 月 1 日至 2010 年 12 月 30 日为疼痛控制和治疗的十年。而国际疼痛研究协会((International Association for the Study of Pain, IASP)宣布,至 2011 年 10 月为急性疼痛年。尽管如此,我们必须意识到这些努力仍然不够,疼痛依然是 21 世纪影响人类健康的主要问题之一[1]。目前还没有任何一种镇痛药能达到理想镇痛药的标准。理想的镇痛药应该具备起效快、效价比高、无短期和远期副作用、与其他药物和(或)代谢物无相互作用、使用方便等优点。此外,给药系统技术上的缺陷也让疼痛这一问题更加严重。这就是为什么在过去的数年里,我们能够通过发现新的更确切的作用机制,不断改进镇痛的整体质量。所谓"老药新用",这在阿片类镇痛药中尤为多见[2]。

尽管对伤害性感受的神经生物学以及全身和脊髓镇痛药物的认识越来越深入,但是术后疼痛仍缺乏很好的管理。手术患者本应得到最好的镇痛治疗,然而,有超过 1/3 的患者在术后 24 小时存在中度到重度的疼痛[2]。此外,目前约 60% 的手术是门诊手术,但这类患者中 80% 主诉有中度的术后疼痛。镇痛不全可导致术后恢复时间延长、住院时间增加、医疗成本提高和患者满意度下降[3]。

对疼痛产生机制的认识和有效治疗方法的应用之间仍有很大的距离,而且这种差距还在不断加大。急性和慢性疼痛都没有得到充分的治疗,其原因是多方面的,包括文化、态度、教育、政治以及生活水平等各种因素。接受正确的疼痛治疗是患者的基本权利,也是评价医疗水平和护理质量的一个重要指标[4]。但实际上,由于镇痛不足引发的诉讼仍时有发生。制定理想的镇痛方案时,应权衡利弊,并考虑到患者的偏好及临床医生的经验,应选择多模式的镇痛方式,以促进术后康复。为了提高术后镇痛的效果,有必要选择多模式镇痛,联合使用作用机制不同的药物,以发挥药物的协同作用,减少不同给药途径的副作用[5]。

本章节主要介绍术后疼痛的多模式镇痛方法，明确常用镇痛药物和技术合用的利与弊，并了解这一领域的最新进展和专家建议。为此，我们回顾了 Ovid-Medline 中 2012 年 12 月以前的论文，检索的关键词包括术后疼痛、术后康复、多模式镇痛、非甾体抗炎药、区域麻醉和阿片类药物，我们重点关注系统性评价（无论是否有荟萃分析）、随机对照试验和针对争议观点的专家论文。

2. 术后疼痛的病理生理学

疼痛神经生理学[6]的研究极大地推动了围术期疼痛刺激产生机制方面的进展，疼痛刺激的产生是动态变化的。其中，不同的伤害性感受传入通路以及其他下行调控机制是相互关联的。手术切口可触发源自交感神经系统的炎症性深层反应，此为外周神经敏化阶段，如果这一阶段维持时间过长，刺激传导可进一步扩大，直至进入中枢敏化阶段。结果可导致儿茶酚胺释放增加及氧耗增加，同时伴随神经内分泌活动增加，从而造成多个器官和系统活动亢进，引发心血管、肺、内分泌代谢、胃肠、免疫系统的并发症和心理并发症。

术后疼痛的严重程度和慢性疼痛的发生率直接相关。例如，截肢（30%～83%）、胸廓部分切除手术（36%～56%）、胆囊或乳腺外科手术（11%～57%）、腹股沟疝（37%）、开胸手术（27%）和经腹子宫切除术（3%～25%）[7]。2%～10% 的慢性疼痛可能非常严重，它们是仍未被重视的临床大问题。医源性的神经病理性疼痛可能是引起长期术后疼痛的最重要原因，因此手术操作时应尽可能地避免神经损伤。应在术后早期积极地进行镇痛治疗，因为急性疼痛的程度与进展为持续性疼痛的风险呈正相关。最后，还应研究遗传因素在其中的作用，因为术中神经损伤的患者中，只有一部分患者发展成慢性疼痛[8]。许多临床试验已证实，围术期辅助使用加巴喷丁和普瑞巴林可有效减轻术后急性疼痛。然而，很少有临床试验研究它们在预防术后慢性疼痛（chronic postsurgical pain，CPSP）中的作用。近期一项荟萃分析收集了 8 项研究。其中 6 项加巴喷丁的研究结果提示，加巴喷丁可中度至大幅度减轻术后慢性疼痛的发生（OR 0.52；95% CI，0.27～0.98；$P=0.04$），两项普瑞巴林的研究发现，术后慢性疼痛明显减少（OR 0.09；95% CI，−0.02～0.79；$P=0.007$）。这一系统性评价支持围术期应用加巴喷丁和普瑞巴林能有效减少术后慢性疼痛发生率的观点，但这一发现仍有待设计更好的临床试验进一步验证[9]。

我们必须对术后运动性疼痛进行彻底治疗，仅仅治疗静止性疼痛是不够的。此外，还应避免可预测的其他致痛因素，如手术前超过一个月的疼痛、过度积极的手术或者反复手术，相关性神经损伤或者既往的精神病理学因素[10]。导致患者易发生术后疼痛的因素包括年轻患者和手术种类。例如，骨科手术（涉及骨膜，而骨膜的痛阈非常低）和胸腹联合手术（由于影响许多相关器官）的术后疼痛发生率较高[10]。超前镇痛是在手术切皮之前给予镇痛药，以减轻或预防中枢敏化，从而减少术后镇痛药的用量和减轻慢性疼痛，但其有效性目前仍存在争议。一项荟萃分析[11]分析了 66 项研究的 3261 例患者，采用了固定效应模型，效应量指数（ES）作为标准化均数差。将三种预后指标的数据结合时，超前给予硬膜外镇痛（ES 0.38；95% CI，0.28～0.47）、局麻药伤口浸润（ES 0.29；95% CI，0.29～0.17）和非甾体抗炎药（ES 0.39；95% CI，0.27～0.48）的效应量指数有显著意义。硬膜外超前镇痛对 3 项预后指标均有改善作用。超前局麻药伤口浸润和给予非甾体抗炎药可减少镇痛药的用量，推迟首次解救性镇痛药的使用时间，但不能降低术后疼痛的评分。静脉给予 NMDA（N- 甲基天冬氨酸）拮抗剂（ES 0.09；95% CI，0.03～0.22）和阿片类药物（ES −0.10；95% CI，−0.26～0.07）的有效性证据最少，结果仍不确定。研究证实，手术刺激前开始硬膜外镇痛，术后维持硬膜外镇痛数天（2～4 天）是一种有效的镇痛方法，可用于截肢手术、开胸手术和腹腔镜手术的围术期镇痛[12]。

由于手术伤害性刺激引起的神经系统敏化（伤害性感受引起的痛觉过敏）或者麻醉药物的作用，尤其是阿片类药物[阿片类药物引起的痛觉过敏（opioid-induced hyperalgesia, OIH）]，手术后可发生痛觉过敏。二者都是我们不希望看到的，它们有相似的发生机制，如两者都涉及作用于 NMDA（N- 甲基天冬氨酸）受体的兴奋性氨基酸[13]。痛觉过敏的特点为刺激强度和疼痛程度曲线下移和左移。因此，普通的疼痛刺激会被感知为很强的疼痛。同样，原本不痛的刺激会被感知为疼痛（即痛觉超敏）。这一作用在外周和中枢神经系统都会出现。原发性痛觉过敏是在炎症期外周伤害性感受器发生敏化的结果，这是由手术切口附近区域热和机械刺激引起的局部缺血和酸中毒所导致的。继发性痛觉过敏是由于持续的疼痛传入性刺激引起中枢敏化的结果，持续的疼痛刺激可触发脊髓背角神经元活动的自发性增加，通常表现为远离受损害的组织受到机械刺激时出现痛觉过敏[14]。

痛觉过敏的临床重要性在于，它可增加术后疼痛、镇痛药的用量、并发症的发生率和术后不适，并可使慢性疼痛的发生率增加，发生复杂性区域局部疼痛综合征的几率增加[15]。痛觉过敏的最大问题在于很难进行量化，需要对皮肤区域进行电刺激。痛觉过敏通常不能通过主观疼痛评分（视觉模拟或数字量表）和客观的神经可塑性测试（Von Frey 探针）进行评估，而这些疼痛评估方法可为治疗方案的正确调节提供补充信息。神经调控药物[如加巴喷丁类药物（加巴喷丁或普瑞巴林）、氯胺酮或者非甾体抗炎药]可能是痛觉过敏治疗的基础药物。此外，采用区域麻醉阻断围术期伤口疼痛信号的输入、抗痛觉过敏药物和镇痛药的多模式用药可能是阻止中枢敏化的最好方法[14, 15]。

3. 全身镇痛药物

3.1　非甾体抗炎药(Non-steroidal-anti-inflammatory drugs, NSAIDS

多模式镇痛理念被广泛接受以及非甾体抗炎药静脉制剂的出现使得非甾体抗炎药在术后镇痛中的应用越来越广泛[16]。表 4-1 总结了非甾体抗炎药的优点。

表 4-1　非甾体抗炎药在术后疼痛管理中的优点

加强镇痛
降低外周伤害性感受器的激活和敏化
减轻炎症反应
对某些疼痛(骨痛、运动痛、咳嗽痛)的效果优于阿片类药物
作为多模式镇痛的组成部分,可有效减轻术后疼痛
与阿片类药物有协同作用(阿片类药物用量减少 20%～50%)
预防性镇痛(通过减少神经元脱敏作用和脊髓内前列腺素的生成)
比阿片类药物的不良反应少
用药剂量的个体化差异较阿片类药物小
半衰期长,作用持久
无依赖性及成瘾性
无呼吸抑制
麻痹性肠梗阻、恶心呕吐的发生率较阿片类药物低
无中枢神经系统改变(认知或瞳孔)
COX-2:胃肠道不良反应发生率低,无抗血小板作用

非甾体抗炎药通过抑制中枢和外周 COX(环加氧酶),减少花生四烯酸生成前列腺素。环加氧酶有两种同工酶[17],COX-1 是结构酶,在血小板聚集、止血和胃粘膜保护中起重要作用。此外,在炎症起始阶段及类风湿性关节炎等慢性疾病患者的关节液中,COX-1 水平也会增加 2～4 倍。COX-2 是诱导酶,具有引发疼痛(炎症反应时增加 20～80 倍)、发热和致癌的作用(促进肿瘤细胞迁徙、血管生成和转移)。然而,在背根神经节和脊髓灰质,这两种 COX 均为结构酶。因此,尽管椎管内注射 COX-1 抑制剂并无止痛效果,但 COX-2 抑制剂(COX-2 inhibitors, Coxib)可通过阻滞脊髓内 COX-2 结构酶和减少前列腺素 E2 的生成,在抑制中枢敏化及抗痛觉过敏中发挥重要作用。虽然 COX-2 抑制剂引起胃肠道出血的风险小,对血小板功能无影响,但并无证据表明,其可减少肾脏并发症的发生(高血压、水肿、肾脏毒性)。此外,与非选择性 COX 抑制剂相比,COX-2 抑制剂对成骨作用的影响也存在争议[16, 17, 18]。有报道,COX-2 是一种

心肌保护酶,被抑制后可致心血管风险增加,这是由于抑制 COX-2 可引起前列腺素 I2(内皮源性)和血栓素 A2(血小板源性)的失衡,导致血栓素 A2 增多,引起血小板聚集、血管收缩和血管增生。COX-2 抑制剂的镇痛作用与传统非甾体抗炎药相似,但副作用明显减少。但是,高危患者的用药时间、药物的副作用和效价比如何?与传统非甾体抗炎药联合胃粘膜保护剂相比,COX-2 抑制剂的疗效如何?服用抗血小板聚集药物的患者使用 COX-2 抑制剂的安全性?这些问题目前还没有明确的结论[17, 18]。以往的临床研究证实,围术期使用标准剂量的 COX-2 抑制剂可减少阿片药物的用量,但其能否减少阿片类药物相关性不良事件的发生仍不清楚。今后,随着多模式镇痛研究的深入,可能有助于进一步明确围术期 COX-2 抑制剂在急性疼痛管理中的作用[18]。

塞来昔布是磺胺类化合物,其分布容积较大(400L/200mg),组织渗透能力强,由细胞色素 P450 2C9/3A4 系统降解,半衰期为 11 小时,代谢物无生物活性。罗非昔布是砜类化合物,分布容积 86L/25mg,经细胞内还原代谢,与细胞色素系统无相互作用,半衰期为 17 小时,代谢产物有生物活性。治疗急性疼痛的等效剂量为塞来昔布 400mg 或罗非昔布 50mg。这解释了两者对 COX-1 和 COX-2 选择性的差异以及心血管不良反应发生率的差别,罗非昔布的心血管不良反应更大[19, 20]。2004 年 9 月,根据一项为期 3 年的预防腺瘤性息肉病的临床对照试验结果,美国做出了将罗非昔布撤出美国市场的决定。在这一试验中,治疗 18 个月以上的患者发生缺血或心肌梗死等心血管不良反应的风险明显增加。各种非甾体抗炎药引发心肌梗死的风险不同。双氯芬酸和罗非昔布可致心血管风险增加,罗非昔布有明显的量效关系。布洛芬的心血管风险轻度增加。在未使用阿司匹林、无明显心血管疾病的患者中,萘普生的心血管风险较其他非甾体抗炎药轻度降低[20]。

艾托考昔是选择性环氧化酶 -2(COX-2)抑制剂,被批准用于减轻骨关节炎和类风湿关节炎患者的慢性疼痛。在某些州,艾托考昔还被批准用于减轻急性疼痛。目前认为,相比传统的非甾体抗炎药,这类药物的上消化道不良反应较少。艾托考昔单次口服能有效地缓解术后疼痛,不良反应的发生率与安慰剂无差别。120mg 艾托考昔的镇痛效果与其他常用镇痛药相似,甚至更好[21]。

帕瑞昔布是一种前体药物。在欧洲,常通过胃肠外给药治疗中重度术后疼痛。静脉给予 40mg 帕瑞昔布的镇痛起效时间为 14 分钟。帕瑞昔布在肝脏迅速水解成伐地考昔,因而在尿中检测不到。达镇痛峰效应的时间为 2 小时,持续时间为 5~22 小时。帕瑞昔布在牙科、妇科、腹部、矫形以及心脏手术后的镇痛作用已得到证实。静脉注射 40mg 帕瑞昔布的镇痛效果与静脉注射 30mg 酮咯酸相当。帕瑞昔布的每日最大剂量为 80mg[22]。禁忌证包括缺血性心脏病或确诊的脑血管病、充血性心力衰竭(NYHA 分级Ⅱ~Ⅳ)以及冠状动脉搭桥手术的术后疼痛。

对乙酰氨基酚[23]对于中度术后疼痛及某些急性疼痛的疗效已得到证实。它可通过阻断大脑皮层的 COX-3，起到减轻疼痛和发热的作用。这一 COX 的第三种同工酶的 mRNA 和 COX-1 相似，保留内含子 -1，从而改变了人类该基因的表达。同时，这不禁令人思考，这一结构是否与治疗作用有关，是否有助于降低神经细胞内的过氧化物。对乙酰氨基酚的主要镇痛机制可能是通过调节血清素系统，使中枢神经系统内的去甲肾上腺素和外周的 β- 内啡肽增加。尽管其机制目前仍不完全清楚，但有证据表明，在推荐剂量下，对乙酰氨基酚可作用于中枢神经系统，抑制前列腺素的合成，而其抗血小板和抗炎的作用非常弱。它能增强非甾体类抗炎药和阿片类药物的镇痛作用。治疗剂量的对乙酰氨基酚没有不良反应。该药的疗效 / 耐受性比较好，这也是为什么它会成为术后多模式镇痛方案的一线用药。其在脑脊液中达峰效应的时间为 1～2 小时。重复用药后，脑脊液中的药物浓度高于血浆药物浓度。有报道，起始剂量 2g 的镇痛效果较常规推荐的 1g 更好。对乙酰氨基酚的每日最大量为 4g。酒精滥用或存在导致谷胱甘肽降低的基础疾病的患者，每日最大量不超过 3g。常用剂量（每 6 小时 1g）的对乙酰氨基酚可减少 24 小时吗啡用量约 10mg，但吗啡的副作用没有明显减少[24]。一项 Meta 分析选取了 7 项前瞻性随机对照试验，共纳入 265 例吗啡加对乙酰氨基酚自控镇痛的患者和 226 例单纯吗啡自控镇痛的患者。结果表明，添加对乙酰氨基酚并未减少吗啡相关并发症的发生，也未能增加患者的满意度。PCA 中加入对乙酰氨基酚可减少术后 24 小时吗啡用量约 20%（平均值，−9mg；CI −15～−3mg；P=0.003）。最近一项系统性评价表明，对乙酰氨基酚和其他非甾体抗炎药（双氯芬酸、布洛芬、酮洛芬、酮咯酸、替诺昔康、罗非昔布和阿司匹林）合用能提高对乙酰氨基酚（85% 的研究支持这一结果）和抗炎药（64% 的研究支持这一结果）的疗效[25]。采用小鼠扭体模型，将对乙酰氨基酚与非甾体抗炎药腹腔联合给药，通过等辐射分析法研究双氯芬酸、布洛芬、酮洛芬、美洛昔康、安乃近、萘普生、尼美舒利、帕瑞昔布和吡罗昔康的作用。结果显示，所有组合均有药物协同作用，实验测得的 ED_{50} 小于理论计算值。结果证实，对乙酰氨基酚和非甾体抗炎药存在药物相互作用，支持疼痛治疗时可联合使用上述药物[26]。

安乃近是另一种强效的解热镇痛药物，其抗炎作用有限。该药在西班牙、俄罗斯、南美洲和非洲的应用较广泛。但由于安乃近有引起粒细胞缺乏症和再生障碍性贫血的风险，在美国和英国没有上市。安乃近的缺点还包括静脉注射后严重的过敏反应和低血压[16]。由于其具有解痉作用，且疗效优于水杨酸盐，因此可用于缓解中重度术后疼痛及绞痛。一篇纳入 5 项研究的系统性评价结果表明[27]，口服 500mg 安乃近 4～6 小时后超过 70% 的参与者疼痛缓解大于

50%，而安慰剂组仅有 30% 的参与者疼痛缓解（288 例参与者）。安乃近组需要解救治疗人数（7%）明显少于安慰剂组（34%，4 项研究，248 例参与者）。静脉注射 2.5g 安乃近和静脉注射 100mg 曲马多相比，两组中疼痛缓解超过 50% 的参与者人数无明显区别（分别为 70% 和 65%，200 例参与者）。使用安乃近未发生严重不良事件。

双氯芬酸是一种有很强镇痛作用的抗炎药，由于在炎症组织和关节液中的渗透作用较强，因而尤其适合骨科和创伤外科手术后的镇痛。双氯芬酸还可用于绞痛的治疗，如肾绞痛。每日最大剂量为 150mg，每日两次用药。有些国家仅批准双氯芬酸用于治疗深层肌肉疼痛[28]。其最主要的禁忌证是肾衰竭和胃肠道出血。作为一种新型的非选择性非甾体抗炎药，双氯芬酸钠使用羟丙基 β 环糊精作为增溶剂（HPβCD 双氯芬酸），可用于静脉注射。HPβCD 双氯芬酸静脉注射与双氯芬酸的胃肠外制剂等效，该制剂的增溶剂为丙二醇和苯甲酸（PG-BA 双氯芬酸），其溶解度相对较低，需缓慢静脉输注 30 分钟。对于腹部或盆腔手术后急性中重度疼痛患者，重复给予 18.75mg 和 37.5mg 的 HPβCD 双氯芬酸可取得较好的镇痛效果。作为对比药物，酮咯酸也有较好的镇痛作用。HPβCD 双氯芬酸和酮咯酸都可显著减少阿片类药物的需要量[29]。

右旋酮洛芬酸氨丁三醇是一种强效的体外前列腺素抑制剂，是酮洛芬的 (S)-(+) 右手对映异构体的可溶性盐。口服剂量为 12.5~25mg，空腹口服吸收迅速。静脉注射剂量为 50mg，每日最大剂量为 150mg，用药时间限制为 48 小时，在体内与白蛋白结合紧密，经葡萄苷酸化生成无活性的代谢产物，经肾脏排出。25~100mg 酮洛芬可有效减轻急性中重度术后疼痛。50mg 酮洛芬使疼痛至少减轻 50% 的 NNT（需要治疗的人数）为 3.3，与布洛芬（400mg 时 NNT2.5）、双氯芬酸（50mg 时 NNT2.7）等常用非甾体抗炎药相似。酮洛芬的持续时间约为 5 小时。右酮洛芬也有镇痛作用，10mg 和 25mg 时的 NNT 分别为 3.2 和 3.6。酮洛芬和右旋酮洛芬单次给药都可很好的耐受，其主要适应证为术后急性疼痛和肾绞痛[30]。

酮咯酸是一种具有很强镇痛作用的抗炎药，与哌替啶甚至吗啡等效，但镇痛作用具有封顶效应。由于人体组织对其有良好耐受性，可经肌肉注射、经静脉注射和经口服后吸收，由于该药的组织兼容性好，因而可经眼部吸收。药物与血浆蛋白的结合率为 99%，活性药物和代谢产物可经肾脏清除。酮咯酸对术后的肾绞痛和膀胱痉挛痛非常有效。此外，酮咯酸与利多卡因已成功合用于静脉区域麻醉[31]。推荐的口服剂量为 10mg，胃肠外给药剂量为 30mg，最大持续时间分别为 5 天和 2 天。主要副作用为消化不良和恶心，有胃肠道出血史的患者慎用。欧洲一项多中心研究纳入了 11 245 例患者，比较了术后应用（≤5 天）酮咯酸和酮洛芬合用萘普生对死亡风险（0.17%）、手术出血（1.04%）、胃肠道出血(0.04%)、急性肾衰竭(0.09%)以及过敏反应(0.12%)的影响。结果发现,两组间无显著性差异[32]。

研究证实,非甾体抗炎药可有效缓解术后中重度疼痛,但综述中的观点"非甾体抗炎药与阿片类药物的药效相当"仍需要进一步证实[5, 16, 33]。(见表 4-2,基于系统性评价的单次给药后药效的牛津列表。注:NNT 越小,药效越高。)

表 4-2　基于急性疼痛治疗 NNT 的镇痛药物效能的比较(NNT:单次给药后为获得 50% 的急性中重度术后疼痛缓解所需要治疗的患者数)

非甾体抗炎药	非甾体抗炎药＋阿片类药物	阿片类药物
艾托昔布 *PO*	对乙酰氨基酚 1g ＋ 可待因 60mg *PO* NNT 2.2(1.7～2.9)	羟考酮 *PO* 15mg NNT 2.4(1.5～4.9)
60mg NNT 2.2(1.7～3.2)	对乙酰氨基酚 500mg ＋ 羟考酮 *IR* 5mg NNT 2.2(1.7～3.2)	
80mg NNT 1.6(1.5～1.8)	对乙酰氨基酚 500mg ＋ 羟考酮 *IR* 10mg　NNT 2.6(2.0～3.5)	
180～240mg NNT 1.5(1.3～1.7)	对乙酰氨基酚 650mg ＋ 曲马多 75mg *PO* NNT 2.6(2.0～3.0)	
戊地昔布 *PO*	对乙酰氨基酚 1000mg ＋ 羟考酮 *IR* 10mg *PO* NNT 2.7(1.7～5.6)	
40mg NNT 1.6(1.4～1.8)	对乙酰氨基酚 650mg ＋ 曲马多 112mg *PO* NNT 2.8(2.1～4.4)	
20mg NNT 1.7(1.4～2.0)		
帕瑞昔布 *IV*		
40mg NNT 1.7(1.3～2.4)		
20mg NNT 2.5(2.0～4.8)		
塞来昔布 *PO*		
200mg NNT 3.5(2.9～4.4)		
400mg NNT 2.1(1.8～2.1)		
罗非昔布 *PO*		
50mg NNT 2.2(1.9～2.4)		
双氯芬酸 *PO, IM*	对乙酰氨基酚 1000mg ＋ 羟考酮 *IR* 5mg *PO* NNT 3.8(2.1～20.0)	吗啡 *IM* 10mg NNT 2.9(2.6～3.6)
100mg NNT 1.8(1.5～2.1)		
50mg NNT 2.3(2.0～2.7)		
25mg NNT 2.8(2.1～4.3)		
酮洛芬 *PO*		哌替啶 *IM* 100mg NNT 2.9(2.3～3.9)
50mg 3.3(1.6～4.5)		

非甾体抗炎药	非甾体抗炎药＋阿片类药物	阿片类药物
右酮洛芬		
10mg PO NNT 3.2（2.8～3.4）		
25mg PO NNT 3.6（2.6～4.2）		
50mg IV 与双氯芬酸 IM 相似		
布洛芬 PO	对乙酰氨基酚 600/650mg ＋ 可待因 60mg PO NNT 4.2（3.4～5.3）	他喷他多 PO
400mg ＋ 对乙酰氨基酚 1g NNT 1.5（1.4～1.7）	对乙酰氨基酚 650mg ＋ 右丙氧芬 65mg PO NNT 4.4（3.5-5.6）	- 拇囊炎切除术后疼痛（50、75、100mg）NNT 3.6-3.8-2.5
200mg ＋ 对乙酰氨基酚 500mg NNT 1.6（1，5～1.8）		- 牙痛（50、75、100、200mg）NNT 13、5、2、3
600mg NNT 2.4（1.9～3.3）		
400mg NNT 2.7（2.5～3.0）		
200mg NNT 3.3（2.8～4.0）		
氟比洛芬 PO		
100mg NNT 2.5（2.0～3.1）		
50mg NNT 2.7（2.3～3.3）		
安乃近 PO, IV		
500mg NNT 2.4（1.9～3.2）		
2g IV 与 100mg 曲马多相似		
酮咯酸 PO 10mg NNT 2.6（2.3～3.1）	阿司匹林 650mg＋ 可待因 60mg PO NNT 5.3（4.1～7.4）	曲马多 PO 100mg NNT 4.8（3.4～8.2）
酮咯酸 IM 30mg NNT 3.4（2.5～4.9）		曲马多 PO 50mg NNT 7.1（4.6～18）
萘普生钠 PO 550mg NNT 2.6（2.2～3.2）	对乙酰氨基酚 325mg ＋ 羟考酮 IR5mg PO NNT 5.5（3.4～14.0）	右丙氧芬 PO 65mg NNT 7.7（4.6～22）
吡罗昔康 20mg PO NNT 2.7（2.1～3.8）		
对乙酰氨基酚 PO		
1g　NNT 3.8（3.4～4.4）		
650mg NNT 5.3（4.1～7.2）		
阿司匹林 PO		
1200mg NNT 2.4（1.9～3.2）	对乙酰氨基酚 300mg ＋ 可待因 30mg PO NNT 5.7（4.0～9.8）	双氢可待因 PO 30mg NNT 8.1（4.1～540）

续表

非甾体抗炎药	非甾体抗炎药＋阿片类药物	阿片类药物
650mg NNT 4.4（4.0～4.9）		可待因 *PO* 60mg NNT 9.1（6.0～23.4）

PO 口服
IM 肌肉注射
IV 静脉注射
IR 立即释放
NNT 后的括号内：95% 可信区间

3.2　阿片类镇痛药

　　阿片类药物是已知的效能最强的镇痛药物。这是因为阿片类药物作用于 4 种受体。阿片受体可分为多种亚型（μ_{1-3}、δ_{1-2}、κ_{1-3}、ORL-1），分布于神经轴突的不同水平，从大脑皮层到脊髓，也可分布于某些外周神经，介导痛觉敏化的传入和传出机制。阿片受体也是疼痛的内源性神经调控系统的组成部分，与肾上腺素能系统、血清素系统和 GABA 能系统有关联[16]。

　　阿片类的药物镇痛作用强，没有封顶效应，但由于存在呼吸抑制、恶心和瘙痒等副作用而使其应用受到一定限制。胃肠道外应用阿片类药物可在短时间内有效缓解中重度疼痛。静脉注射给药的生物利用度高，因而优于肌肉注射给药。口服缓释制剂也很有效[34, 35]。表 4-3 总结了胃肠道外给药的阿片类药物的特点。

表 4-3　最常见静脉用阿片类药物的推荐剂量

阿片类药物	起效时间（分钟）	达峰效应时间（分钟）	临床作用持续时间（小时）	相对于吗啡的效能	IV-PCA 的推注剂量	IV-PCA 的锁定时间	持续静脉注射 *
吗啡 **	2～4	15～20	2	1	1～2mg	6～10	0～2mg/h
氢吗啡酮	2～3	10～15	2	5	0.2～0.4mg	6～10	0～0.4mg/h
哌替啶 ***	10	30	3～4	1/10	10～20mg	6～10	0～20mg/h
芬太尼	1～2	5	1～2	100	20～50μg	5～10	0～60mg/h
舒芬太尼	1	5	1	1000	4～6μg	5～10	0～8mg/h
曲马多	10	35	4～6	1/10	10～20mg	6～10	0～20mg/h
美沙酮	2～3	5～6	6～12	1	0.5mg	10～15	0～0.5mg/h

　　* 不推荐用药初期使用持续静脉注射，除了长期使用阿片类药物的患者或者单纯 PCA 镇痛不完善的患者。

　　** 由于吗啡活性代谢产物吗啡 -6- 葡萄糖醛酸苷的蓄积，所以不推荐用于血清肌酐 > 2mg/dl 的患者。

　　*** 禁用于肾脏衰竭、惊厥性疾患（由于神经毒性代谢产物去甲哌替啶）、服用单胺氧化酶抑制剂的患者（有恶性高热综合征的风险）。仅推荐用于无法耐受其他阿片类药物的患者。

3.3　特殊的阿片类药物

曲马多[36]是合成的阿片类药物，对 μ 受体的亲和力较弱（小于吗啡的 1/6000），对 κ 受体和 σ 受体也有亲和力。此外，曲马多还存在非阿片的作用途径，它可抑制中枢神经血清素和肾上腺素的再摄取，在外周有微弱的局部麻醉作用。与吗啡相比，曲马多的效能较低（吗啡的 1/5 至 1/10，取决于口服给药还是胃肠外给药），因而副作用（如恶心）也较少。曲马多的代谢产物 M1（单氧去甲基曲马多）和阿片受体的亲和力比曲马多强，因而也可参与镇痛作用。研究表明，术后静脉注射 100mg/8h 的推荐剂量，曲马多可有效缓解中度疼痛。曲马多对于住院患者和日间手术患者的术后中重度疼痛均有效。尤为重要的是，与其他阿片类药物不同，曲马多对于呼吸和心血管系统无明显影响，因而尤其适合心肺功能差的患者，如老年患者、肥胖患者、吸烟患者、肝肾功能受损的患者，以及不推荐使用非甾体抗炎药或需慎用的患者。胃肠外或口服曲马多可有效缓解术后疼痛且患者耐受良好。

羟考酮[37]是来源于天然阿片类生物碱蒂巴因的半合成纯激动剂，其药效学与吗啡相似。在北美，羟考酮已成为治疗中重度疼痛最常用的阿片类药物。其化学结构仅在 3 位点的甲基及 6 位点的氧与吗啡不同，某些药代动力学参数优于吗啡。药理作用除了镇痛之外，还有抗焦虑、产生欣快感、放松感和止咳作用。有快速释放和缓释两种制剂，缓释制剂口服后 2 小时内释放 38%，其余在随后的 6～12 小时内释放。因此，缓释制剂必须吞服，不可嚼服，以免吸收过量。羟考酮的口服生物利用度高于吗啡（缓释片的生物利用度为 60%～87%，速释片近 100%），半衰期比吗啡略长（3～5 小时），羟考酮通过肝脏细胞色素 P450（CPY2D6）代谢，而不是经葡萄苷酸化代谢，因此，它可以与舍曲林、氟西汀等酶抑制剂发生药物相互作用。给药 24～36 小时后，羟考酮达到血浆稳态水平。羟考酮的代谢产物主要是去甲羟考酮，其镇痛效能为羟考酮的 60%。羟考酮还可代谢为羟吗啡酮，其镇痛效能较强。两种代谢产物都经肾脏排泄。羟考酮的成人血浆清除速率为 0.8L/min，约 40% 与血浆蛋白结合。尽管肝肾衰竭或与苯二氮䓬类等其他中枢神经系统抑制药物合用时，羟考酮需减量 20%～50%，但不需根据年龄调整剂量。与布洛芬和对乙酰氨基酚合用时，曲马多的术后风险收益比更小。由于有 κ 受体激动作用，羟考酮可缓解神经病理性疼痛。治疗时，10mg 羟考酮与 20mg 口服吗啡等效。羟考酮对不同种类的外科手术和不同年龄段的患者（从早产儿到老年）均有效，且患者的耐受性较好。今后，可能会有经黏膜给药制剂和肠内羟考酮 - 纳洛酮控释制剂，不同肠内给药制剂的联合用药可减少患者静脉自控镇痛等复杂给药技术的使用[38]。

他喷他多[39]是一种新型镇痛药，对中枢神经系统有双重作用，可以激动 μ

受体和抑制去甲肾上腺素再摄取。其效能比吗啡小 2～3 倍，是曲马多的 2 倍。2008 年 11 月，FDA 批准他喷他多可用于成年患者中重度疼痛的治疗。它有 50mg、75mg、100mg 和 150mg 四种不同的速释剂型，半衰期为 4～6 小时，每日最大剂量为 600mg。现在已有 12 小时缓释剂型，可用于慢性疼痛的治疗。与羟考酮相比，他喷他多的恶心呕吐和便秘的发生率较低，中止治疗的比例也较低。其在耳鼻喉手术和牙科手术的术后疼痛、慢性骨关节疼痛（包括脊柱和膝关节和髋关节病）中的镇痛作用已得到证实。他喷他多在不同镇痛模式中均有镇痛作用，速释制剂的胃肠道耐受性较好。因此，这一新型镇痛药物有望成为缓解中重度急性疼痛的颇具吸引力的治疗方法[40]。

3.4　非阿片类镇痛辅助药物

良好的术后疼痛控制对于预防心动过速、高血压、心肌缺血、肺泡通气量过低和伤口愈合不良等术后不良事件有着重要作用。急性疼痛的加重可导致神经敏化以及周围和中枢神经介质的释放。N- 甲基 D- 天冬氨酸（N-Methyl D-Aspartate，NMDA）的激活、中枢神经的敏化，疼痛的长时间增强和转录依赖性的敏化作用可导致临床"上发条"现象的发生。疼痛分子机制的阐明有助于开发出治疗术后疼痛的多模式镇痛方法和新型的镇痛药物，如硬膜外吗啡缓释制剂和辣椒素、氯胺酮、加巴喷丁、普瑞巴林、右美托咪啶和他喷他多等镇痛辅助药物。新的术后病人自控镇痛给药途径（如经鼻、局部、经皮、经肺给药）是术后镇痛新的发展方向[41]。

NMDA 拮抗药可用于调节手术创伤后的疼痛、痛觉过敏和痛觉超敏。氯胺酮与阿片类、胆碱能和单胺能系统相关，它可作用于钠通道，氯胺酮的最佳剂量和给药途径仍有待进一步研究。氯胺酮常作为镇痛增强药物。一项包含 2240 例患者的系统性评价结果表明[42]，使用亚麻醉剂量（0.1～0.25mg/kg）的氯胺酮治疗术后急性疼痛，无论是静脉注射、肌肉注射还是硬膜外（0.5～1mg/kg）给药，都能有效降低术后 24 小时吗啡的用量，并可降低恶心、呕吐等副作用的发生率。此外，静脉给予氯胺酮是术后镇痛的辅助用药。氯胺酮尤其适用于疼痛比较剧烈的手术，包括上腹部、胸腔和大的整形外科手术。其镇痛效果不依赖于术中阿片类药物的种类、氯胺酮的给药时间和剂量[43]。尽管仅使用了较少的阿片类药物，32 例中有 25 例（78%）的术后疼痛较安慰剂组减轻。这项研究结果表明，氯胺酮不仅能够降低阿片类药物的用量，还能提高疼痛控制的质量。幻觉和梦魇是氯胺酮常见的副作用，但一般不会引起镇静。氯胺酮发挥镇痛作用时，氯胺酮组术后恶心和呕吐的发生率明显较低。但氯胺酮镇痛作用的剂量依赖性还不能确定。右美沙芬（40～120mg，IM）和金刚烷胺（200mg，IV）也是 NMDA 拮抗药，有着不同的镇痛效能[16]。

α_2肾上腺素能受体激动剂,如可乐定(2～8µg/kg, IV)和右美托咪啶(2.5µg/kg, IM),可作用于蓝斑和脊髓后角,从而增强类阿片类药物的中枢镇痛和镇静作用。这两种药物有低血压和心动过缓的副作用,一定程度上限制了他们经静脉和蛛网膜下腔的常规使用。最新的一篇系统性评价中[44]纳入了30项相关研究(共1792例受试者,其中933例接受了可乐定或右美托咪啶治疗),结果发现,可乐定和右美托咪啶可减少术后24小时吗啡的用量。使用可乐定的加权均数差为 -4.1mg(95% CI, -6.0～-2.2),使用右美托咪啶的加权均数差为 -14.5mg(95% CI, -22.1～-6.8)。此外,这两种药物还可降低24小时的疼痛程度。在10cm的视觉疼痛评分标尺上,使用可乐定的加权均数差为 -0.7cm(95% CI, -1.2～-0.1),使用右美托咪啶的加权均数差为 -0.6cm(95% CI, -0.9～-0.2)。两者均可降低早期恶心的发生率(需治数约为9)。可乐定增加了术中(需治数约为9)和术后低血压的风险(需治数约为20)。右美托咪啶增加了术后心动过缓的风险(需治数约为3)。患者术后恢复时间无明显延长。目前,这类药物对慢性疼痛或痛觉过敏的影响仍未见报道。

加巴喷丁和普瑞巴林的结构和γ-氨基酪氨酸类似,是神经病理性疼痛的一线治疗药物,也可用于术后镇痛,这与其对脊髓后角电压依赖性钙通道的$\alpha_2\delta$-1亚单位的作用有关。加巴喷丁和普瑞巴林只能口服给药,存在眩晕和嗜睡等中枢副作用,这些因素限制了它们的临床使用。其有效剂量和治疗持续时间仍不清楚。两药最主要的优点在于可减少术后阿片类药物的用量,减少运动疼痛,改善睡眠质量,因此已成功用于骨科手术的术后镇痛和促进康复[45]。加巴喷丁和普瑞巴林还可减少术后阿片类药物的用量,因而可用于长期服用阿片类药物的手术患者。最近有研究表明,它们还有助于预防术后慢性疼痛[9]。一项荟萃分析的结果表明[46],使用普瑞巴林可减少术后镇痛药物的用量(30.8%非重复值 -OR=0.43)。每日用量为150mg时无效,每日用量300mg和600mg的效果相同。普瑞巴林可增加眩晕或头晕和视觉障碍的风险,可降低未预防用药药物患者术后恶心呕吐(postoperative nausea and vomiting, PONV)的发生率。作者认为,术后短期应用普瑞巴林可以提供额外的短期镇痛作用,但也增加了副作用。普瑞巴林最低有效剂量为225～300mg/d。

麻醉后和手术后最常见的并发症是术后恶心呕吐,女性和腹腔镜技术是其危险因素。腹腔镜妇科手术后恶心呕吐的发生率非常高,术后第一个24小时的发生率接近70%。糖皮质激素因抑制环加氧酶和脂氧合酶而具有镇痛和抗炎作用,研究表明,术前应用地塞米松(4～8mg IV)还可预防术后恶心呕吐,尤其是腹腔镜手术后的恶心呕吐。最近一项荟萃分析的结果表明[47],预防性使用地塞米松可降低妇科腹腔镜手术患者在麻醉后监护室和术后24小时的恶心呕吐发生率。一篇描述减少术后疼痛及恶心呕吐的机制的综述认为,硬膜外麻醉可减少疼痛强度和肠梗阻，但不能减少住院时间，也不能降低术后恶心呕吐的发生率。非甾体抗炎药减少术后阿片类药物用量和术后恶心呕吐的作用强于对乙酰氨基酚。地塞米松和 5-HT$_3$ 拮抗剂均可降低术后恶心呕吐的发生率[48]。氟哌利多也是治疗术后呕吐的一线药物，一项定量系统性评价收集了 2957 例患者的随机对照试验，结果发现，氟哌利多的最佳静脉用量低于 1mg。服用 0.625mg 氟哌利多的患者中有两例出现了锥体束外症状，未出现心脏毒性。作者认为，由于药物不良反应可能具有剂量依赖性，因此氟哌利多的用量应避免超过 1mg[49]。

　　一项包括 1754 例患者的荟萃分析结果表明，围术期应用利多卡因[50]可减轻疼痛，减少术后阿片类药物用量，降低麻痹性肠梗阻、恶心呕吐的发生率，缩短住院时间。这些作用在腹部手术的患者中更明显。鉴于在某些病例中，利多卡因的浓度已达监测中毒水平，而且不是所有研究都收集了不良反应，因此在推荐大规模使用之前，应该先确定一个安全的剂量范围。在另外一项纳入 764 例患者的系统性评价中，患者接受了开腹手术、腹腔镜腹部手术或门诊手术[51]，结果发现，围术期静脉注射利多卡因可减少术后疼痛程度及阿片类药物的用量。术后 48 小时静息疼痛、咳嗽疼痛或运动疼痛评分均明显降低。使用利多卡因患者的阿片类药物用量较对照组减少了 85%。注射利多卡因还可使肠功能恢复更早，康复更快，住院时间更短。使用利多卡因患者的第一次排气时间提前了 23 小时，第一次肠蠕动提前了 28 个小时。住院时间平均减少 1.1 天。静脉注射利多卡因未引起局麻药中毒或明显的临床不良事件。利多卡因对扁桃腺剥除术、全髋关节置换术和冠脉搭桥术患者的术后镇痛没有影响。静脉应用利多卡因还可改善门诊腹腔镜手术患者的术后康复质量。最近的研究表明[52]，利多卡因可减少阿片类药物的用量，从而提高康复质量。作者认为，静脉输注利多卡因是一种安全、便宜和有效的方法，有助于改善门诊手术患者的康复质量。

　　有报道，静脉使用镁剂可缓解术后疼痛，但这方面证据仍不一致。最近的一项定量系统性评价评估了静脉使用镁剂能否减轻术后疼痛，共找到 25 项镁剂和安慰剂比较的试验。结果发现，除了给药方式存在不同外（静脉推注或持续输注），所有试验均发现围术期使用镁剂量可使术后 24 小时静脉吗啡的需要量减少 24.4%（平均差：7.6mg，95% CI，−9.5～−5.8mg，$P<0.00001$）。术后 24 小时静息痛和运动痛的数字疼痛评分分别降低了 4.2/100（95% CI，−6.3～−2.1，$P<0.0001$）和 9.2/100（95% CI，−16.1～−2.3；$P=0.009$）。作者认为，围术期静脉使用镁剂可减少术后第一个 24 小时阿片类药物的用量，小幅度降低疼痛评分，且没有出现严重不良反应[53]。

　　非药物技术包括经皮神经电刺激（transcutaneous electrical nerve stimulation,

TENS)、耳针疗法、音乐疗法和精神疗法等,也可由于术后镇痛。TENS 主要通过激活阿片受体和粗的 Aβ 纤维而发挥作用。这些方法作为药物治疗的辅助方法,其有效性还需要进一步研究证实[54]。

4. 病人自控镇痛

4.1　静脉病人自控镇痛

缓解术后早期急性疼痛是麻醉医生的一项重要工作。吗啡已广泛用于术后中重度疼痛的控制,麻醉后监护室(post-anaesthesia care unit, PACU)内可通过静注小剂量的吗啡,快速滴定缓解疼痛所需的剂量。滴定的最重要原则是吗啡的用量需与疼痛水平相对应。虽然吗啡并不是最适合快速缓解疼痛的药物,但它是许多研究采用滴定法快速控制术后疼痛时唯一选择的阿片类药物。使用吗啡滴定法(2～3mg/5min)后,90% 以上的患者疼痛得到缓解。缓解疼痛所需的平均剂量为 12mg,平均需要推注 4 次。吗啡静脉滴定时常出现患者镇静,应该视为吗啡的相关不良事件而非疼痛缓解的征象。如果严格限制吗啡静脉注射的剂量,则呼吸抑制的发生率非常低。吗啡滴定应慎用于老年、儿童及肥胖患者。临床实践中,吗啡滴定可使临床医生快速满足每名患者的镇痛需求,还可降低吗啡过量的风险,因而是术后镇痛的第一步[55]。

病人自控镇痛技术为我们提供了一种根据术后镇痛药物需要量调节阿片类药物剂量的有效方式,进而有助于减轻药物的副作用。在有或没有背景输注量的情况下,病人可以自己给予解救剂量的镇痛药,从而维持药物血浆浓度在治疗水平。治疗的基础为药物推注后的锁定时间,在锁定时间内不能再次给药,以免出现过度镇静、呼吸抑制等副作用[35]。

临床应用时[35],建议在麻醉复苏室内每5～10分钟静脉注射吗啡2～4mg,直至疼痛控制。然后每6～8分钟静脉注射 1mg,不给背景剂量。如果镇痛不完全,可将推注剂量增加至 1.5～2mg。作为最后一招,可以 1～2mg/h 的速度持续静脉输注,只要静脉输注的总量不超过总用药量的 50%(见图 4-1)。如果病人长期接受阿片类药物治疗,则阿片类药物静脉输注量可达用药总量的80%。预计用药总量的计算公式:吗啡 mg/d=100- 年龄。系统性评价的数据显示,与不用病人自控镇痛的静脉镇痛方法相比,使用病人自控镇痛的镇痛效果更好,并发症发生率更低,但两者的阿片类药物用量、副作用或住院天数无明显差异。呼吸抑制(<0.5%)等不良反应的发生率与胃肠外或椎管内给药等其他给药方式相比无明显差别,但单纯病人静脉自控镇痛的不良反应发生率较低。

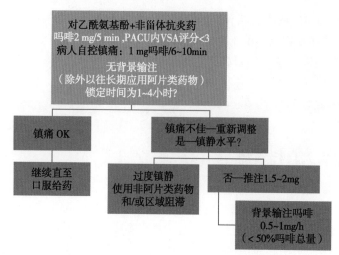

图 4-1　麻醉苏醒室内静脉推注或病人自控镇痛给药的吗啡滴定方案

4.2　经皮病人自控镇痛

经皮离子电渗法(transdermal iontophoresis)[56]是一种将带电荷的分子在电场作用下渗透入皮肤的给药方式。需要采用主动输注系统,经局部或全身输注小分子、带正电荷的亲脂药物。这一给药方式已在经皮芬太尼中得到应用,它类似于信用卡,有自带的电池,按压置于胳膊或胸壁上的按钮可单次给药,给药剂量预先设定为 40μg,锁定时间为 10 分钟,限定给药次数 80 次/天和(或)治疗时间 24 小时。该系统的按需给药方式及药代动力学不同于治疗慢性疼痛时的被动经皮芬太尼给药。治疗术后急性疼痛时,其效果可以与吗啡静脉病人自控镇痛相媲美,总体满意度达 74%~80%,不良反应的发生率两组相似。最常见不良反应是恶心,发生率接近 40%。这一给药系统可以作为急性疼痛的替代治疗方法,不会增加出血、静脉导管渗漏及人工泵故障等不良反应的发生率。

4.3　鼻内病人自控镇痛

鼻内病人自控镇痛(patient controlled intranasal analgesia,PCINA)时[57],阿片类药物的吸收迅速。鼻内给药是一种方便、耐受性好、无创的经黏膜给药途径,可避免肝脏首过效应。鼻黏膜是假复层纤毛柱状上皮,表面积大,血管丰富。纤毛运动时分泌的黏液可可影响药物和黏膜的接触时间。解剖因素、生理因素以及药物性能、给药系统等都会影响药物的吸收。最常用的药物是芬太尼,给药剂量和静脉给药相似。此外,哌替啶、二醋吗啡和布托啡诺等其他阿片类药物也已用于急性疼痛的治疗。鼻内给药的全身不良反应与静脉给药相似,最常见不良反应为嗜睡、恶心和呕吐。有报道，鼻内给药的局部不良反应有烧灼感（哌替啶）和味道差。

4.4　局部病人自控镇痛

局部病人自控镇痛（patient-controlled regional analgesia，PCRA）[58]是除阿片类药物全身给药外，可有效缓解术后疼痛的各种给药技术。PCRA 时，患者可通过留置的导管给予设定好剂量的局麻药，常用的局麻药为罗哌卡因和布比卡因（通常与阿片类药物合用），留置导管可根据手术种类放置在身体的不同部位。通过设定好的电子泵（类似于静脉病人自控镇痛泵）或一次性使用的弹性硅胶泵控制药物输注。硅胶泵在保护套内有一个可扩张球囊，球囊连接注药口、给药导管和细菌滤过器。药物可以直接输送至手术切口（切开 PCRA）、关节内（intra articular，IA）、组织（IA PCRA）或神经周围（神经周围 PCRA）。

近年来，持续外周神经阻滞作为一种安全有效的镇痛方法，其镇痛效果比阿片类药物更好，临床上已被越来越多的人接受。一项荟萃分析[59]比较了全身应用阿片类药物和局部外周神经阻滞，结果证实，无论单次注射还是持续输注，后者的镇痛效果均好于前者。在这篇系统性评价中，神经周围镇痛的镇痛效果比阿片类药物更好（$P<0.001$）。术后 24 小时（$P<0.001$）、48 小时（$P<0.001$）和 72 小时（$P<0.001$）的平均视觉模拟评分（visual analogic scale，VAS）和最大视觉模拟评分，神经周围镇痛组均优于阿片类药物组。在所有导管留置部位及时间点（$P<0.05$），外周神经阻滞组的镇痛效果均好于阿片类药物组。阿片类药物镇痛的恶心、呕吐、过度镇静和瘙痒的发生率更高（$P<0.001$）。外周神经阻滞可减少阿片类药物的用量（$P<0.001$）。尽管如此，手术病人预后的总体获益还未得到证实。

4.5　硬膜外病人自控镇痛

硬膜外病人自控镇痛（patient-controlled epidural analgesia，PCEA）是一种个体化的术后镇痛模式，可减少镇痛药物的需要量，提高患者的满意度，改善镇痛效果。在 1000 多例的患者中，90% 的患者对镇痛效果满意，卧床休息时的 VAS 评分为 1 分，活动时的 VAS 评分为 4 分。其副作用与持续硬膜外注射相似，包括瘙痒（16.7%）、恶心（14.8%）、过度镇静（13.2%）、低血压（6.8%）、运动障碍（2%）和呼吸抑制（0.3%）。局麻药的作用部位位于脊神经根袖、背根神经节，并可透过脊膜作用于脊髓。常用的局麻药有布比卡因（≤0.125%）、罗哌卡因（≤0.20%）和左布比卡因（≤0.125%）。常合用芬太尼（2～5μg/ml）或舒芬太尼（0.5～1μg/ml），以提高镇痛效果，减少局麻药用量[60]。研究证实，硬膜外病人自控镇痛的效果优于使用阿片类药物的静脉病人自控镇痛。持续硬膜外镇痛技术可以分节段局部给药，使每位患者达到最佳的镇痛效果和阻滞深度，减少对运动功能的影响[61]。硬膜外复合全麻可促进术后早期复苏,有利于术后疼痛控制,镇痛效果优于全身应用阿片类药物[62]。需根据手术部位决定硬膜外导管放置的节段。研究表明,胸腹部手术时放置胸段硬膜外导管可减少循环和呼吸系统发病率及病死率,改善镇痛效果,减少尿潴留和运动阻滞等不良反应的发生率[63]。

　　一项大宗荟萃分析收集了 141 项随机对照试验,纳入了 9559 例病人,结果发现,硬膜外和蛛网膜下腔麻醉使患者 30 天的死亡率下降了 30%,肺栓塞减少了 55%,肺炎减少了 39%,输血减少了 50%,深静脉栓塞减少了 44%。此外,呼吸抑制、心肌梗死和肾衰竭等风险也有降低[64]。然而,最近的研究发现,与全麻复合全身应用阿片类药物镇痛相比,围术期硬膜外阻滞并没有降低大手术患者的死亡率[65]。此外,一项澳大利亚的多中心研究(Master 试验)在 6 年间(1995—2001 年)收集了 888 例在硬膜外麻醉下行腹部手术的高危患者,结果也没有发现硬膜外麻醉患者有上述获益。与阿片类药物胃肠道外给药的对照组相比,阿片类药物硬膜外给药组的并发症发生率没有降低,两组的 30 天死亡率也相似(对照组 4.3%,硬膜外给药组 5.1%)。硬膜外给药组仅急性呼吸衰竭(acute respiratory failure,ARF)发生率低于对照组(硬膜外组 23%,对照组 30%,P=0.02)。预防急性呼吸衰竭发作的 NNT 为 15 例病人。硬膜外组的疼痛评分较低且具有统计学意义,尽管视觉模拟量表评分(0~10cm)仅减小了 1cm[66]。

　　注射盐水阻力消失是硬膜外穿刺最常用的方法。患者体位、正中入路还是旁正中入路以及导管固定的方法都可影响硬膜外阻滞的成功率。在等效剂量下,布比卡因、左旋布比卡因和罗哌卡因临床效果的差别很小。持续输注时,决定硬膜外麻醉效果的主要因素是剂量,其次是容积和浓度。添加辅助药物(尤其是阿片类药物和肾上腺素)可以明显提高硬膜外麻醉的成功率。采用背景输注的硬膜外病人自控镇痛(patient-controlled epidural analgesia,PCEA)可能是术后镇痛的最佳方法[67]。

　　如上所述,胸部硬膜外给予局麻药和阿片类药物可减少高危患者、血管开放手术及胸腹部大手术患者术后静脉阿片类药物的用量[68],尽管如此,有些作者还是对腹部手术[69]或胸部手术患者常规行硬膜外镇痛持有异议,他们更支持采用椎旁阻滞[70]。此外,有证据表明,硬膜外麻醉可能可减少癌症复发[71]和手术部位感染的风险[72],但这方面的证据目前仍不能让人信服[73],仍需要更多对照试验加以证实。

5. 椎旁阻滞(paravertebral blockade,PVB)

　　椎旁阻滞可在胸腹部手术和外伤时行单侧镇痛。椎旁阻滞的镇痛效果可与胸部硬膜外镇痛这一"金标准"相媲美,尽管 PVB 使用的局麻药容量和剂量相对较大,但低血压、尿潴留及呕吐等不良反应较少。PVB 最大的不方便在于单次注射后局麻药的分布不固定,测定给予推荐剂量的布比卡因(0.5%,0.2~0.3ml/kg)和肾上腺素后,通常可阻滞 4 个感觉节段,达作用高峰的时间为 40 分钟,因而不能用于预防性镇痛[74]。椎旁阻滞的失败率低于胸部硬膜外麻醉。尽管使用神经刺激器可以提高椎旁阻滞的成功率,但其失败率还是大于 6%~10%。一项纳入 520 例患者的系统性评价和荟萃分析[75]比较了这两种方法,结果表明,两者的麻醉效果相似,但 PVB 的不良反应和肺部并发症较少。而且,PVB 对接受抗凝治疗和全麻的患者有益。PVB 在视频辅助胸腔镜手术中的优势还未得到证实,但在乳腺手术中的优势已得到证实[76]。

在 Scarci 等的一篇综述[70]中,PVB 在胸腔镜手术患者中的镇痛效果与硬膜外麻醉相当,且 PVB 的副作用更少,并发症发生率更低。并发症发生率低主要是因为肺部并发症减少,且肺功能恢复更快。硬膜外阻滞的常见副作用包括尿潴留(42%)、恶心(22%)、瘙痒(22%)、低血压(3%)和少见的呼吸抑制(0.07%)。此外,硬膜外阻滞还可延长总的手术时间,出现阻滞失败和导管移位(8%),导致手术时间延长。硬膜外阻滞的并发症(肺不张或肺炎)发生率比 PVB 高。

6. 硬膜外辅助用药

6.1　阿片类药物

椎管内给予阿片类药物不能保证产生选择性阻滞和节段性镇痛作用。动物实验数据表明,脊髓部位的生物利用度与药物的脂溶性成反比,吗啡等水溶性阿片类药物的生物利用度较高,而芬太尼,舒芬太尼和阿芬太尼等脂溶性阿片类药物的生物利用度较低。所有阿片类药物都能通过选择性地作用于脊髓,产生部分镇痛效应,脂溶性阿片类药物由于血管摄取和再分布较好,还能快速到达大脑部位。临床试验证实,持续硬膜外注射脂溶性阿片类药物并不能通过脊髓机制产生镇痛作用,但可增强局麻药的作用,减少局麻药的用量。相反,硬膜外单次注射芬太尼后,可有足够量的药物到达脊髓特定作用部位[77]。

硬膜外(3~5mg/d)或蛛网膜下腔给药时,吗啡[78]是脊髓选择性作用最强的阿片类药物,也是硬膜外最常用的阿片类药物,被认为是椎管内给药的"金标准"(并不代表其是理想药物)。由于吗啡有脊髓选择性,硬膜外药量明显小于胃肠外用药量(1/5~1/10),推荐的硬膜外每日最大剂量为 10mg。吗啡既可单次注射(30~100μg/kg),也可持续输注(0.2~0.4mg/h),但持续输注的镇痛效果更好。既可单一用药,也可与局麻药合用,因为两者有协同作用,两组合用可改善术后镇痛效果,延长镇痛时间,但不良反应的发生率更高。尽管硬膜外应用吗啡可起到镇痛作用，但单次注射吗啡的有效半衰期小于 24 小时，且镇痛时间短于术后疼痛时间，因此单次硬膜外注射吗啡临床应用较少。脂质体是球形颗粒，其外层是磷脂，内层为水相，含有药物。2004 年，美国食品药品监督局批准了硬膜外缓释吗啡（extended release epidural morphine，EREM）脂质体注射液可以用于腰部硬膜外，其单次注射的半衰期为 48 小时，脑脊液内药物达峰浓度时间可延长至 3 小时。使用该药后，不再存在导管相关问题，且有望将持续硬膜外给药的总失败率降低 30%。使用 EREM 的基本要点包括需在手术前给药，剖宫产术时需在夹闭脐带后给药，需在硬膜外给予试验量局麻药 15 分钟后才能给药，给 EREM 后 48 小时内硬膜外不能再给药，因为持续输注局麻药会增加吗啡的释放。注射时不能使用过滤器，因为脂质体颗粒经过过滤器时会破裂[79]。和其他阿片类药物一样，EREM 的主要不良反应是呼吸抑制，尤其对于老年患者、体弱患者和呼吸功能不全的患者。一项荟萃分析显示，与吗啡静脉自控镇痛相比，EREM 呼吸抑制风险的优势比（odds ratio，OR）为 5.80（95% CI，1.05～31.93，P=0.04）[80]。

与静脉应用相比，硬膜外单纯输注芬太尼或舒芬太尼[77]的益处很少，但它们和局麻药合用可降低局麻药的最低有效镇痛浓度，提高患者的总体满意度。芬太尼和舒芬太尼等脂溶性阿片类药物主要通过全身摄取而产生镇痛作用。与胃肠外给药相比，硬膜外单次给药没有任何益处。然而，它们与局麻药合用可加强局麻药的镇痛作用，降低局麻药用药量，减少低血压和运动阻滞等不良反应。硬膜外或蛛网膜下腔给予芬太尼和舒芬太尼可用于产科手术和门诊手术的镇痛，常作为局麻药的辅助用药用于椎管内镇痛。两者合用可提高镇痛效果但不延长运动阻滞时间。阿芬太尼的分布容积在阿片类药物中最大，椎管内给药后，通过全身再摄取和作用于大脑阿片受体而产生镇痛作用。在脂溶性阿片类药物中，仅有芬太尼单次给药（硬膜外给药浓度大于 10μg/ml）可产生特异的脊髓作用。最后，硬膜外美沙酮和氢吗啡酮的药代动力学介于上述阿片类药物之间，可作为术后镇痛的替代方法[78]。

6.2 其他辅助药物

目前仍没有理想的术后硬膜外镇痛药物，现有的药物无法完全控制静息痛和活动时的暴发痛，仍无法避免低血压、运动阻滞、恶心、瘙痒和镇静等不良反应。然而，从已发表的研究（临床研究、随机对照研究）中，我们可以根据硬膜外应用肾上腺素的高等级临床证据，得出以下结论[81]：

- 肾上腺素联合应用小剂量布比卡因（0.1%）和芬太尼（2μg/ml）持续输注可用于胸腹部大手术的镇痛，可减少布比卡因和芬太尼的用量，减少硬膜外药物的血管吸收，提高镇痛的质量、效果和安全性。

- 肾上腺素的最低镇痛浓度是 1.5μg/ml。
- 在相同的硬膜外联合用药中，罗哌卡因与布比卡因等效。
- 肾上腺素仅适用于胸段硬膜外，因为目前还没有足够的证据支持在腰段硬膜外持续输注肾上腺素。

可乐定（5～20μg/h）可增强硬膜外联合用药的镇痛作用，但低血压、心动过缓和镇静等副作用限制了它的应用。新斯的明是胆碱酯酶抑制剂，硬膜外给药时是强效的镇痛辅助药，可用于整形手术、膝关节、腹部以及妇科手术的术后镇痛，剂量为 1～10μg/kg。但硬膜外给予新斯的明有镇静和恶心等不良反应，限制了它的临床应用[82]。

最近，一项定量系统性评价收集了 2002 年以来比较镁剂和安慰剂的 18 项试验，采用椎管内给予镁剂作为围术期辅助镇痛药，以评估椎管内给予镁剂的镇痛效果和安全性，结果令人鼓舞。然而，同期的动物实验找到了相同体重调节剂量的镁剂引起神经并发症的临床和病理学证据。鞘内给予镁剂后，首次需要镇痛药的时间延长了 11%（均数：39.6min；95%CI 16.3～63.0min；P=0.0009），硬膜外给予 50～100mg 后，延长了 72.2%（均数：109.5min；95%CI 19.6～199.3min；P= 0.02）。四项试验观察了神经并发症，140 例患者中仅有 1 例发生持续 4 天的头痛。作者认为，尽管镁剂在围术期镇痛的应用有一定的前景，但椎管内镁剂的神经并发症仍有待进一步验证[83]。

7. 鞘内阿片类药物镇痛

鞘内注射阿片类药物是控制术后急性疼痛很好的方法，阿片类药物直接注入脑脊液后，更接近在中枢神经系统中的药物作用部位，因而效果更确切。此技术操作简单，作用迅速，相关的并发症和操作失败的风险低。临床上可鞘内给予不同药理特性的阿片类药物。芬太尼（20～40μg）等脂溶性的阿片类药物或吗啡（100～300μg）等水溶性阿片类药物与局麻药混合后，术前单次鞘内注射，可提供快速镇痛（2～4 小时）和后期的（12～24 小时）镇痛。脂溶性阿片类药物与布比卡因或者利多卡因合用，可缩短神经阻滞的起效时间，改善术中和术后早期的镇痛效果，且不延长运动神经阻滞的时间，不影响出院时间，使之成为门诊手术中镇痛的良好选择[84]。

Rathmell JP 等[85]关于鞘内给药治疗急性疼痛的综述给出了吗啡的最大有效剂量。当鞘内吗啡剂量超过 300μg 时，可出现恶心、瘙痒，同时可引起严重的尿潴留。在健康志愿者的研究中，当鞘内吗啡剂量超过 600μg 时，所有志愿者均出现了呼吸抑制。

近期的一篇 meta 分析[86]收集的 27 项研究（其中 15 项为心血管手术，9 项为腹部手术，3 项为脊柱手术）中，645 例患者鞘内给予吗啡 100～4000μg。结果发现，术后 4 小时静息 VAS 评分减少了 2cm，术后 12 小时和 24 小时均减少了 1cm（VAS 评分总长为 10cm）。运动时这种改善作用更加明显，整个观测期的 VAS 评分减少了 2cm。鞘内使用吗啡改善 VAS 评分的作用明显优于其他麻醉技术，如小剂量静注氯胺酮（VAS 评分减少 0.4cm）、术后使用非甾体抗炎药（VAS 减少 1cm）、连续硬膜外镇痛（VAS 评分减少 1cm）[87]。鞘内注射吗啡的患者术中和术后 48 小时阿片类药物的需要量明显降低，腹部手术（-24.2mg，CI：-29.5～-19）术后 24 小时吗啡用量的减少明显大于心胸外科手术（-9.7mg，CI：-17.6～-1.80）。后者的这种边际效益使胸科手术鞘内使用吗啡受到质疑，因为使用其他方法同样可以减少静脉注射吗啡的需要量，如术中使用氯胺酮（-16mg/24h）或术后使用非甾体抗炎药（-10～20mg/24h），甚至静脉注射 4mg 对乙酰氨基酚也可以使术后第 1 天的吗啡用量减少 8mg[88]。鞘内注射吗啡的不良反应也很常见，呼吸抑制、瘙痒和尿潴留的 OR 值分别为 7.8、3.8 和 2.3。有趣的是，恶心呕吐的发生率并不高。而且，近期的一项荟萃分析证实，与单独应用吗啡相比，鞘内注射吗啡时加入可乐定可使术后第 1 次使用解救性镇痛药的时间后延超过 75 分钟，并可使术后吗啡用量平均减少 4.45mg（95% CI：1.40～7.49）。然而，由于这一作用较弱，而且还受到一篇鞘内同时使用芬太尼的研究结果的影响，因此作者认为，鞘内应用吗啡必须和低血压发生率增加的风险相权衡[89]。

以下是各种手术最佳用药和最佳剂量的推荐意见[84-86]：

- 骨科手术、门诊手术和剖宫产术使用舒芬太尼 5～12.5μg 或芬太尼 10～25μg。分娩镇痛使用芬太尼 5μg 或舒芬太尼 2.5～5μg，因为舒芬太尼大于 7.5μg 有可能导致胎儿心动过缓。
- 吗啡：50～500μg（见图 4-2）

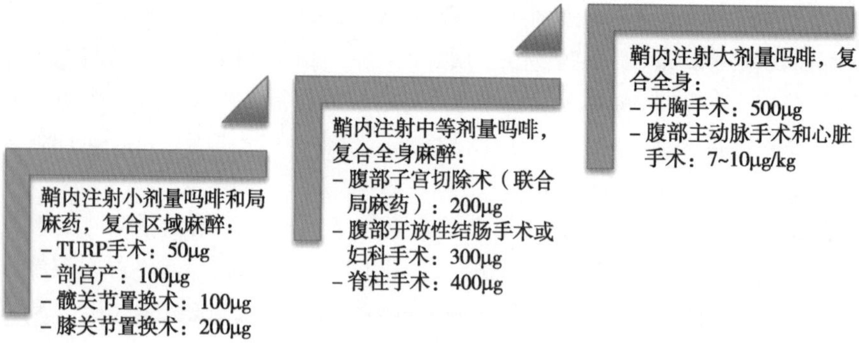

鞘内注射大剂量吗啡，复合全身：
– 开胸手术：500μg
– 腹部主动脉手术和心脏手术：7～10μg/kg

鞘内注射中等剂量吗啡，复合全身麻醉：
– 腹部子宫切除术（联合局麻药）：200μg
– 腹部开放性结肠手术或妇科手术：300μg
– 脊柱手术：400μg

鞘内注射小剂量吗啡和局麻药，复合区域麻醉：
– TURP手术：50μg
– 剖宫产：100μg
– 髋关节置换术：100μg
– 膝关节置换术：200μg

图 4-2　各种成人手术鞘内注射吗啡的推荐剂量[84-86]

正确选择鞘内吗啡剂量的要点[84-89]：

- 选择合适的病人，每种手术选择最低有效剂量。
- 门诊病人禁用吗啡。对于门诊病人，芬太尼和舒芬太尼等亲脂性阿片类药物是更好的选择。
- 吗啡剂量≥300μg，术后晚期（6～12 小时）呼吸抑制风险增高。
- 吗啡剂量＜300μg，风险与胃肠外应用阿片类药物相似。
- 在复苏室或苏醒室建议进行监护，或至少监测呼吸频率、氧合情况（必要时测脉搏氧饱和度）。更重要的是，鞘内注射吗啡 12～24 小时、注射芬太尼或舒芬太尼 4～6 小时应监测患者的意识水平。

8. 切口周围镇痛

由于外科医生容易操作，术后病房中患者的并发症少（感染率＜0.7%，无局麻药中毒的风险），切口周围镇痛技术的应用已越来越广泛。操作时，通过一根和手术切口长度相当的多孔导管，持续注入不含血管收缩药的长效局麻药。文献中，导管可放置在不同的位置，但主要放在皮下或者筋膜下。切口周围镇痛技术用于切口长 7～15cm 的各种手术时，可明显降低安静和活动时的 VAS 评分并且可减少阿片类药物的用量，提高患者的满意度，而且不影响住院时间[16]。一篇荟萃分收集了 16 项骨科大手术的随机对照试验和 15 项心胸外科手术的随机对照试验，结果表明，切口周围镇痛可降低术后静息和活动时的疼痛评分，减少阿片类药物用量，减少恶心呕吐发生，提高患者满意度[90]。然而，最近一篇荟萃分析的阳性结果较少[91]。初步符合检索标准的文献有 753 篇，筛选出 163 篇，最后有 32 篇文献纳入荟萃分析。结果表明，除了妇产科手术患者在术后 48 小时的疼痛减轻外（$P=0.03$），切口导管镇痛并没有减轻术后静息或活动时的疼痛。术后 24 小时内，总的吗啡用量明显降低（约 13mg）（$P<0.001$）。接受局麻药输注的患者除了切口裂开的风险较低（$P=0.048$）和住院时间缩短（$P=0.04$）外，其他副作用未见明显差别。有些学者对这一研究持有异议，认为之所以得出这一结论是由于该研究排除了骨科手术患者和导管未放置在手术切口部位的患者[92]。

最近的一项多中心随机对照研究评估了腹膜外连续切口输注（continuous wound infusion，CWI）罗哌卡因在结直肠手术后的镇痛作用。结果表明，术后 72 小时内，CWI 的镇痛效果不劣于持续硬膜外镇痛（continuous epidural analgesia，CEA）。静息时 CWI 和 CEA 的平均 VAS 评分差为 1.89（97.5% CI −0.42～4.19）；咳嗽时平均 VAS 评分的差为 2.76（97.5% CI −2.28～7.80）。两组吗啡用量和解救镇痛药的使用等次要指标没有明显差异。CWI 组的首次胃肠排气时间为 3.06±0.77 天；CEA 组为 3.61±1.41 天（P=0.002）。CWI 组的首次排便时间短于 CEA 组（4.49±0.99 和 5.29±1.62 天；P = 0.001）。CWI 组平均住院时间小于 CEA 组（分别为 7.4±0.41 和 8.0±0.38 天）。CWI 组有更多患者诉术后镇痛效果非常好（45.3% 和 7.6%）。CWI 组患者术后睡眠质量优于 CEA 组患者，尤其在术后 72 小时时（P = 0.009）。相比 CEA 组患者，CWI 组患者术后 24 小时（P = 0.02）、48 小时（P = 0.01）、72 小时（P = 0.007）时的恶心呕吐更少[93]。

导管放置的位置很重要，对于开腹结直肠手术的患者，导管放于腹膜外能提供较好的镇痛，而在剖腹产手术后，导管放于筋膜下镇痛效果更好[94]。基于循证医学的 PROSPECT 研究推荐，伤口浸润可用于腹股沟疝修补术、腹腔镜胆囊切除术、子宫切除术、开腹结肠手术（腹膜外输注）、全膝关节关节置换术和痔切除术的术后镇痛。美国麻醉医师协会实践指南推荐这一技术作为多模式镇痛策略的组成部分，用于术后疼痛管理[95]。

9. 基于循证医学的临床推荐

由于手术对人体的干扰存在个体差异以及影响术后疼痛的相关因素的较多，因此两个机构根据现有证据撰写了针对每种手术的临床实践指南，两项指南都可以在互联网上找到。一项由美国退伍军人健康管理局与国防部及爱荷华大学（www.oqp.med.va.gov/cpg/cpg.htm）合作制定，另一项由欧洲麻醉医生和外科医生组成的工作组（前前瞻性工作小组）制定（www.postoppain.org）。后者对术后每个时期的各种药物和临床操作都做了规定，目前已包括 10 种手术。前瞻性工作小组根据已发表的医学证据帮助医生选择最合理的药物和方法组合，该小组专门制定基于循证医学的针对每种手术的术后疼痛管理建议和临床决策支持。下面是术后疼痛管理的一些方案：

前瞻性工作小组制订方案的方法：

1. 针对每种手术的具体建议考虑了不同手术操作的特点、部位和疼痛严重程度。

2. 在系统性评价的临床证据的基础上，补充了可借用的证据和麻醉医生及外科医生工作小组的专家共识。

3. 前瞻性工作小组采用已有的集体决策的方法（德尔菲法，选题小组讨论），形成一致的推荐意见。

4. 推荐有 A～D 四种，分别表示不同的推荐级别。

5. 每项推荐意见都有对证据的解释，包括证据的等级（LoE 1-4）和证据的来源（针对特定手术或者可借用的）。

6. 对系统性评价的证据和可借用的证据进行了总结，并提供了参考文献的摘要。

7. 对系统性评级纳入的研究进行了评估,并给出相应的证据等级:基于研究的设计、质量、一致性和指向性。

8. 明确区分特定手术的证据、可借用证据和临床实践经验(专家观点)。

9. 用 √ 和 × 表示不同干预措施的利和弊,制定建议时权衡了每种方法的利弊。

10. 在互联网上可免费获得各种证据和推荐意见,网址是 www.postoppain.org(首页可查询关于推荐级别的说明)。

- 结肠手术的推荐意见:
  - 如果没有硬膜外给药的禁忌证,推荐常规应用与手术切口对应的持续胸段硬膜外麻醉和镇痛,因其术后镇痛效果和安全性优于全身用药(A 级)。
  - 选择硬膜外镇痛时,推荐强阿片类药物和局麻药合用,因为联合用药的镇痛效果优于单独应用强阿片类药物,并可减少阿片类药物的用量,减少相关副作用(A 级)。
  - 术前单次硬膜外给药的镇痛效果和术后给药相似。
  - 推荐结肠切除术中常规应用持续硬膜外麻醉和术后镇痛(A 级),因其可减轻术后疼痛,减少全身阿片类药物的用量,缩短肠道恢复时间[Ⅰ级证据等级(LoE 1)]。
  - 硬膜外镇痛推荐联合应用局麻药和强阿片类药物(A 级),因为特定手术的证据提示,与单独应用局麻药相比,联合用药可改善镇痛效果,减少全身阿片类药物的用量(LoE 1)。但硬膜外应用局麻药时加用阿片类药物可导致第一次肠蠕动恢复的时间延长(LoE 1)。
  - 应用硬膜外技术时,推荐硬膜外导管在术前放置,因为这是放置导管的最佳时机(D 级,LoE 4)。
  - 选择性 COX-2 抑制剂(B 级)(仅用于无硬膜外镇痛的患者)。
  - 当硬膜外镇痛无法实施或禁忌时,术前 / 术中持续静注利多卡因并持续到术后早期(B 级)。
  - 不推荐腰麻和硬膜外麻醉联合使用(B 级),因其对结肠切除术术后疼痛的缓解没有益处(LoE 2),且操作更加复杂(LoE 4)。
  - 结肠切除术手术方法和切口的选择应根据疾病的良恶性、伤口感染的风险以及手术技术等因素,而不应基于术后疼痛管理(D 级)。
  - 能满足以上条件的情况下,与开放性结肠手术相比,更推荐采用腹腔镜结肠切除术,以减轻术后疼痛(A 级)。
  - 条件允许的情况下,水平切开或弧形切口(横切开)较垂直切口更有利于术后镇痛（B 级）。此外，水平切开或弧形切口更美观（D 级）。

○ 相对于手术刀，推荐使用电热法（C 级）。

○ 推荐维持正常体温，以改善临床预后，但对减轻术后疼痛没有帮助（A 级）。

○ 术后全身镇痛的推荐意见：

○ 选择性 COX-2 抑制剂（B 级）（仅用于无硬膜外镇痛的患者或硬膜外镇痛治疗结束的患者）。

○ 传统的非甾体抗炎药（A 级）（仅用于无硬膜外镇痛的患者或硬膜外镇痛治疗结束的患者）。

○ 静脉输注利多卡因（B 级）（无法实施硬膜外镇痛或有禁忌时）。

○ 强阿片类药物（B 级）（重度疼痛）。

○ 弱阿片类药物（B 级）联合应用其他非阿片类镇痛药（轻中度疼痛），或者当非阿片类药物镇痛不足或禁忌时。

○ 对乙酰氨基酚（B 级）用于轻中度疼痛（仅用于无硬膜外镇痛的患者或硬膜外镇痛治疗结束的患者）。

● 开胸术后疼痛的推荐意见：

○ 推荐术前和术中采用硬膜外镇痛或椎旁阻滞，因其镇痛效果优于单独术后全身给药的镇痛效果（A 级）。

○ 推荐采用局麻药行椎旁阻滞或胸部硬膜外给予局麻药和强阿片类药物，术前单次给药，术后持续输注 2～3 天，因其镇痛效果优于全身镇痛（A 级）。

○ 局麻药与何种药物组合及其给药浓度和容量仍缺乏充分的依据。

○ 和局麻药合用时，没有充分证据表明脂溶性阿片类药物优于或不如水溶性阿片类药物。

○ 胸段硬膜外合用局麻药和阿片类药物优于蛛网膜下腔给予强阿片类药物，因胸段硬膜外镇痛的持续时间比后者长 24 小时（A 级）。

○ 硬膜外镇痛或椎旁阻滞因某种原因不能实施时（D 级），推荐术前蛛网膜下腔单次给予强阿片类药物，作为多模式镇痛的组成部分（A 级）。不推荐围术期蛛网膜下腔多次给药，因其不安全也不可行（D 级）。

○ 蛛网膜下腔阿片类药物镇痛优于阿片类药物静脉病人自控镇痛，因其镇痛作用更强，且可持续 24 小时，两者对呼吸的影响没有差异。

○ 不推荐腰段硬膜外注射强阿片类药物作为首选，因为胸部硬膜外对缓解疼痛更有效（A 级）。但特定手术的证据表明，腰段硬膜外给予水溶性强阿片类药物的镇痛效果优于全身镇痛。

- ○ 硬膜外使用小剂量局麻药和 / 或阿片类药物时，推荐硬膜外使用肾上腺素（B 级）。
- ○ 如果胸部硬膜外镇痛和椎旁阻滞不能实现时（D 级），推荐用局麻药行肋间神经阻滞（术毕单次注射，随后持续输注）。
- ○ 术后全身镇痛的推荐意见：
- ○ 局部镇痛不足时，使用传统的非甾体抗炎药（A 级）。
- ○ 局部镇痛不足时，使用选择性 COX-2 抑制剂（B 级）。
- ○ 局部镇痛操作失败或无法实施时，采用强阿片类药物静注病人自控镇痛（D 级）。
- ○ 仅在传统非甾体抗炎药 /COX2 抑制剂联合对乙酰氨基酚镇痛不足或有禁忌时（D 级），采用弱阿片类药物治疗术后中度疼痛（VAS>30<50mm）或轻度疼痛（VAS<30mm）。
- ○ 局部镇痛不足时，使用对乙酰氨基酚，作为多模式镇痛的组成部分（D 级）。
- 开腹子宫切除术的推荐意见：
- ○ 低风险患者采用全身麻醉，或者单次蛛网膜下腔麻醉联合或不联合浅全麻（D 级）。
- ○ 高风险患者采用硬膜外麻醉联合浅全麻或硬腰联合麻醉（A 级）。
- ○ 患者苏醒时及时应用强阿片类药物充分镇痛（A 级）。
- ○ 关腹前手术切口浸润镇痛（A 级）。
- ○ 如果手术允许（技术可行性、子宫切除术的适应证、危险因素），尽可能采用腹腔镜辅助阴道子宫切除术（LAVH）或阴道子宫切除术（VH），而非开腹子宫切除术（A 级）。
- ○ 如果手术允许（技术可行性，子宫切除术的适应证、危险因素），采用 Pfannenstiel 切口（译者注：横切口）（B 级）。
- ○ 切口采用电热法切开（B 级）。
- ○ 高危患者积极采用加温措施（A 级）。
- ○ 术中播放音乐（A 级）。
- ○ 术后全身镇痛的推荐意见：
- ○ 选择性 COX-2 抑制剂或传统非甾体抗炎药，重度疼痛（VAS>50mm）合用强阿片类药物，中度（VAS<50>30）或轻度疼痛（VAS<30mm）合用弱阿片类药物（A 级）。
- ○ 采用静脉病人自控镇痛或固定速度输注强阿片类药物，根据疼痛强度滴定剂量（A 级）。
- ○ 中度（VAS>30<50）或轻度（VAS<30mm）疼痛使用对乙酰氨基酚，

合用 COX-2 抑制剂或传统非甾体抗炎药（A 级）。

- 全髋关节置换术的推荐意见：
  - 使用选择性 COX-2 抑制剂或传统非甾体抗炎药（A 级），重度疼痛合用对乙酰氨基酚和 / 或强阿片类药物（A 级），轻中度疼痛合用对乙酰氨基酚和 / 或弱阿片类药物（D 级）。
  - 重度疼痛使用强阿片类药物联合非阿片类镇痛药物（A 级），采用静脉病人自控镇痛（A 级）或静注（D 级），根据疼痛强度滴定剂量，术后早期及时提供镇痛。
  - 如果传统非甾体抗炎药或选择性 COX-2 抑制剂镇痛不足或有禁忌时，使用弱阿片类药物治疗轻中度疼痛（D 级）。
  - 对乙酰氨基酚（grade A）和传统性非甾体抗炎药或选择性 COX-2 抑制剂合用，可合用也可不用阿片类药物镇痛（B 级）。
  - 有心肺风险的患者采用硬膜外输注局麻药和阿片类药物（B 级），术后早期及时提供镇痛（D 级）。
  - 可采用腰丛神经阻滞（腰大肌鞘阻滞）（A 级）、股神经阻滞（B 级）或蛛网膜下腔单次注射吗啡（B 级），具体需根据每例患者的收益风险比。
- 全膝关节置换术的推荐意见：
  - 推荐采用术前或术后股神经阻滞（A 级），因其可减少疼痛评分，增强镇痛效果（特定手术的证据，LoE 1）。
  - 由于研究设计不同和特定手术的数据不一致（LoE 4），关于采用股神经单次阻滞还是股神经持续输注无法形成推荐意见。
  - 推荐采用蛛网膜下腔给予局麻药 + 阿片类药物（A 级，LoE 1），但不作为首选，因其和股神经阻滞相比，不良事件的发生率较高（LoE 3）。
  - 蛛网膜下腔给局麻药和阿片类药物时，推荐使用吗啡（A 级），因其镇痛持续时间比其他阿片类药物长（特定手术的证据，LoE 1）。
  - 不推荐将术前硬膜外镇痛（局麻药和 / 或阿片类药物）作为首选，但无法行股神经阻滞时可以采用（Grade B 级）。

图 4-3 总结了已发表的急性术后疼痛的相关证据[97]。在门诊手术病例中[98]，推荐使用非阿片类药物的多模式镇痛或平衡镇痛模式，以减少恶心呕吐等不良反应。此外，提倡预防性镇痛，以更好地控制术后疼痛，因为术后疼痛是再次入院的重要原因。研究证实，术前给予单次地塞米松结合切口局麻药浸润（手术开始或结束时）和术后 3～5 天的非甾体抗炎药（COX-2 特异性抑制剂或非选择性非甾体抗炎药）可以达到最佳的镇痛效果，并缩短恢复时间。门诊手术中，对乙酰氨基酚复合加巴喷丁和切口周围局麻药持续浸润也可取得较好的镇痛效

果。对于镇痛不佳的病例，有必要给予曲马多或口服羟考酮等阿片类药物，进行补救镇痛。

（Ia）至少包括一个大样本随机对照试验的荟萃分析。（Ib）同 Ia 但病例较少。（II）设计较好的队列研究或病例对照研究。（III）设计较好的描述性非试验研究。（IV）基于专家观点或委员会意见研究。（V）证据不足以达成共识。

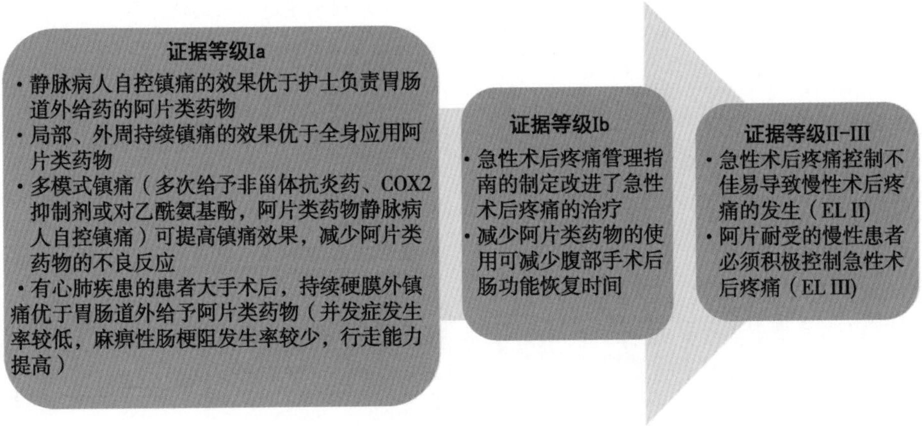

证据等级 Ia
· 静脉病人自控镇痛的效果优于护士负责胃肠道外给药的阿片类药物
· 局部、外周持续镇痛的效果优于全身应用阿片类药物
· 多模式镇痛（多次给予非甾体抗炎药、COX2 抑制剂或对乙酰氨基酚，阿片类药物静脉病人自控镇痛）可提高镇痛效果，减少阿片类药物的不良反应
· 有心肺疾患的患者大手术后，持续硬膜外镇痛优于胃肠道外给予阿片类药物（并发症发生率较低，麻痹性肠梗阻发生率较少，行走能力提高）

证据等级 Ib
· 急性术后疼痛管理指南的制定改进了急性术后疼痛的治疗
· 减少阿片类药物的使用可减少腹部手术后肠功能恢复时间

证据等级 II-III
· 急性术后疼痛控制不佳易导致慢性术后疼痛的发生（EL II）
· 阿片耐受的慢性患者必须积极控制急性术后疼痛（EL III）

图 4-3 各种证据等级下的急性术后疼痛镇痛策略[97]

10. 手术患者的联合用药和术后康复

临床上经常联合应用镇痛药物以改善镇痛质量和提高患者满意度，但这并不意味着我们总能达到目的。Curatolo M 等基于临床对照试验和系统性评价，比较了单独使用某一药物和该药与一种或多种药物同一途径给药时的效果，表 4-4 总结了他们得出的结论[96]。

现有的数据显示，术后理疗和康复的多模式镇痛方案[99]可以缩短住院天数，减轻疼痛，减少手术操作相关的并发症和死亡率。我们必须从术后监护开始，具体措施包括：将疼痛作为第五项生命体征，采用区域镇痛减少阿片类药物的用量，合理的补液治疗，维持正常体温，早期活动，缩短恢复进食的时间，避免引流等影响活动的因素，改善术后睡眠和减轻术后应激。这些措施在缩短术后恢复时间中起着关键作用。这需要医院成立门诊手术部，所有医疗专家相互配合。术后急性疼痛治疗小组是这一项目实施的关键点。

在各种外科手术中，结直肠手术的康复方案是过去十年中研究和评估最多的。最近的一项荟萃分析表明，执行术后加速康复中的（Enhance Recovery After Surgery, ERAS）四项或四项以上措施可使住院天数减少 2 天以上，使结

肠 / 直肠癌术后并发症发生率降低 50%[100]。然而，Cochrane 数据库的系统性评价比较了结直肠快通道手术和常规恢复策略。结果发现，由于研究质量的原因以及缺乏足够的预后指标，因而并不支持将快通道手术作为标准的康复方案[101]。

表 4-4　术后急性疼痛治疗中药物合用的效果

药物合用	急性术后疼痛中联合用药的作用
阿片类药物加非甾体抗炎药	镇痛加强，副作用减少
阿片类药物加对乙酰氨基酚	镇痛加强，副作用减少
对乙酰氨基酚和阿片类药物合用	优于单一用药
对乙酰氨基酚加弱阿片药物	小手术中的作用可疑
非甾体抗炎药加弱阿片药物	小手术中的作用可疑
阿片类药物加静脉应用氯胺酮	可能有效——需监测窄的治疗窗
硬膜外局麻药加阿片类药物	有效
硬膜外混合液中加可乐定	没有明确的益处
硬膜外混合液中加肾上腺素	胸段硬膜外镇痛中有效

11. 讨论

2007 年，有篇综述总结了术后镇痛影响术后主要并发症的临床证据，得出以下结论[102]：硬膜外镇痛减少心血管事件或改善肺功能的作用仅限于高危患者和大血管手术。其中，在某些情况下（如血管内介入手术，或麻痹性肠梗阻时采用腹腔镜技术和快通道手术），硬膜外镇痛的优势并不明显。此外，没有证据表明，神经周围或切口周围输注局麻药、PCA 阿片类药物病人自控镇痛或术后多模式镇痛的方案对减少术后并发症有任何积极的作用，尽管这些措施确实可以提高患者的整体满意度。

事实上，许多学者质疑将硬膜外镇痛作为大手术后镇痛的首选方法。Rawal N.[103]认为，硬膜外镇痛是广为接受的镇痛技术，是术后疼痛管理的"金标准"。然而，新的循证医学结果显示，硬膜外镇痛的益处并不像过去认为的那样明显，硬膜外镇痛可以降低心血管和肺部并发症的发生率，但这些益处仅限于接受胸段硬膜外局麻药镇痛的胸腹大手术高危患者。越来越多的证据表明，创伤较小的区域镇痛技术与硬膜外镇痛一样有效。这些区域镇痛技术包括开胸手术行椎旁阻滞、全髋或全膝关节置换术行股神经阻滞、剖宫产术和结肠手术行切口导管输注、下肢关节置换术行局麻药浸润镇痛等。对于其他大部分手术，切口浸润技术是一项简单安全、易于实施的技术。作者认为，尽管硬膜外镇痛的效果好,但临床医生对这一有创、高成本、费力的技术的期望值也高。出于各种原因,硬膜外镇痛的使用正逐渐减少。因此,是否继续使用硬膜外技术应接受正规机构的审核并仔细评估风险收益比,而不能基于传统观念。

最近出版了急性术后疼痛管理的实践指南。专家建议,管理围术期疼痛的麻醉医师在仔细评估每名患者的风险收益比后,可使用硬膜外或鞘内注射阿片类药物、全身使用阿片类药物和区域阻滞等镇痛技术。这些方法优于"需要时"再肌注阿片类药物。同时,专家和美国麻醉医师协会的委员也认为,治疗方案的选择应基于每名麻醉医师的经验和风险控制能力。连续输注时应特别小心,因为药物蓄积可能会导致不良事件的发生[95]。

12. 结论

尽管已有大量的研究工作,但在术后疼痛管理方面仍有很长的路要走。有必要采用多模式的镇痛方式,如常规使用区域阻滞,不同途径联合使用对乙酰氨基酚、非选择性非甾体抗炎药、COX-2 选择性抑制剂、阿片类药物等镇痛药,针对不同的患者、不同的外科术式和预计的并发症做出合理的选择。辅助用药及非药物治疗在疼痛管理中的作用仍需要进一步明确。今后,需要针对每种手术制定基于循证学的临床镇痛指南,这套指南应同时包括外科术后康复方案。

我们应继续探索疼痛的病理生理,并以此指导新药和新给药系统的研发,以减少术后并发症,促进患者术后康复,提高患者的满意度。医疗工作者需接受疼痛专科培训,其工作应与急性术后疼痛小组的治疗方案相一致,这种工作架构需要相对稳定,需要多学科协作,并与外科和护理部等一起形成统一的镇痛方案。今后,镇痛的概念应延伸到术后远期,并建立术后急性疼痛和慢性疼痛处理小组。

李向南　王乙茹　汪　瑾 译

李盈科 校

参考文献

[1] Boswell MB, Giordano J. Reflection, analysis and change: the decade of pain control and research and its lessons for the future of pain management. Pain Physician 2009; 12(6) 923-928.

[2] Heitz JW, Witkowski T, Viscusi ER. New and emerging analgesics and analgesic technologies for acute pain management. Current Opinion in Anesthesiology 2009; 22(5): 608-617

[3] Shang AB, Gan TJ. Optimizing postoperative pain management in the ambulatory patient. Drugs 2003; 63(9) 855-867

[4] Cousins MJ, Brennan F, Car DB. Pain relief: a universal human right. Pain 2004; 112(1-2) 1-4

[5] Brown AK, Christo PJ, Wu CL. Strategies for postoperative pain management. Best Practice & Research Clinical Anesthesiology 2004; 18(4) 703-717

[6] Joshi GP, Ogunnaike BO. Consequences of inadequate postoperative pain relief and chronic persistent postoperative pain. Anesthesiology Clinics of North America 2005; 23(1) 21-36

[7] Perkins FM, Kehlet H. Chronic pain as an outcome of surgery. A review of predictive factors. Anesthesiology 2004; 93(4) 1123-1133

[8] Kehet H, Jensen TS, Woolf CJ. Persistent postsurgical pain: risk factors and prevention. Lancet 2006; 13; 367(9522) 1618-1625

[9] Clarke H, Bonin RP, Orser BA, Englesakis M, Wijeysundera DN, Katz J. The Prevention of Chronic Postsurgical Pain Using Gabapentin and Pregabalin: A Combined Systematic Review and Meta-Analysis. Anesthesia & Analgesia 2012; 115(2) 428-442

[10] Ip HY, Abrishami A, Peng PW, Wong J, Chung F. Predictors of postoperative pain and analgesic consumption: a qualitative systematic review. Anesthesiology 2009; 111(3) 657-677

[11] Ong CK, Lirk P, Seymour RA, Jenkins BJ. The efficacy of preemptive analgesia for acute postoperative pain management: a meta-analysis. Anesthesia & Analgesia 2005; 100(3) 757-73,

[12] Moiniche S, Kehlet H, Dahl JB. A qualitative and quantitative systematic review of preemptive analgesia for postoperative pain relief: the role of timing of analgesia. Anesthesiology 2002; 96(3) 725-41.

[13] Koppert W, Schmelz M. The impact of opioid induced hyperalgesia for postoperative pain. Best Practice & Research Clinical Anesthesiology 2007; 21(1) 65-83

[14] Wilder-Smith OH, Arendt-Nielsen L. Postoperative Hyperalgesia: its clinical importance and relevance. Anesthesiology 2006; 104(3) 601-607

[15] Lavand'homme P. Perioperative pain. Current Opinion in Anaesthesiology 2006; 19(5) 556-561

[16] Mugabure Bujedo B, Tranque Bizueta I, González Santos S, Adrián Garde R. Multimodal approaches to postoperative pain management and convalescence. Revista de la Sociedad Española de Anestesiología 2007; 54(1) 29-40

[17] Gajraj NM, Joshi GP. Role of cyclooxygenase-2 inhibitors in postoperative pain management. Anesthesiology Clinics of North America 2005; 23(1) 49-72

[18] Kaye AD, Baluch A, Kaye AJ, Ralf G, Lubarsky D. Pharmacology of cyclooxygenase-2 inhibitors and preemptive analgesia in acute pain management. Current Opinion in

Anesthesiology 2008; 21(4) 439-445

[19] Caldwell B, Aldington S, Weartherall M, Schirtcliffe P, Beasley R. Risk of cardiovasc-ular events and celecoxib: a systematic review and meta-analysis. Journal of the Royal Society of Medicine 2006; 99(3) 132-140

[20] Hernández-Díaz S, Varas-Lorenzo C, García Rodríguez LA. Non-steroidal antiinfla-mmatory drugs and the risk of acute myocardial infarction. Basic & Clinical Pharmac-ology & Toxicology 2006; 98(3) 266-274

[21] Clarke R, Derry S, Moore RA.. Single dose oral etoricoxib for acute postoperative pain in adults. The Cochrane Database of Systematic Reviews 2012; 18(4) CD004309

[22] Kranke P, Morin AM, Roewer N, Eberhart LH. Patients' global evaluation of analgesia and safety of injected parecoxib for postoperative pain: a quantitative systematic review. Anesthesia & Analgesia 2004; 99(3) 797-806,

[23] Remy C, Marret E, Bonnet F. State of the art of paracetamol in acute pain therapy. Current Opinion in Anesthesiology 2006; 19(5) 562-565

[24] Remy C, Marret E, Bonnet F. Effects of acetaminophen on morphine side effects and consumption after major surgery: meta-analysis of randomized controlled trials. British Journal of Anaesthesia 2005; 94(4) 505-513

[25] Ong KS, Seymour RA, Lirk P, Merry AF. Combining paracetamol with NSAIDs: A qualitative systematic review of analgesic efficacy for acute postoperative pain. Anesthesia & Analgesia 2010; 110(4) 1170-1179

[26] Miranda HF, Puig MM, Prieto JC, Pinardi G. Synergism between paracetamol and nonsteroidal anti-inflammatory drugs in experimental acute pain. Drugs 2006; 121(1-2) 22-28

[27] Edwards J, Meseguer F, Faura C, Moore RA, McQuay HJ, Derry S. Single dose dipyrone for acute postoperative pain. Cochrane Database of Systematic Reviews 2010; 8(9) CD003227

[28] Derry P, Derry S, Moore RA, McQuay HJ. Single dose oral diclofenac for acute posto-perative pain in adults. Cochrane Database of Systematic Reviews 2009; 15(2) CD004 768

[29] Gan TJ, Daniels SE, Singla N, Hamilton DA, Carr DB. A Novel Injectable Formulation of Diclofenac Compared with Intravenous Ketorolac or Placebo for Acute Moderate-to-Severe Pain After Abdominal or Pelvic Surgery: A Multicenter, Double Blind, Randomized, Multiple-Dose Study. Anesthesia & Analgesia 2012; 115(5) 1212-1220

[30] Barden J, Derry S, Moore RA, McQuay HJ. Single dose oral ketoprofen and dexketop-rofen for acute postoperative pain in adults. Cochrane Database of Systematic Reviews 2009; 7(4) CD007355

[31] Smith LA, Carroll D, Edwards JE, Moore RA, McQuay HJ. Single doses ketorolac and pethidine in acute postoperative pain: systematic review with meta-analysis. British

Journal of Anaesthesia 2000; 84(1) 48-58

[32] Forrest JB, Camu F, Greer IA, H Kehlet, Abdalla M, Bonnet F, et al. Ketorolac, diclofenac and ketoprofen are equally safe for pain relief after major surgery. British Journal of Anaesthesia 2002; 88(2) 227-233,

[33] Moore RA, Derry S, McQuay HJ, Wiffen PJ. Single dose analgesics for acute postoperative pain in adults. Cochrane Database of Systematic Reviews 2011; 7(9) CD008659

[34] Guindon J, Walczak JS, Beaulieu P. Recent advances in the pharmacological-management of pain. Drugs 2007; 67(15) 2121-2133

[35] Grass JA. Patient-controlled analgesia. Anesthesia & Analgesia 2005; 101(5 Suppl) 44-61

[36] Scott LJ, Perry CM. Tramadol: a review of its use in perioperative pain. Drugs 2000; 60(1) 139-176

[37] Lugo RA, Kern SE. The pharmacokinetics of oxycodone. Journal of Pain & Palliative Care Pharmacotherapy 2004; 18(4) 17-30

[38] Kokki H, Kokki M, Sjövall S. Oxycodone for the treatment of postoperative pain. Expert Opinion on Pharmacotherapy 2012; 13(7) 1044-1058

[39] Nossaman VE, Ramadhyani U, Kadowitz PJ, Nossaman BD. Advances in perioperative pain management: use of medications with dual analgesic mechanisms, tramadol & tapentadol. Anesthesiology Clinics 2010; 28(4) 647-666

[40] C.T. Hartrick. Tapentadol immediate release for the relief of moderate to severe acute pain. Expert Opinion on Pharmacotherapy 2009; 10(16) 2687-2696

[41] Vadivelu N, Mitra S, Narayan D. Recent advances in postoperative pain management. The Yale Journal of Biology and Medicine 2010; 83(1) 11-25

[42] Bell RF, Dahl JB, Moore RA, Kalso A. Perioperative ketamine for acute postoperative pain. Cochrane Database of Systematic Reviews 2006; 25(1) CD004603

[43] Laskowski K, Stirling A, McKay WP, Lim HJ. A systematic review of intravenous ketamine for postoperative analgesia. Canadian Journal of Anaesthesia 2011; 58(10) 911-923

[44] Blaudszun G, Lysakowski C, Elia N, Tramer MR. Effect of perioperative systemic α-2 agonists on postoperative morphine consumption and pain intensity: systematic review and meta-analysis of randomized controlled trials. Anesthesiology 2012; 116(6) 1312-1322

[45] Dauri M, Faria S, Gatti A, Celedonio L, Carpenedo R, Sabato AF. Gapapentin and pregabalin for the acute postoperative pain management. A systematic-narrative review of the recent clinical evidences. Current Drugs Targets 2009; 10(8) 716-733

[46] Engelman E, Cateloy F. Efficacy and safety of perioperative pregabalin for postopera-

tive pain: a meta-analysis of randomized-controlled trials. Acta Anaesthesiologica Scandinavica 2011; 55(8) 927-943

[47] Wang B, He KH, Jiang MB, Liu C, Min S. Effect of prophylactic dexamethasone on nausea and vomiting after laparoscopic gynecological operation: meta-analysis. Middle East Journal of Anesthesiology 2011; 21(3) 397-402

[48] Rawlinson A, Kitchingham N, Hart C, McMahon G, Ong SL, Khanna A. Mechanism of reducing postoperative pain, nausea and vomiting: a systematic review of current techniques. Evidence-Based Medicine 2012; 17(3) 75-80

[49] Schaub I, Lysakowski C, Elia N, Tramér MR. Low-dose droperidol (≤ 1mg or ≤ 15 μg/ kg-1) for the prevention of postoperative nausea and vomiting in adults: quantitative systematic review of randomized controlled trials. European Journal of Anaesthesiology 2012; 29(6) 286-294

[50] Vigneault L, Turgeon AF, Coté D, Lauzier F, Zarychanski R, Moore L, et al. Perioperative intravenous lidocaine for postoperative pain control: a meta-analysis of randomized controlled trials. Canadian Journal of Anesthesia 2010; 58(1) 22-37

[51] McCarthy CG, Megalla SA, Habib AS. Impact of intravenous lidocaine infusion on postoperative analgesia and recovery from surgery: a systematic review of randomized controlled trials. Drugs 2010; 70(9) 1149-1163

[52] De Oliveira GS Jr, Fitzgerald P, Streicher LF, Marcus RJ, McCarthy RJ. Systemic lidocaine to improve postoperative quality of recovery after ambulatory laparoscopic surgery. Anesthesia & Analgesia 2012; 115(2) 262-267

[53] Albrecht E, Kirkham KR, Liu SS, Brull R. Peri-operative intravenous administration of magnesium sulphate and postoperative pain: a meta-analysis. Anaesthesia 2013; 68(1) 79-90

[54] White PF. The changing role of non-opioid analgesic techniques in the management of postoperative pain. Anesthesia & Analgesia 2005; 101(5 Suppl) 5-22

[55] Aubrun F, Mazoit JX, Riou B. Postoperative intravenous morphine titration. British Journal of Anaesthesia 2012; 108(2) 193-201

[56] Mayes S, Ferrone M. Fentanyl HCI patient-controlled iontophoretic transdermal system for the management of acute postoperative pain. The Annals of Pharmacotherapy 2006; 40(12) 2178-2186

[57] Añez Simón C, Rull Bartomeu M, Rodríguez Pérez A, Fuentes Baena A. Intranasal opioids for acute pain. Revista de la Sociedad Española de Anestesiología 2006; 53(10) 643-652

[58] Viscusi ER. Patient-controlled drug delivery for acute postoperative pain management: a review of current and emergency technologies. Regional Anesthesia and Pain Medicine 2008; 33(2) 146-158

[59] Richman JM, Liu SS, Courpas G, Wong R, Rowlingson AJ, McGready J et al. Does

continuous peripheral nerve block provide superior pain control to opioids? A Meta-analysis. Anesthesia & Analgesia 2006; 102(1) 248-257

[60] Handley GH, Silbert BS, Mooney PH, Schweitzer SA, Allen NB. Combined general and epidural anaesthesia versus general anaesthesia for major abdominal surgery: post anesthesia recovery characteristics. Regional Anesthesia and Pain Medicine 1997; 22(5) 435-441

[61] Wheatley RG, Schug SA, Watson D. Safety and efficacy of postoperative epidural analgesia. British Journal of Anaesthesia 2001; 87(1) 47-61

[62] Wigfull J, Welchew E. Survey of 1057 patients receiving postoperative patientcontro-lled epidural analgesia. Anaesthesia 2001; 56(1) 70-75

[63] Block BM, Liu SS, Rowlingston AJ, Cowan AR, Cowan JA Jr, Wu CL. Efficacy of post-operative epidural analgesia: A meta-analysis. The Journal of the American Medical Association 2003; 290(18) 2455-2463

[64] Rodgers A, Walker N, Schug S, McKee A, Kehlet H, Van Zundet A, et al. Reduction of postoperative mortality and mobility with epidural or spinal anaesthesia: results from overview of randomized trial. British Medical Association 2000; 321(7275) 1493-1496

[65] Peyton PJ, Myles PS, Silbert BS, Rigg JA, Jamrozik K, Parsons R. Perioperative epidural analgesia and outcome after major abdominal surgery in high-risk patients. Anesthesia & Analgesia 2003; 96(2) 548-554

[66] Rigg JR, Jamrozik K, Myles PS, Silbert BS, Peyton PJ, Parsons R, Collins KS., MASTER Anaesthesia Trial Study Group: Epidural Anaesthesia and analgesia and outcome of major surgery: a randomized trial. Lancet 2002; 359(9314) 1276-1282

[67] Hermanides J, Hollmann MW, Stevens MF, Lirk P. Failed epidural: causes and mana-gement. British Journal of Anaesthesia 2012; 109(2) 144-154

[68] Kehlet H. Procedure-specific postoperative pain management. Anesthesiology Clinics of North America 2005; 23(1) 203-210

[69] Low J, Jonhnston N, Morris C. Epidural analgesia: First do no harm. Anaesthesia 2008; 63(1) 1-3

[70] Scarci M, Joshi A, Attia R. In patients undergoing thoracic surgery is paravertebral as effective as epidural analgesia for pain management? Interactive Cardiovascular Tho-racic Surgery 2010; 10(1) 92-96

[71] Yeager MP, Rosenkranz KM. Cancer recurrence after surgery: A role for regional ana-esthesia. Regional Anesthesia and Pain Medicine 2010; 35(6) 483-484

[72] Chang CC, Lin HC, HW Lin, Lin HC. Anesthetic management and surgical site infect-ions in total hip and knee replacement: A population-based study. Anesthesiology 2010; 113(2) 279-284

[73] Tsui BCH, Green JS. Type of anaesthesia during cancer surgery and cancer recurrence. British Medical Journal 2011; 342: d1605

[74] Cheema S, Richardson J, McGurgan P. Factors affecting the spread of bupivacaine in the adult thoracic paravertebral space. Anaesthesia 2003; 58(7) 684-687.

[75] Davies RG, Myles PS, Graham JM. A comparison of the analgesic efficacy and side effects of paravertebral vs. epidural blockade for thoracotomy: A systematic review and meta-analysis of randomized trials. British Journal of Anaesthesia 2006; 96(4) 418-26

[76] Schnabel A, Reichl SU, Kranke P, Pogatzki-Zahn EM, Zahn PK. Efficacy and safety of paravertebral blocks in breast-surgery: a meta-analysis of randomized trials. British Journal of Anaesthesia 2010; 105(6) 842-852

[77] Bernards CM. Recent insights into the pharmacokinetics of spinal opioids and the relevance to opioid selection. Current Opinion in Anaesthesiology 2004; 17(5) 441-447

[78] Bujedo BM, Santos SG, Azpiazu AU. A review of epidural and intrathecal opioids used in the management of postoperative pain. Journal of Opioid Management 2012; 8(3) 177-192

[79] Hartrick CT, Hartrick KA. Extended-released epidural morphine (Depodur™): review and safety analysis. Expert Review of Neurotherapeutics 2008; 8(11) 1641-1648,

[80] Sumida S, Lesley MR, Hanna MN, Murphy JD, Kumar K, Wu CL. Meta-analysis of the effect of extended-release epidural morphine versus intravenous patient-controlled analgesia on respiratory depression. Journal of Opioid Management 2009; 5(5) 301-305

[81] Niemi G. Advantages and disadvantages of adrenaline in regional anaesthesia. Best Practice & Research Clinical Anaesthesiology 2005; 19(2) 229-245

[82] Congedo E, Sgreccia M, De Cosmo G. New Drugs for epidural analgesia. Current Drug Targets 2009; 10(8) 696-706

[83] Albrecht E, Kirkham KR, Liu SS, Brull R. The analgesic efficacy and safety of neuraxial magnesium sulphate: a quantitative review. Anaesthesia 2013; 68(2): 190-202.

[84] Mugabure Bujedo B. A clinical approach to neuraxial morphine for the treatment of postoperative pain. Pain Research and Treatment 2012; 2012:612145

[85] Rathmell JP, Lair TR, Nauman B. The role of intrathecal drugs in the treatment of acute pain. Anesthesia & Analgesia 2005; 101(5 Suppl), S30-S43

[86] Meylan N, Elia, Lysakowski, Tramèr MR. Benefit and risk of intrathecal morphine without local anaesthetic in patients undergoing major surgery: meta-analysis of randomized trials. British Journal of Anaesthesia 2009; 102(2) 156-67

[87] Elia N, Lysakowski C, Tramèr MR. Does multimodal analgesia with acetaminophen, no steroidal anti-inflammatory drugs, or selective cyclooxygenase-2 inhibitors and patient-controlled analgesia morphine offer advantages over morphine alone? Meta-analyses of randomized trials. Anesthesiology 2005; 103(6) 1296–1304

[88] Remy C, Marret E, Bonnet F. Effects of acetaminophen on morphine side effects and consumption after major surgery: meta-analysis of randomized controlled trials.

British Journal of Anaesthesia 2005; 94(4) 505–513

[89] Engelman E, Marsala C. Efficacy of adding clonidine to intrathecal morphine in acute postoperative pain: a meta-analysis. British Journal of Anaesthesia 2013; 110(1) 21-7

[90] Liu SS, Richman JM, Thyrby RC, Wu CL. Efficacy of continuous wound catheters delivering local anesthetic for postoperative analgesia: a quantitative and qualitative systematic review of randomized controlled trials. Journal of the American College of Surgeons 2006; 203(6) 914-932

[91] Gupta A, Favaios S, Perniola A, Magnuson A, Berggren L. A meta-analysis of the efficacy of wound catheters for postoperative pain management. Acta Anaesthesiologica Scandinavica 2011; 55(7) 785-796

[92] Rawal N, Borgeat A, Scott N. Wound catheters for postoperative pain: overture or finale? Acta Anaesthesiologica Scandinavica 2012; 56(3) 395-396

[93] Bertoglio S, Fabiani F, Negri PD, Corcione A, Merlo DF, Cafiero F, et al. The Postoperative Analgesic Efficacy of Preperitoneal Continuous Wound Infusion Compared to Epidural Continuous Infusion with Local Anesthetics after Colorectal Cancer Surgery: A Randomized Controlled Multicenter Study. Anesthesia & Analgesia 2012; 115(6) 1442-50

[94] Procedure-Specific Postoperative Pain Management (PROSPECT). Available at: www.postoppain.org. Accessed July 18, 2013

[95] Practice guidelines for acute pain management in the perioperative setting. An updated report by the American Society of Anesthesiologists Task Force on Acute Pain Management. Anesthesiology 2012; 116(2) 248-273

[96] Curatolo M, Sveticic G. Drug combinations in pain treatment: a review of the published evidence and a method for finding the optimal combination. Best Practice & Research Clinical Anaesthesiology 2002; 16(4) 507-519

[97] Santeularia MT, Catalá E, Genové M, Revuelta M, Moral MV. New trends in the treatment of postoperative pain in general and gastrointestinal surgery. Cirugía Española 2009; 86(2) 63-71

[98] White PF, Ofelia L. The role of multimodal analgesia in pain management after ambulatory surgery. Current Opinion in Anaesthesiology 2010; 23(6) 697-703.

[99] Joshi GP. Multimodal analgesia techniques and postoperative rehabilitation. Anesthesiology Clinics of North America 2005; 23(1) 185-202

[100] Varadhan KK, Neal KR, Dejong CHC, Fearon CH, Ljungqvist O, Lobo DN. The enhanced recovery after surgery (ERAS) pathway for patients undergoing major elective open colorectal surgery: a meta-analysis of randomized trials. Clinical Nutrition 2010; 29(4) 434-440

[101] Spanjersberg WR, Reurings J, Keus F, van Laarhoven CJ. Fast track surgery versus conventional recovery strategies for colorectal surgery. Cochrane Database of

Systematic Reviews 2011; 2: CD007635

[102] Liu SS, Wu CL. Effect of postoperative analgesia on major postoperative complications: a systematic update of the evidence. Anesthesia & Analgesia 2007; 104(3) 689-702

[103] Rawal N. Epidural technique for postoperative pain: gold standard no more? Regional Anesthesia and Pain Medicine 2012; 37(3) 310-7.

第 5 章

无创神经调节技术治疗慢性疼痛

Richard Rokyta, Jitka Fricova

1. 引言

无创神经电刺激推荐用于治疗持续 6 个月以上的慢性神经疼痛患者。

神经电刺激技术在慢性疼痛的治疗中占有重要地位。本章节将介绍经皮神经电刺激（transcutaneous electrical nerve stimulation，TENS）、重复经颅磁刺激（repetitive transcranial magnetic stimulation，rTMS）以及经颅直流电刺激（transcranial direct current stimulation，tDCS）的主要作用机制及疗效。除介绍疗效外，本章节还将详细描述和讨论这些治疗方法的副作用及并发症。总之，我们高度推荐神经调节（神经电刺激）技术用于药物疗效不佳的各种疼痛的治疗。

2. 神经电刺激技术

作为疼痛治疗的一种手段，神经电刺激对药物疗效不佳的慢性疼痛患者已展现出特别的功效。目前，只有在其他方法无效时才会选择神经电刺激治疗，但可以想象，在不久的将来，神经电刺激法有可能成为一线的疼痛治疗方法。慢性疼痛在成年人中的发生率高达 30%。尽管有些作者认为其发生率小于 10%，但也有一些研究人员（尤其是在发达国家的研究人员）认为，慢性疼痛的发生率高达 50%。神经电刺激技术主要用于改善长期治疗无效的慢性顽固性疼痛。有创或无创性神经电刺激常被推荐用于持续 6 个月以上的慢性神经病理性疼痛患者，且患者对现有的一线和二线镇痛疗法没有反应或者一线和二线镇痛疗法产生了难以接受的副作用。根据有无创伤，神经电刺激疼痛治疗可分为有创和无创两种[29-32]。

3. 有创神经电刺激技术

- PNS——周围神经电刺激（peripheral nerve stimulation）

- SCS——脊髓电刺激（spinal cord stimulation）：刺激前外侧和背侧脊髓束
- DBS——深部脑刺激（deep brain stimulation）
- MCS——运动皮层刺激（motor cortex stimulation）[29]
- 迷走神经电刺激[37]
- 枕大神经电刺激[22, 23]

4. 无创神经电刺激技术

- TENS——经皮神经电刺激（transcutaneous electrical nerve stimulation）
- rTMS——重复经颅磁刺激（repetitive transcranial magnetic stimulation）[10]
- tDCS——经颅直流电刺激（transcranial direct current stimulation）

5. 经皮神经电刺激（TENS）

　　TENS 是一种简单但应用相对较少的方法，其缓解疼痛的机制可能涉及几个方面[10]。该技术不但便宜而且无创，但有关其有效性的研究证据整体质量较低[26]。狭义的 TENS 是指由相应装置产生的电流通过体表电极刺激皮肤感觉神经，从而起到减轻急性或慢性疼痛的作用。TENS 的治疗靶点是针对疼痛部位，而不是特定的神经。根据刺激频率的不同，TENS 可分为低频电刺激（频率<10Hz）和高频电刺激（频率 >10Hz）两种。TENS 镇痛的生物学基础尚未明确，"门控理论"曾经是最合理的解释，但近年来，影响内源性阿片样物质的释放已成为大家最为接受的解释[11]。

　　经皮神经电刺激通过多种途径发挥作用，其适应证及使用方法如下：

- TENS 刺激感觉神经，激活内源性阿片肽系统，刺激脑啡肽和内啡肽的释放，并加快刺激区域的血流。
- 低频和高频 TENS 均具有缓解疼痛的作用。
- TENS 通过促进中枢神经系统 μ 和 δ 阿片样物质的释放以及减少 P 物质而发挥作用。
- TENS 可影响心血管系统：提高心率和降低血压[18, 24]。
- TENS 作用于屏障及其皮区时，可用于盆腔痛的治疗[37]。
- 在老年患者中，TENS 可作为替代药物治疗的有效方法[1]。
- TENS 可用于治疗肌肉痉挛和特定区域的疼痛，如手术瘢痕疼痛或者带状疱疹后遗神经痛。
- TENS 使用简便，患者可在家中自己治疗。
- TENS 作为一种电针镇痛方法，通过刺激 T_{10}，T_{11}，T_{12} 及 L_1 神经分布区，

可用于分娩镇痛。

- TENS 可作为康复治疗的补充疗法，阈刺激可影响脊髓功能，阈上刺激可影响脊髓上中枢神经系统的调控功能。
- TENS 对神经病理性疼痛也有效（包括糖尿病神经病理性疼痛[34]、残肢痛与幻肢痛、带状疱疹后遗神经痛、脊髓损伤[27,5]和纤维肌痛症[4]）；此外，近年来 TENS 已开始用于癌痛的治疗[19]。
- TENS 禁止用于心脏起搏器植入患者。

许多补充疗法对于老年患者有一定功效，包括针灸、TENS 和按摩等。这些方法有助于缓解疼痛和焦虑，值得进一步研究。

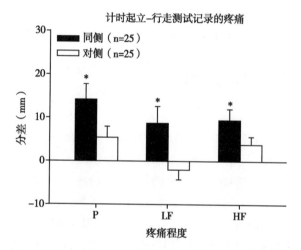

同侧和对侧膝关节行经皮神经电刺激时，采用计时起立—行走测试（Timed "Up & Go" Test, TUG）评估的运动诱发痛的分差。结果显示三组[TENS安慰组（P）、低频 TENS 组（LF）、高频 TENS 组（HF）]的同侧膝关节疼痛评分均显著降低。数据用均数与标准误表示。* 与基础值比较有显著性差异[33]

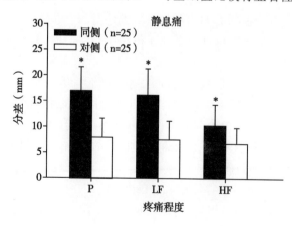

经皮神经电刺激时同侧和对侧膝关节静息痛的分差。三组［TENS 安慰组（P）、低频 TENS 组（LF）、高频 TENS 组（HF）］的同侧膝关节疼痛评分均显著降低。数据用均数±标准误表示。* 与基础值比较有显著性差异[33]。

在这项研究中，参与者在 92% 的时间里可以正确识别真的经皮神经电刺激。这与我们之前报告的健康对照组对真的经皮神经电刺激的反应相似。虽然参与者能辨别真的经皮神经电刺激，但真 TENS 组和 TENS 安慰组之间的主观疼痛评分并无差异。TENS 的电刺激方式很难做到盲法，很少有研究能对 TENS 刺激使用盲法[33]。

总之，该项随机临床试验研究了单独使用高频 TENS 和低频 TENS 对膝关节骨性关节炎疼痛和功能的影响。通过使用不同的观察指标、不同频率和改进的安慰治疗，观察了 TENS 对膝关节骨性关节炎疼痛的疗效。初步研究观察了一系列预后指标，以验证 TENS 在动物模型中的作用，并通过双盲试验评估了 TENS 的有效性。采用 PPT 作为疼痛敏感性的客观指标，结果发现 HF-TENS 和 LF-TENS 均能减少原发性痛觉过敏，但只有 HF-TENS 可减少骨性关节炎患者的继发性痛觉过敏。皮肤机械痛和热痛的定量感觉测试结果并不受 HF-TENS、LF-TENS 或 TENS 安慰治疗的影响，表明 TENS 对皮肤痛觉过敏无作用，或者也有可能骨性关节炎参与者并没有皮肤机械痛敏和热痛敏。所有治疗措施对主观的疼痛指标均有相似但较微弱的效果，提示 TENS 具有安慰剂作用[33]。

TENS 治疗的副作用：

低强度的高频 TENS 可引起刺激区域感觉异常，而高强度的低频 TENS 可引起尖锐的刺感，甚至肌肉收缩。这些感觉妨碍了对照试验中盲法的使用[21]。

心脏起搏器植入者绝对禁止使用 TENS。

6. 重复经颅磁刺激（rTMS）

重复经颅磁刺激（rTMS）用于各种神经系统疾病（如慢性疼痛疾病）的治疗已超过 20 年。

rTMS 是一种无创治疗，几乎没有任何副作用。

2008 年，美国批准左背外侧前额叶皮层 rTMS 用于抑郁症的治疗。

TMS 治疗时可以使用单脉冲刺激（单脉冲 TMS），也可使用可变间隔的双脉冲刺激（双脉冲 TMS）或重复脉冲刺激（rTMS）。

根据所选择的频率，rTMS 可分为快速型和慢速型。快速型即高频 rTMS，工作频率在 1Hz 以上；慢速型即低频 rTMS，工作频率在 1Hz 或更低。

这种分类方法依据的是低频或高频刺激引起的各种生理效应和风险程度。

rTMS 的作用涉及多种机制，包括类似于实验性突触长时程抑制（long term

depression, LTD) 和长时程增强（long-potentiating, LTP）机制的改变、反馈回路的激活以及神经元兴奋性的改变。使用 rTMS 治疗疼痛是源于证明大脑皮层刺激作用的实验。这一方法的开拓者是巴黎的 lefaucheur（2004，2008）[11-13] 和 Leung 等人（2009）[17]，他们给健康志愿者使用 rTMS 时观察到了痛觉阈值的下降。

后来证明 rTMS 对各类慢性疼痛患者都有效。运用成像技术的相关研究表明，rTMS 不仅可引起大脑内的电化学变化，而且还可导致大脑皮层及其他慢性疼痛相关脑区的重组（结构改变）。

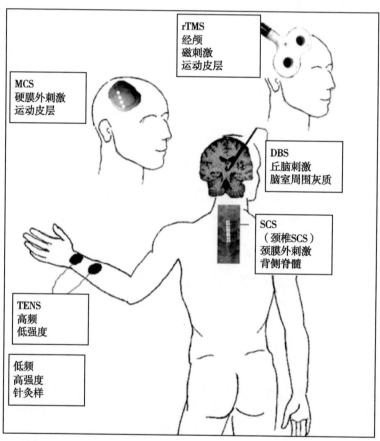

图 5-1 欧洲神经病协会联盟神经病理性疼痛神经电刺激治疗指南[6]

TMS 的原理是在强度为 1～2T 的磁场下，产生一个作用于神经元细胞膜的电场，从而改变电化学膜的电位。

rTMS 治疗疼痛的作用机制：rTMS 缓解疼痛的确切机制尚不明确。对于各种药物治疗效果不佳的疼痛综合征，刺激运动皮层可缓解疼痛。使用 rTMS 刺激运动皮层可改变健康人群的感觉阈值，抑制脊髓丘脑束中感觉信号的传递；

rTMS 可诱导突触传递的长时程增强,其作用取决于每次治疗时的刺激时间。

刺激效应的测定:我们研究[10],在 rTMS 使用前后进行视觉模拟评分(visual analogue scale,VAS)和定量感觉测试(quantitative sensory testing,QST),以评估 rTMS 的作用。QST 由热刺激(测定热敏阈值)和触觉测试(使用 von Frey 探针)组成。

对侧运动皮层刺激可立即发挥作用,并与减轻疼痛的刺激水平相关。给予刺激后可有短暂的疼痛加剧、热阈值和触觉的改变。rTMS 缓解疼痛的作用常在治疗后 2~4 天出现。rTMS 的效果取决于疼痛的来源和部位以及感觉障碍的程度。

除了镇痛作用之外,rTMS 还可用于确定大脑皮层刺激对特定的病人是否有效。

6.1　适合 rTMS 刺激的疼痛种类

慢性顽固性疼痛:神经病理性疼痛(带状疱疹后遗神经痛)、中风后疼痛、去神经支配性疼痛(臂丛神经撕脱伤后常见)、三叉神经痛、丘脑疼痛。镇痛的其他适应证包括非典型口面部疼痛[10]、椎管狭窄、腰腿痛、幻肢痛、残肢痛、KRB 综合征、纤维肌痛症和偏头痛。目前已有规范化的神经电刺激最优方案,可参见欧洲神经科学协会联盟的神经病理性疼痛神经电刺激治疗指南(G. Cruccu TZ Aziz,L. Garcia-Larrea,d,P. Hansson,TS Jensen;J.-P. Lefaucheur,BA Simpson,RS Taylor,European Journal of Neurology 2007)。

按指南使用的 rTMS 是一种安全无创的治疗疼痛的神经调节方法,为慢性顽固性疼痛提供了进一步的治疗方法。我们的研究已经证实 rTMS 对三叉神经痛和口面部疼痛有效。我们发现大部分患者的疼痛发作性质发生了改变且发作频率明显减少。研究组中,2 例患者疼痛完全缓解,1 例患者在刺激治疗 2 年后发现合适的皮层刺激治疗方案[8-10]。

rTMS 用于慢性顽固性疼痛治疗时,适于对止痛药物无反应的疼痛和病因难于去除的疼痛。如能证明 rTMS 有镇痛作用,那么就可以考虑将其列入目前的疼痛治疗方案[30]。磁刺激的优势在于,它是一种无创治疗,且不费时。在 rTMS 用于慢性疼痛治疗前,需要先确定每次刺激的强度和持续时间,以确保取得最佳的疗效。通过进行主观疼痛评估、VAS 评分以及 QTS 客观评估,我们发现 20Hz 刺激比 10Hz 刺激更有效[9]。客观评估时,触觉测试较为重要,而热阈值测定相对不重要。两个治疗组(阳性刺激和假刺激)的人群基线特征和临床特征具有可比性。患者对 rTMS 治疗的耐受性较好,无严重不良反应。我们的研究结合了假刺激或真刺激两种情况。与其他神经调节方法相比,rTMS 的另一项优点是设备的价格较便宜。

rTMS 已在健康受试者中进行测试。结果表明，rTMS 能够易化运动诱发电位，这为 rTMS 的作用机制提供了另一种解读，即 rTMS 的作用涉及大脑皮层可塑性的激活[37]。另一种可能的病理生理学解释是，低频刺激（1Hz）可降低人运动皮层兴奋性回路的活性。我们的研究结果并未完全证实这一假说。rTMS 在抑郁症、帕金森病、脊髓小脑变性、癫痫、尿失禁、运动障碍、慢性疼痛、偏头痛与慢性耳鸣等疾病中的作用也有研究。与硬膜外运动皮层刺激和经颅直流电刺激相比，rTMS 有很好的疗效和性价比。rTMS 在猴子身上也进行了测试，结果发现其效果主要取决于神经病理性疼痛的种类[16, 17]。

rTMS 不仅能缓解主观性疼痛[16, 17]，而且可改变定量感觉测试的结果，如热阈值[14, 15]和触觉阈值[14, 15]的变化。采用 von Frey 纤毛可方便地检测触觉阈值，而 Peltier 热发生器可用于确定热阈值的变化[14, 17]。

口面部疼痛的患病率在不同的研究中有很大差别，主要取决于疼痛的来源。总体而言，口面部疼痛可影响 10%～50% 的成年人。面部疼痛最常由牙痛引起，常从牙科修复或牙科手术后开始，表现为顽固性疼痛且药物治疗无效。最近的研究表明，非典型性牙痛的病理生理涉及外周和中枢神经机制。

rTMS 对疼痛（主要是神经病理性疼痛）有短期疗效：以往的研究已证实，高频率（>1Hz）rTMS 治疗面部疼痛时可刺激 M1 区。rTMS 刺激 M1 区可改变这一区域及相关区域的热痛阈值。有意思的是，背外侧前额叶皮层（dorsolateral prefrontal cortex，DLPFC）的线圈放置区域对疼痛认知和情感处理的神经元回路有重要影响。

5.2 重复经颅磁刺激对疼痛的其他影响

1Hz（低频）rTMS 可减轻由辣椒素引起的急性疼痛，暂时缓解幻肢痛，并减轻纤维肌痛。高频 rTMS 可改变慢性疼痛患者的痛阈。高频 rTMS（5～10Hz）还可缓解由脊髓损伤和外周神经损伤引起的去神经支配性顽固性疼痛。我们采用 20Hz 的刺激，扩大了高频刺激的适应证，结果表明 20Hz 刺激非常适合口面部疼痛的治疗。

rTMS 可抑制对复杂性区域疼痛综合征（complex regional pain syndrome，CRPS）疼痛的感知，减轻神经病理性疼痛，尤其是中枢性疼痛。rTMS 还能有效治疗有先兆或无先兆的偏头痛。此外，低频经颅 rTMS（1Hz）对偏头痛有预防作用。

我们的研究证实，将频率为 20Hz 的 rTMS 功能定位于疼痛相应躯体部位对侧的运动皮层，可有效治疗口面部慢性疼痛。组内和组间 VAS 主观评分结果显示，与对照组相比，rTMS 具有即时和延迟性的治疗效果。VAS 评分的结果与以往的研究结果相一致。两组间的热感觉变化无统计学差异。组内比较结果表明，重复经颅磁刺激后，热空气刺激时的热阈值降低。有研究证实，rTMS 可降低冷空气和热空气刺激的温度阈值[14, 15]。但也有研究显示，rTMS 刺激后热空气刺激时的热阈值升高。触觉的组间比较结果显示，重复刺激具有急性效应（第 2、4 和第 5 天），但经过较长时间间隔（21 天）后作用消失。研究表明，rTMS 可影响 QST，尤其可降低触觉（机械性）的阈值，这也支持了痛觉区域中触觉和热觉的调控与皮层刺激的镇痛效应之间存在相互作用的假说[15, 16]。

我们的研究结果表明，采用高频 rTMS 增加脉冲数量以及增加刺激次数[17]可提高疼痛治疗的效果，这与以往的研究结果一致。缓解疼痛的最佳刺激频率仍有待确定。我们的研究结果支持使用 20Hz 的 rTMS。对于药物治疗无效的慢性偏头痛，rTMS 似乎是一种安全和有效的治疗方法[20]。今后，需进一步研究影响 rTMS 疗效的因素（大脑皮层的兴奋性变化、更有效的抗伤害性感受控制），同时需寻找最佳的刺激参数（刺激的强度、频率、次数和持续时间）。此外，今后需寻找控制偏头痛的最佳皮层调控区，明确哪一侧刺激更有效，尽管目前多采用左侧刺激以控制疼痛。

6.3　rTMS 的并发症

低频 rTMS 刺激可引起恶心，这可能与刺激了后颅窝有关。前运动皮层 rTMS 可降低继发性全身肌张力障碍引起的痛性躯干痉挛[14-17]。rTMS 还有其他副作用，对照患者可随机发生抽搐，有 1 例患者发生了抑郁和顶叶癫痫发作。副作用还包括引发癫痫发作（少于 1% 的患者），这在高频 rTMS 时较多，低频 rTMS 时很少发生。另一个常见的问题是短暂性疼痛，疼痛可精确定位并与刺激的部位有关。

7. 经颅直流电刺激（tDCS）

经颅直流电刺激（transcranial direct current stimulation，tDCS）是另一种简单无创的神经电刺激技术。刺激时在头部放置负极和正极两个电极，使用低强度直流电（$0.029 \sim 0.08 \text{mA/cm}^2$）刺激颅骨的表面。tDCS 是一项无创刺激技术，与其他神经调节技术相比，它价格不贵且使用方便[9]。tDCS 的正极刺激可增加皮层的兴奋性，而负极刺激则降低兴奋性。对于慢性疼痛、神经精神疾病和其他神经系统紊乱，tDCS 一种很有前景的治疗方法。

7.1　tDCS 的作用机制

tDCS 可影响大脑运动皮层的兴奋性，人体的运动皮层为 M1 区（前中央回）。正极刺激时可通过去极化，影响氨基丁酸能系统，从而增加大脑皮层细胞的兴奋性。正极刺激可降低大脑皮层中的 GABA 浓度。负极刺激则通过使谷氨酸系统发生超极化,降低大脑皮层兴奋性。负极刺激会产生稳态效应。低电流可通过增加生物膜对离子和大分子、小分子的渗透性,快速增加生物膜的电导率。tDCS 还可增加细胞内的钙浓度。神经重塑可通过改变阿片受体的活性[7]、谷氨酸、GABA、多巴胺(D1 和 D2 受体)、5- 羟色胺和胆碱能系统[25],起到调节运动皮层的作用。负极刺激可抑制神经重塑,而正极刺激可促进重塑。尼古丁可抑制负极刺激后抑制性突触改变,并可抑制正极刺激后易化性突触改变。研究表明 tDCS 可刺激神经胶质细胞;tDCS 不仅可影响神经重塑性,而且还具有神经保护作用。

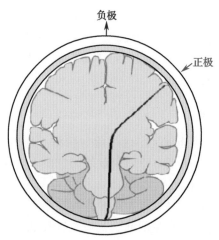

图 5-2　tDCS 直流电刺激的正极和负极位置

7.2　tDCS 的适应证

tDCS 的适应证包括难治性口面部疼痛、内镜下逆行胰胆管造影(endoscopic retrograde cholangiopancreatography,ERCP)术后疼痛、三叉神经痛、纤维肌痛症[35]、幻肢痛[3]和背痛[28]等慢性神经病理性疼痛[13]。

精神疾病方面的适应证包括:抑郁(包括严重抑郁症)、双相情感障碍、精神分裂症、老年痴呆症(主要通过正极刺激作用于氨基丁酸能通路而发挥作用)以及联想学习的调节。神经系统疾病方面的适应证包括:帕金森病、脑卒中后癫痫发作和耳鸣。

7.3　tDCS 展望

tDCS 刺激对于前额叶背外侧皮层和其他扩布区域尤其有用[27]。最近有研究[12]采用随机交叉设计,每名参与者分别接受 13 分钟假刺激、单正极刺激或双极 tDCS 刺激，刺激强度为 1mA。tDCS 正极放置在由 TMS 定位的非优势侧桡侧腕伸长肌（extensor carpi radialis longus，ECRL）的"热点"。采用随机补偿法决定三次刺激的顺序，两次刺激之间休息一周。为了达到上述要求，使用 tDCS 仪器时，采用编码确定给予有效刺激还是无效刺激（假刺激）。假刺激时，随机给予 50% 的单侧刺激和 50% 的双侧刺激作为假刺激。采用单脉冲和双脉冲 TMS 评估单侧刺激、双侧刺激和假刺激对右侧 M1 区皮层运动兴奋性和非优势侧左 ECRL 运动功能的后效应。在 tDCS 刺激前、刺激后即刻、刺激后 30 分钟和 60 分钟，给予左侧 ECRL 的皮层区 10 次单脉冲[130% 的活动运动阈值（active motor threshold，AMT）]，10 次双脉冲（70% AMT）和 10 次测试（测试强度设定为产生约 1mV 的运动诱发电位）TMS 刺激。tDCS 刺激前后随机接受 TMS 刺激（单脉冲，双脉冲或测试）（每个时间点 30 次试验）。让参与者仅用左手完成普渡钉板测验，以评估各时间点的运动功能。各时间点的电生理指标的检测在钉板测试前完成，因为已有研究表明，钉板测试可影响运动诱发电位的易化和 SICI 的有效性。研究人员观察了单次单侧刺激、双侧刺激和假刺激对非优势侧肢体运动功能的调节作用以及对运动皮层重塑指数的影响。在健康成人中，单侧 tDCS 和双侧 tDCS 后运动功能的改善程度和运动皮层的重塑相似。因此，两者调节运动功能的生理机制并无差异。然而，现有的数据表明，tDCS 可诱导非优势侧手的行为变化，其机制与使用依赖性的皮层重塑有关，这一作用不受 tDCS 电极排列的影响[12]。

在细胞水平，给予频率为 0.1Hz 的刺激或在特定刺激模式下，直流电刺激（direct current stimulation，DCS）可提高突触通路的可塑性。DCS 可优先调节已

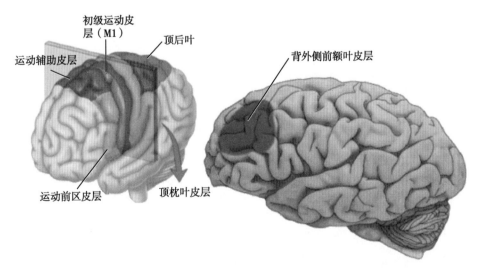

图5-3 tSCS 疗法刺激背外侧前额叶皮层具有广泛的应用前景

激活通路的电位水平。DCS 可通过膜的极化和去除镁离子的阻滞作用来易化长时程增强，但 DCS 只对已激活（通过任务或实验刺激）的通路才有易化作用。DCS 可能由于作用太弱和（或）单独作用时缺乏特异性，以至于不能增强突触效能，但对于被工作任务激活的正在进行的重塑（如 Hebbian）可能有促进作用（即在保留静态突触的同时，沿激活的突触通路调节输入特异性突触可塑性）。在人体，经颅电刺激还可通过加强振荡活动来优先调节神经网络，或者在记忆巩固或突触缩减时优先改变已激活网络的进程[20]。通过活动选择性或输入选择性，解剖特异性和功能特异性并非是相互排斥的，在制定合理的 tDCS 方案时可能需一起考虑。总之，我们认为有必要理解 tDCS 选择性的基础。虽然本章重点讨论了 tDCS，但本章描述的方法同样适用于其他脑刺激术，如 DBS、VNS、TMS、TRNS、TACS 以及基于超声和光学的相关疗法。

史惠静　蔡林林　孙少潇 译

袁红斌 校

参考文献

[1] Abdulla A., Adams N., Bone M., Elliott AM., Gaffin J., Jones D., Knaggs R., Martin D., Sampson L., Schofield P. British Geriatric Guidance on the management of pain in older people. Age Ageing. 2013, 42 Suppl.

[2] Bikson M, Name A, Rahman A.. Origins of specificity during tDCS: anatomical, activity-selective, and input-bias mechanisms. Front Hum Neurosci. 2013, 21

[3] Bolognini N., Olgiati E., Maravita A,. Ferraro F., Fregni F. Motor and parietal cortex stimulation for phantom limb pain and sensations.Pain. 2013; 154(8):1274-80.

[4] Carbonario F., Matsutani LA., Yuan SL., Marques AP. Effectiveness of high-frequency transcutaneous electrical nerve stimulation at tender points as adjuvant therapy for patients with fibromyalgia.Eur J Phys Rehabil Med. 2013; 49(2):197-204.

[5] Celik EC., Erhan B., Gunduz B., Lakse E. The effect of low-frequency TENS in the treatment of neuropathic pain in patients with spinal cord injury. Spinal Cord. 2013; 51(4):334-7.

[6] Cruccu G., Aziz TZ., Garcia-Larrea L, Hansson P., Jensen TS., Lefaucheur JP., Simpson BA., Taylor RS. European EFNS guidelines on neurostimulation therapy for neuropathic pain. Eur. J. Neurol. 2007; 14 (9): 952-70.

[7] DosSantos MF., Love TM., Martikainen IK., Nascimento TD., Fregni F., Cummiford C., Deboer MD., Zubieta JK., Dasilva AF. Immediate effects of tDCS on the μ-opioid system of a chronic pain patient.Front Psychiatry. 2012;3:93.

[8] Fricová J., Klírová M., Novák T., Rokyta R.: Repetitive transcranial stimulation in chronic orofacial neurogenic pain treatment. International Neuromodulation Society – 10th World Congress, 21.5. – 27.5.2011, London, Great Britain.

[9] Fricová J., Klírová M., Šóš P., Tišlerová B., Masopust V., Haeckel M., Rokyta R. Repetitive transcranial stimulation in chronic neurogenic pain. 5th World Congress Institute of Pain, New York, USA, Pain Practice 2009; 9 (Suppl. 3):38.

[10] Fricová J., Klírová M., Masopust V., Novák T,Vérebová K,Rokyta R. Repetitive Transcranial Magnetic Stimulation in the treatment of chronic orofacial pain. Physiol. Res. 2013; 62 (Suppl. 1)

[11] Han JS., Chen XH., Sun SL., Xu XJ., Yuan Y., Yan SC., Hao JX., Terenius L. Effect of low- and high-frequency TENS on Met-enkephalin-Arg-Phe and dynorphin A immunoreactivity in human lumbar CSF. Pain 1991, 47:295–8

[12] Kidgell DJ., Goodwill AM., Frazer AK., Daly RM. Induction of cortical plasticity and improved motor performance following unilateral and bilateral transcranial direct current stimulation of the primary motor cortex. BMC Neurosci. 2013; 1;14(1):64.

[13] Knotkova H., Portenoy RK., Cruciani RA. Transcranial Direct Current Stimulation (tDCS) Relieved Itching in a Patient with Chronic Neuropathic Pain. Clin J Pain. 2013;29(7):621-2.

[14] Lefaucheur JP. Use of repetitive transcranial magnetic stimulation in pain relief. Exper. Rev. Neurother. 2008; 8(5): 799-808.

[15] Lefaucheur JP., Drouot X., Ménard-Lefaucheur I., Keravel Y., Nguyen JP. Motor cortex rTMS in chronic neuropathic pain: pain relief is associated with thermal sensory perception improvement. J. Neurol. Neurosurg. Psychiatry 2008; 79(9): 1044-9.

[16] Lefaucheur JP. The use of repetitive transcranial magnetic stimulation (rTMS) in chronic neuropathic pain. Neurophysiol. Clin. 2006; 36(3): 117-24.

[17] Leung WW., Jones AY., Ng SS., Wong CY., Lee JF. Acupuncture transcutaneous electrical nerve stimulation reduces discomfort associated with barostat-induced rectal distension: a randomized-controlled study. World J Gastroenterol. 2013; 21;19(3): 381-8.

[18] Liebano RE., Vance CG., Rakel BA., Lee JE., Cooper NA., Marchand S., Walsh DM., Sluka KA.Transcutaneous electrical nerve stimulation and conditioned pain modulation influence the perception of pain in humans. Eur J Pain 2013; 6. S. 1532.

[19] Loh J., Gulati A. The Use of Transcutaneous Electrical Nerve Stimulation (TENS) in a Major Cancer Center for the Treatment of Severe Cancer-Related Pain and Associated Disability. Pain Med. 2013; 25.

[20] Magis D., Schoenen J. Advances and challenges in neurostimulation for headaches. Lancet Neurol 2012,11:708–19

[21] Martelletti P., Jensen RH., Antal A., Arcioni R., Brighina F., de Tommaso M., Franzini A., Fontaine D., Heiland M., Jürgens TP., Leone M., Magis D., Paemeleire K., Palmisani S., Paulus W., May A. Neuromodulation of chronic headaches: position statement from the European Headache Federation. The Journal of Headache and Pain 2013, 14:86

[22] Masopust V., Nežádal T. Occipital stimulation –first experiencies (In Czech), Bolest 2012, Suppl. 1,15: 17.

[23] Masopust V., Beneš V., Netuka D., Pollin B., Rokyta R., Stejskal V. The motor cortex stimulation in the treatment of chronic thalamic pain (in Czech). Bolest 2001; 4(2): 91-4.

[24] McNearney TA., Sallam HS., Hunnicutt SE., Doshi D., Chen JD.. Prolonged treatment with transcutaneous electrical nerve stimulation (TENS) modulates neuro-gastric motility and plasma levels of vasoactive intestinal peptide (VIP), motilin and interleukin-6 (IL-6) in systemic sclerosis. Clin Exp Rheumatol. 2013; 7.

[25] Medeiros LF., de Souza IC., Vidor LP., de Souza A., Deitos A., Volz MS., Fregni F., Caumo W., Torres IL. Neurobiological effects of transcranial direct current stimulation: a review. Front Psychiatry. 2012;3:110.Moreno-Duarte I., Morse L., Alam M., Bikson M., Zafonte R., Fregni F. Targeted therapies using electrical and magnetic neural stimulation for the treatment of chronic pain in spinal cord injury. J. Neuroimage.2013; 30. S1053.

[26] Nnoaham KE., Kumbang J. Transcutaneous electrical nerve stimulation (TENS) for chronic pain. Cochrane Database Syst Rev. 2008, 16(3)

[27] O'Connell NE., Cossar J., Marston L., Wand BM., Bunce D., De Souza LH., Maskill DW., Sharp A., Moseley GL. Transcranial direct current stimulation of the motor cortex in the treatment of chronic nonspecific low back pain: a randomized, double-blind exploratory study.Clin J Pain. 2013; 29(1):26-34.

[28] Rokyta R., Kršiak M., Kozák J. eds Pain – the monography of Algesiology, ISBN 978-80-87323-02-01 Tigis, Praha 2012, s.747.

[29] Rokyta R., Fricová J. Neurostimulation Methods in the Treatment of Chronic Pain.Physiol. Res. 2012, 61 (Suppl. 2); 23- 31.

[30] Rokyta R. The pathophysiology of acupuncture (in Czech) Acupunctura Bohemo Slovaca, 2010, 2-3; 16-22.

[31] Rokyta R. The new approaches in the treatment of chronic pain. Joint Conference of the Czech and Slovak Neuroscience Societies, Prague, 2009, 27.

[32] Stein C., Eibel B., Sbruzzi G., Lago PD., Plentz RD. Electrical stimulation and electromagnetic field use in patients with diabetic neuropathy: systematic review and meta-analysis. Rev Bras Fisioter. 2013; 17(2).

[33] Vance CG., Rakel BA., Blodgett NP., DeSantana JM., Amendola A., Zimmerman MB., Walsh DM., Sluka KA. Effects of transcutaneous electrical nerve stimulation on pain, pain sensitivity, and function in people with knee osteoarthritis: a randomized controlled trial. Phys Ther. 2012, 92(7):898-910

[34] Villamar MF., Wivatvongvana P., Patumanond J., Bikson M., Truong DQ., Datta A., Fregni F. Focal modulation of the primary motor cortex in fibromyalgia using 4×1-ring high-definition transcranial direct current stimulation (HD-tDCS): immediate and delayed analgesic effects of cathodal and anodal stimulation. J Pain.2013; 14(4): 371-83.

[35] Zhang X., Cao B., Yan N., Liu J., Wang J., Tung VO., Li Y. Vagus nerve stimulation

modulates visceral pain-related affective memory. Behav Brain Res. 2013, 1;236(1): 8-15.

[36] ZIEMANN U: TMS induced plasticity in human cortex. Rev Neurosci.2004 15 : 253-66,

[37] Zimmer A., Greul F., Meißner W. Pain management in urology. Urologe A. 2013; 52(4):585-95.

第 6 章

肌肉内刺激

Sang-Chul Lee, Young-Jae Kim

1. 引言

慢性疼痛是常见病,发病率相对较高,而治愈率较低[1]。慢性疼痛可导致不同程度的疼痛,甚至残疾,给公众健康带来了严重影响。慢性疼痛大多发生于肌肉骨骼系统[2]。最常见的慢性肌肉骨骼疼痛为腰背痛。然而,即使采用 X 线、计算机断层扫描、磁共振成像、超声、肌电图和神经传导测试等检查方法,也很难发现非特异性脊柱疾病的病理形态学问题[1]。非特异性脊柱疾病存在许多潜在的病因和加重因素。尽管实验室化验和影像学检查可提供大量的肌肉骨骼系统和神经系统的信息,并为诊断提供重要的线索,但在临床实践中,解剖结构异常和临床症状并不一定总是相符[3]。有些患者接受保守治疗、药物治疗和(或)手术等介入治疗后,病情并没有改善,他们仍会寻找更有效的缓解疼痛的方法。

对于药物治疗和介入治疗无效的患者,干针疗法是一种替代性的治疗方法[4]。既往的临床研究表明,干针可刺激肌筋膜疼痛综合征的扳机点(trigger points,MTrP),其效果与注射药局麻药灭活扳机点相当[5]。近年来,加拿大医生 Chan Gunn 开创的肌肉内刺激(intramuscular stimulation,IMS)治疗神经根源性肌筋膜疼痛的方法尤其受到关注[6]。根据 Gunn 的理论,干针不仅应刺激疼痛部位的肌肉,而且还应刺激支配疼痛肌肉相应脊髓节段的椎旁肌肉,将其作为慢性疼痛的治疗靶点。IMS 是一种通过机械刺激脊神经根前后支支配的扳机点或肌肉运动单位的针刺技术。

作为一种可有效缓解慢性疼痛的替代治疗方法,本章将介绍 IMS。

2. IMS 的背景

干针疗法治疗肌肉骨骼疾病是临床经验的拓展。1942 年,Janet Travel 及其同事首先介绍了用盐酸普鲁卡因行肌肉内浸润的方法[7]。1979 年 Lewit 发表相关论文强调，针刺的效应与局部注射的药物无关，针刺主要是通过机械刺激肌筋膜扳机点而发挥治疗作用，此后干针有了更广泛的应用[5]。此外，许多随机临床试验也表明，局部注射不同的药物与干针刺激肌筋膜扳机点的疗效相当[8-9]。

过去的 30 年中，已经提出了数种干针模型。神经根病变模型的提出是基于 Gunn 医生[10]的临床观察经验，此模型称为 IMS，以区别其他干针模型。IMS 技术是基于"肌筋膜疼痛综合征总是由造成外周神经功能紊乱的周围神经病变或神经根病变引起的"这一前提[6]。

3. IMS 的神经根病变模型

在神经根病变模型中，根据 Cannon 和 Rosenblueth 的去神经支配超敏理论[11]，去除神经支配的组织会出现超敏。当神经链的某一部分受到刺激时，该部位及下游区域（肌肉、皮肤、血管、韧带和骨膜）的感受器对化学刺激的敏感性会异常升高，这一效应在直接损伤部位作用最大[10]。最常见的超敏部位是骨骼肌。神经单位受损时，超敏可导致肌肉缩短，从而诱发肌筋膜疼痛综合征[10]。缩短的肌肉可持续牵拉各种组织结构，引起各种各样的疼痛综合征[12]（图 6-1）（表 6-1）。在受累节段的神经背侧支和腹侧支的支配区域可找到神经根病变引起肌肉改变的证据。受累节段神经背侧支支配的椎旁肌缩短（特别是多裂肌）可导致椎间盘受压和椎间孔缩小，或直接压迫神经根，导致周围神经病变、疼痛感受器超敏和疼痛（图 6-2）。

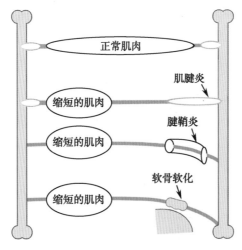

图 6.1　缩短的肌肉通过增加肌腱和关节的牵拉负荷，导致肌腱炎，腱鞘炎和软骨软化

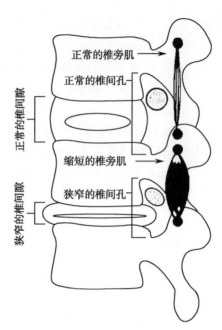

图 6-2 椎旁肌缩短后,通过压迫椎间盘和椎间孔导致神经根受压

神经根病变常伴有部分去神经支配。在创伤、代谢性疾病、退行性病变、中毒及其他疾病中,脊椎病变引起的慢性劳损是导致神经损伤的最常见原因[13]。脊椎病可引起椎间盘结构的退变和形态学改变,以及周围结构的病理解剖改变。由于神经根所处的位置容易受损,脊椎病发生病理解剖改变时,神经根可因压迫、拉伸、异常弯曲和摩擦而受到损伤。神经根病的其他病因还包括蛛网膜炎、神经瘤和椎管内肿瘤等,但临床上较少见。脊椎病的发病率随年龄的增长而增加,反复损伤某一段神经会导致无法自行缓解的临床后遗症,这些后遗症可引起疼痛,也可不引起疼痛[14]。

表 6-1 由肌肉缩短引发的常见肌筋膜疼痛综合征

综合征	缩短的肌肉
跟腱炎	腓肠肌,比目鱼肌
二头肌肌腱炎	肱二头肌
滑囊炎,髌骨前	股四头肌
关节囊炎,冻结肩	肩关节所有肌肉
腕管综合征	旋前圆肌、浅表的肌肉桥、前臂和腕管的营养性水肿
颈部纤维组织炎	颈部椎旁肌
髌骨软化症	股四头肌
狭窄性腱鞘炎	拇长展肌、拇短伸肌

综合征	缩短的肌肉
小关节综合征	附着于小关节的肌肉
纤维肌痛症	多节段肌肉（弥漫性肌筋膜疼痛综合征）
姆外翻	姆长伸肌，姆短伸肌
头痛—额部	上斜方肌，头半棘肌，枕额肌
头痛—颞部	颞肌，斜方肌
头痛—顶部	颈夹肌，上斜方肌，头半棘肌，枕额肌
头痛—枕部	枕下肌肉
髌下肌腱炎	股四头肌
椎间盘	越过椎间盘的肌肉
青少年脊柱侧凸和后凸	引起脊椎侧凸的不平衡的椎旁肌肉（如胸髂肋肌和腰髂肋肌）
腰扭伤	椎旁肌
足底筋膜炎	趾短屈肌、蚓状肌
梨状肌损伤综合征	梨状肌
肩袖综合征	冈上肌、冈下肌、小圆肌、肩胛下肌
胫前疼痛	胫骨前肌
颞下颌关节	咬肌、颞肌、翼状肌
肱骨外上髁炎	肱桡肌、尺侧腕伸肌、桡侧腕短伸肌、桡侧腕长伸肌、指伸肌、肘肌、肱三头肌
颈斜症（急性）	颈夹肌、头夹肌

　　此外，神经根病变本身也可引起退行性改变。神经病变可降低胶原蛋白的含量[15]。软组织和骨骼中的胶原蛋白含量也随之减少。胶原蛋白对于维持韧带、肌腱、软骨和骨骼的强度非常重要，神经病变可加速负重部位和活动受压部位（包括脊柱和关节）的退变。

　　神经根病的临床特征与去神经支配的感觉障碍和反射消失等表现不同，其临床表现多种多样，取决于受累的感觉、运动、自主神经功能障碍或混合性功能障碍以及受累神经纤维的分布。

4. 神经根病的临床特征

　　神经根病的症状和体征通常出现在受累神经根前后支支配的区域，包括受累神经支配的皮肤、肌肉和骨骼，可导致感觉、运动、自主神经的功能障碍或混合性的功能障碍。

肌肉缩短在按压时可有压痛点,此为骨骼肌条索上可触及的高敏结节。此类痛点可引起触痛、典型的牵涉痛、运动功能障碍和自主神经系统功能紊乱。触痛尤见于运动部位。压痛点可存在于整个肌节,尤其多见于椎旁肌肉。

受累部位可出现自主性血管收缩,局部发凉。血管通透性增加可导致局部皮下组织营养性水肿。营养性水肿的显著特征是滚压或挤压受累部位的皮肤和皮下组织时,皮肤呈橘皮样改变。受累皮肤变紧,缺少皱纹,皮下组织变硬。指压时营养性水肿不会出现凹陷,但火柴头等钝器按压时可出现凹陷。疼痛性运动时,由于汗液分泌神经的活性增加,可出现出汗过多。竖毛反射常亢进,受累皮区可见鸡皮疙瘩。

由于肌肉缩短,肌腱附着点增厚,容易在肌腱骨膜处引起肌腱末端病。

5．神经根病的诊断

体格检查前应先询问病史。体格检查时,需重点关注有无姿势不对称,运动范围有无受限,有无神经根病引起的软组织临床表现。脊柱检查需按节段仔细检查,以引出受累脊髓节段对应的体征。脊柱节段检查包括观察脊柱小关节有无压痛,自后向前按压棘突有无压痛,横向按压棘突有无压痛,按压棘间韧带有无压痛。这些体格检查可以帮助定位"责任"脊柱节段。

节段性神经根病变主要引起肌肉变化,因此检查支配肌肉的节段性神经可为诊断提供线索。肌肉的改变包括肌张力增加、运动部位压痛、可触及肌肉条索、关节运动范围受限。检查时,根据受累节段神经背侧支和腹侧支的分布范围,每一块肌肉均需进行触诊。此外,由于许多椎旁肌相互交错并沿脊柱延伸,因此即使症状仅局限在某一部位,也应对整个脊柱进行检查。神经根病变时,肌肉缩短引发的挛缩很难通过 X 线、CT 扫描或 MRI 发现。

实验室和影像学检查通常无助于神经根病的诊断。温度测量可发现受累皮肤因自主神经功能障碍而出现皮温下降。滚压和挤压受累区域时,可发现鸡皮疙瘩和橘皮样皮肤。骨膜附着处受累时,肌腱骨膜处可有压痛,通常触诊时即可有疼痛。

6. IMS 技术

IMS 是一项基于慢性疼痛神经根病模型的干针治疗技术。IMS 治疗的关键是解除肌肉挛缩。针刺点主要是肌肉运动点或肌腹肌腱交界处。这些点通常位于压痛明显、可触及的肌肉条索,也称为肌筋膜激痛点。存在激痛点的肌肉常挛缩而缩短。针刺点通常与症状和体征对应的节段水平一致。激痛点常位于有神经根病的脊神经前后支支配的肌肉内,呈节段性或肌节性分布。因此,操作者常针对受累节段内有压痛和紧绷的肌肉进行针刺。

放在针鞘内的 IMS 穿刺针由精细、柔韧、坚固的不锈钢制成,类似于针灸针(图 6-3、图 6-4)。有长度为 4cm、6cm 和 8cm(直径: 0.25mm、0.3mm 和 0.4mm)等不同的型号。穿刺针型号的选择取决于需治疗的肌肉和激痛点的深度。IMS 针比皮下注射针更长、更细、更柔韧,特别适合深部肌肉探查。针鞘需采用高压蒸汽灭菌消毒。

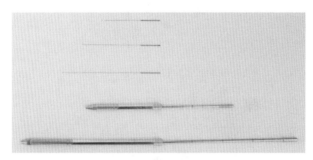

图 6-3　不同型号的穿刺针和针鞘

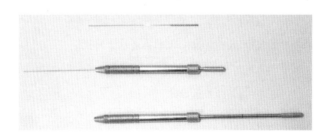

图 6-4　IMS 针放入针鞘

标记针刺点后,遵循标准的无菌操作技术(洗手,不需戴手套,皮肤用酒精消毒)。医生用非惯用手的拇指和食指固定针鞘,以引导进针方向(图 6-5)。垂直于皮肤进针,目标为需针刺的运动单位。用优势手的食指推针鞘的尾端,使穿刺针迅速刺入皮肤 2～3mm(图 6-5A)。然后抽动 IMS 针并旋转数次(图 6-5B)。利用外鞘装置进针、抽动和旋转 IMS 针,可刺激到更深的运动单位。

柔韧的细针有助于感知刺入组织的性质和硬度。针进入正常肌肉时,阻力较小。进入挛缩的肌肉时,阻力会很大,针像被肌肉抓住一样。拔针时,可有阻力对抗。针在刺入部位保留 5～20 分钟可缓解肌肉挛缩。

针刺后,肌肉挛缩、血管收缩和压痛可以在数秒或数分钟后消失。营养性水肿等其他症状可能会逐渐减轻,有时甚至需要数天才会消失。最终,所有症状在治疗成功后都会消失。

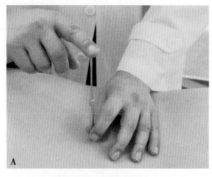

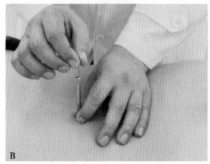

图6-5　肌肉内刺激技术(A)刺入皮肤;(B)抽动和旋转穿刺针

7. IMS 的疗效

与标准化治疗相比,支持 IMS 总体疗效的证据有限。有篇荟萃分析总结了5 项包括了各种语言的随机对照试验(randomized controlled trials,RCT),代表性病种包括上半身和下半身的肌筋膜痛综合征、上斜方肌筋膜疼痛综合征、慢性肩痛、紧张性头痛和慢性腰背痛[16,17]。然而,由于目前的研究样本小、质量低,因此仍需要针对 IMS 进行大样本、高质量、安慰剂对照的 RCT 研究。

用干针刺激运动单位以松弛肌肉,有助于恢复关节的运动范围,缓解疼痛[10]。干针可通过直接的局部电刺激作用或反射机制,降低自发电位的振幅,从而松弛肌肉[18]。干针进入肌肉组织后,可见缩短肌肉呈束状,随后出现肌肉松弛。此外,肌肉被干针损伤后,会随之产生一种"损伤电流"。Galvani 在 1797年首次描述了这种"损伤电流"。数微安的"损伤电流"产生后可持续存在一段时间并产生刺激作用,直至伤口愈合。研究证实,电刺激可减少或取消动物肌肉去神经支配后的超敏[19]。

此外,旋转穿刺针可以使肌纤维缠绕在穿刺针的针干上。旋转被缩短肌肉"抓住"的干针可产生强烈的刺激。与牵引或推拿不同,由于干针精准的插入肌肉条索内,所以这种刺激非常精准和强烈。当旋转运动变为直线运动时,可使肌纤维局部缩短。通过旋转干针缩短肌纤维,可激活肌梭和高尔基体,并通过局部的脊髓反射引起肌肉松弛。因此,旋转干针牵拉胶原纤维可诱发神经重塑性改变,机械性信号传导至成纤维细胞可引发细胞内外的一系列变化,包括机械感受器和伤害感受器的激活,最终导致神经肽释放[20]。

针刺产生的抗交感作用可传至全身各个节段,导致血管舒张。缩短的肌肉松弛后,因肌肉过度紧张引起的肌肉、肌腱和关节疼痛可得到缓解。主观症状的改善可进一步通过运动幅度的增加,关节积液的减少以及数分钟内肌肉压痛的缓解得到证实。

干针可促进受伤部位聚集血小板生长因子(platelet-derived growth factor,PDGF),诱导脱氧核糖核酸(DNA)的合成,促进胶原的形成[21]。

干针刺激单个肌筋膜激痛点可引起短期的节段镇痛效应[22]。干针刺激肌筋膜激痛点可通过调节脊髓节段的机制产生镇痛效应。

8. IMS 的副作用

可发生轻度的不良事件,严重不良事件未见报道[23, 24, 25]。与干针治疗相关的不良反应包括针刺后酸痛、针刺部位局部出血和晕厥,以及罕见的气胸等。针刺后酸痛最常见,它是由针刺部位局部出血所致,可通过充分压迫进行预防[26]。此外,扳机点针刺时,细尖的 IMS 针对组织的损伤比粗的带斜刃的空心针小。

9. IMS 和针灸的区别

与中国传统的浅表针灸不同,IMS 需要进行体格检查,寻找神经根痛的早期体征,需要掌握解剖学和医学诊断学知识,运用节段模型中的神经解剖定位,而不是运用不科学的经络学说(表 6-2)。

表 6-2　IMS 和针灸的区别

	干针技术	针灸
理论	疼痛的神经生理、解剖学、肌肉平衡和生物力学等西医理论	古代中国哲学形成的不科学的经络学
诊断	体格检查、实验室监测和 X 线检查	望诊和脉诊

续表

	干针技术	针灸
针的位置	深部肌肉	浅表部位或皮下组织
针刺技巧	用针鞘的活塞抽动和旋转	直刺
治疗部位	缩短肌肉的运动点以及相应的脊柱节段	已画好的身体上的穴位和经络
疗效	治疗后主观和客观效果通常较确切	不确切

10. IMS 的结论

　　许多患者的慢性疼痛与肌肉骨骼疼痛不易通过实验室和影像学检查发现。这些疼痛可能是由于外周敏化和中枢敏化所致。神经根病模型可以解释这些症状。这一模型将看起来不相同的各种肌肉骨骼疼痛综合征归于单一的病因分类，即神经根病。IMS 是一种基于神经生理理论的可有效治疗慢性疼痛的替代疗法。

徐丰瀛　周双琼　李振杰 译

何振洲 校

参考文献

[1] Balagué F, Mannion AF, Pellisé F, Cedraschi C. Non-specific low back pain. Lancet 2012; 379: 482-491.

[2] Manchikanti L, Boswell MV, Singh V, Derby R, Fellows B, Falco FJ, et al. Comprehensive review of neurophysiologic basis and diagnostic interventions in managing chronic spinal pain. Pain Physician. 2009 ;12: E71-120.

[3] Elliott AM, Smith BH, Hannaford PC, Smith WC, Chambers WA. The course of chronic pain in the community: results of a 4-year follow-up study. Pain. 2002;99:299-307.

[4] Gunn CC. Dry needling of muscle motor points for chronic low back pain. Spine 1980; 5: 279-291.

[5] Lewit K. The needle effect in the relief of myofascial pain. Pain 1979;6:83-90.

[6] Gunn CC. Radiculopathic pain: diagnosis and treatment of segmental irritation or sensitization. J Musculoskelet Pain 1997;5:119-134.

[7] Travell J, Rinzler S, Herman M. Pain and disability of the shoulder and arm: treatment by intramuscular infiltration with procaine hydrochloride. JAMA 1942;120:417–422.

[8] Hong CZ. Lidocaine injection versus dry needling to myofascial trigger point. The importance of the local twitch response. Am J Phys Med Rehabil 1994;73:256–263.

[9] Cummings TM, White AR. Needling therapies in the management of myofascial trigger point pain: a systematic review. Arch Phys Med Rehabil 2001;82:986–992.

[10] Gunn CC. The Gunn approach to the treatment of chronic pain. 2nd Ed. New York: Churchill Livingstone; 1996:1–19

[11] Cannon WB, Rosenblueth A. The supersensitivity of denervated structure, a law of denervation. New York, MacMillan. 1949, p.136-171

[12] Gunn CC: The mechanical manifestations of neuropathic pain. Annals of Sports Medicine 1990;5:138-141.

[13] Gunn CC. Prespondylosis and some pain syndrome following denervation supersensitivity. Spine 1978; 5: 185-192.

[14] Sola, AE: Treatment of myofasical pain syndromes. Advances in Pain Research and Therapy. Edited by C Benedetti, CR Chapman, and G Morrica. Raven Press, New York, 1984, Vol. 7, pp. 467-485.

[15] Klein L, Dawson MH, Heiple KG: Turnover of collagen in the adult rat after denervation. J Bone Jt Surgery ;59A: 1065-1067.

[16] Lim SM, Seo KH, Cho B, Ahn K, Park YH. A systematic review of the effectiveness and safety of intramuscular stimulation therapy. J Korean Med Assoc 2011;54:1070–1080.

[17] Couto C, de Souza IC, Torres IL, Fregni F, Caumo W. Paraspinal stimulation combined with trigger point needling and needle rotation for the treatment of myofascial pain: a randomized sham-controlled clinical trial. Clin J Pain 2014;30:214–223.

[18] Chen J T, Chung K C, Hou C R, Kuan C R, Chen C R, Hong C Z. Inhibitory effect of dry needling on spontaneous electrical activity recorded from myofascial trigger points of rabbit skeletal muscle. Am J Phys Med Rehabil 2001;80:729-735.

[19] Lomo T, Massoulie J, Vigny M: Stimulation of denervated rat soleus muscle with fast and slow activity patterns induces different expression of acetylcholinesterase molecular forms. J Neurosci 1985;5:1180-1187.

[20] Audette JF, Wang F, Smith H. Bilateral activation of motor unit potentials with unilateral needle stimulation of active myofascial trigger points. Am J Phys Med Rehabil 2004;83:368–374.

[21] Ross R, Vogel A. The platelet-derived growth factor. Cell 1978;4.203-210.

[22] Srbely JZ, Dickey JP, Lee D, Lowerison M. Dry needle stimulation of myofascial trigger points evokes segmental anti-nociceptive effects. J Rehabil Med 2010;42:463-468.

[23] Ga H, Choi JH, Park CH, Yoon HJ. Dry needling of trigger points with and without paraspinal needling in myofascial pain syndromes in elderly patients. J Altern Complement Med 2007;13:617–624.

[24] Huguenin L, Brukner PD, McCrory P, Smith P, Wajswelner H, Bennell K. Effect of dry needling of gluteal muscles on straight leg raise: a randomised, placebo controlled, double blind trial. Br J Sports Med 2005;39:84 –90.

[25] Simons DG, Travell JG, Simons LS. Travell & Simons' Myofascial Pain and Dysfunction: The Trigger Point Manual, vol 1: Upper Half of Body, 2nd ed., Baltimore: Williams & Wilkins, 1999:5.

[26] Kalichman L, Vulfsons S. Dry needling in the management of musculoskeletal pain J Am Board Fam Med 2010;23:640-646.

第 7 章

硬脊膜穿刺后头痛的预防

Fuzhou Wang

1. 简介

虽然在过去的几十年内现代麻醉已有了快速的发展,但椎管内麻醉仍然是主要的区域阻滞麻醉方法[1]。椎管内麻醉能提供良好的术中肌松,并且可通过持续给药减轻术后疼痛,因而得以广泛应用[2,3]。随着椎管内麻醉在临床的普遍应用,硬脊膜穿刺后头痛(post dural puncture headache,PDPH)作为腰穿或硬膜外阻滞时意外穿破硬脊膜(accidental dural puncture,ADP)后的常见医源性并发症,屡见报道[4],它已成为医护人员需面对的一大挑战[5]。PDPH 在志愿者研究中的发生率约为 6%[6],但临床上不同年龄的患者行硬膜外麻醉、腰麻或腰硬联合阻滞麻醉时,PDPH 的发生率可从 10% 到 80% 不等[7]。

调查显示,PDPH 的相关危险因素包括:女性、年龄、穿刺针斜面的方向[8]、既往 PDPH 史[9]、反复硬脊膜穿刺[10]、穿刺针的粗细和设计[11]以及妊娠[12]等。脑脊液(cerebrospinal fluid,CSF)漏被认为是引起 PDPH 的主要原因[13],但PDPH 的真正病因并不明确。有些操作相关性或非操作相关性因素共同决定了PDPH 的发生模式。基于对操作相关性因素的认识,有些操作和方法能有效治疗 PDPH,减少 PDPH 的发生,但我们是否可以预防 PDPH 的发生呢?

针对减少脑脊液漏的技术有预防性和治疗性两种。尽管不同设计的研究结果并不一致[4],但有一点已达成共识,即采用现有的方法至少可以部分预防PDPH 的发生。采用细的笔尖式腰穿针[14,15]、穿刺针斜面方向与脊柱方向平行[8]、硬膜外穿刺时使用液体阻力消失法[16]、预防性硬膜外血补丁[17,18]等可作为减少PDPH 发生的预防性措施。治疗上,鞘内注射生理盐水[19,20]、反复硬膜外血补丁[21]、鞘内置管以注入药物或液体[22]等可以用于 PDPH 的治疗。虽然这些方法对于不同人群、不同年龄和不同操作的效果不尽相同,但对于患者这些仍是有希望的治疗方法。

除上述操作相关性技术外,新的药理学数据支持使用镇痛药治疗 PDPH。

最近系统性评价和 meta 分析[23]结果发现，吗啡、促肾上腺皮质激素和氨茶碱能有效减少不同程度 PDPH 的发生，但地塞米松会增加 PDPH 的发生风险。由于现有研究设计的质量和效力仍不足，芬太尼、咖啡因和吲哚美辛在预防或治疗 PDPH 中的效果和安全性还没有一致性的结论。由于高体重指数（body mass index，BMI）[24]和不抽烟[25]对 PDPH 也有影响，因此我们不能将 PDPH 的发生单纯地归咎于脑脊液漏。由于 PDPH 的发生存在多种原因，临床工作者可考虑使用本章中列举的方法，以预防这一医源性合并症的发生并改善其临床预后。

2. 历史及流行病学

1885 年，美国医生 James Leonard Corning 首次报道了硬膜外麻醉[26]。腰麻的历史可以追溯到 1888 年德国医生 Heinrich Irenaeus Quincke 和 1889 年英国医生 Walter Essex Wynter，他们通过抽取脑脊液降低脑膜炎病人的颅内压[27-29]。1898 年，德国的 Karl August Bier 医生首次演示了为手术实施的腰麻[30, 31]；同年，Bier 医生及其助手亲身体验了腰麻，并报道他们自己及其他 4 例患者出现了 PDPH（6/9）[32]。从那时起，镇痛药、补液和卧床休息成为 PDPH 的主要治疗措施[33]；然而，仍有 40% 的患者对于这些治疗无反应。从 20 世纪 70 年代早期开始，麻醉医生开始使用硬脊膜外血补丁（epidural blood patch，EBP）治疗严重的 PDPH。但直到 1990 年，EBP 才首次被正式的指南推荐[34]。

在过去的一个世纪中，PDPH 的发生率约从 70% 快速下降到了 1%[35]，但是最近有报道，在不同地区、不同年龄段及使用不同技术时，PDPH 的发生率存在较大差异。北欧的调查发现，产科 ADP 的发生率为 1%[36]，其中 73% 左右的 ADP 患者会发生 PDPH[37]。产科患者 PDPH 的发生率在中东为 2%～4.6%[14, 38]，西非地区为 22.7%[39]，东南亚为 16.9%[40]，北欧为 16.6%[41]，北美为 6%[42, 43]。约 18% 的非产科患者腰麻后发生 PDPH[44]，同一研究小组第二年报道的 PDPH 发生率较低（4%）[45]。在此之前，丹麦的研究小组报道腰麻后接受不同种类腹部手术患者的 PDPH 发生率为 7.3%[46]。在南美，骨科患者行连续腰麻（continuous spinal anesthesia，CSA）和腰麻 - 硬膜外联合麻醉（combined spinal epidural anesthesia，CSE）后 PDPH 的发生率为 1.6%[47]。鞘内给药系统（intrathecal drug delivery system，IDDS）植入术的患者中，PDPH 的发生率为 23%[48]。大约有 11%～30.9% 的恶性疾病儿童接受诊断或治疗性腰穿后发生了 PDPH[49, 50]。

3. 危险因素

临床研究和流行病学研究认为，PDPH 的发生与某些人口因素有关。在成年人中，老年患者（51～75 岁）PDPH 的发生率低于年轻患者（30～50 岁）[51]。
13 岁以下的儿童很少发生 PDPH[49, 52]，但穿刺次数增加后，青少年也可发生
PDPH，且发生率和成年人相似[53]。13 岁以下儿童和 50 岁以上成年人 PDPH 发
生率较低的原因主要与脑脊液压力较低有关[54, 55]。性别是否是 PDPH 的独立危
险因素尚存在争议，但最近的荟萃分析证实，男性 PDPH 的发生率明显低于非孕
女性，OR 值为 0.55，95% 的可信区间（95%CI）为 0.44～0.67[56]。低体重与 PDPH
发生率增加密切相关[24]，有证据显示，BMI 与 PDPH 的发生成反比[57, 58]，这可
能是由于体重较重的患者通常腹内压较高，进而使硬膜外压力较高，有助于防
止 ADP 时的脑脊液漏。最新的调查显示，身高较高、术前静脉输液较少以及收
缩压较低是导致 PDPH 的新的危险因素[59]。虽然不同国家（种族差异的指标）
PDPH 的发生率似乎不同[14, 38-43]，但此研究发现，种族差异本身并不是 PDPH 的
独立危险因素[60]。有趣的是，研究发现与不吸烟者相比，吸烟者的 PDPH 发生
率明显较低，提示吸烟对 PDPH 有抑制作用，这可能与尼古丁对多巴胺神经传
递的刺激作用相关[25]。

最近的一项研究发现，腰穿后严重头痛和坐位穿刺操作是 PDPH 发生的预
测因素，而且坐位取脑脊液样本、抑郁史、多次腰穿及穿刺过程中患者高度紧
张被认为和 PDPH 持续时间较长显著相关[61]。在上述研究中，偏头痛患者发
生 PDPH 的风险与非偏头痛患者相比无明显区别，硬膜外穿刺也不会引发偏头
痛[61]。但有报道显示，有慢性头痛或者反复头痛史的患者发生 PDPH 的几率较
普通人群高 60%[62]。临床操作时，因缺乏经验致反复腰穿可增加 PDPH 的发
生[6]。但也有研究发现，有经验的操作者和无经验的操作者之间以及单次和反
复硬脊膜穿刺之间，PDPH 的发生率并没有区别[63]。

虽然脑脊液漏被认为是 PDPH 的主要原因，但是脑脊液的丢失量及其在
PDPH 发生中的作用尚不清楚。Davignon 和 Dennehy 报道，丢失 15～20ml 的脑
脊液确实会引起头痛[64]，但是 Kuntz 等并未发现两者有因果关系[65]。所以就现
有的数据尚不能得出脑脊液容量的变化会导致 PDPH 的结论。诊断性腰穿或腰
麻时，脑脊液丢失的量通常小于 5ml，因此不可能是导致 PDPH 的主要因素。然
而我们不能排除 ADP 或腰麻后脑脊液慢性渗漏超过 15ml 导致 PDPH 的可能性
（请参阅下文中脑脊液漏的病理生理）。

预防性使用 8mg 地塞米松不但可增加 PDPH 的严重程度和发生率，而且
并不能有效减少剖宫产术中恶心呕吐的发生率，提示地塞米松是 PDPH 发生的
重要危险因素[66]。然而，静脉注射氢化可的松（100mg 稀释至 2ml，每 8 小时一
次，共 48h）却能有效减少腰麻后 PDPH 的发生[67]，这说明不同效价和半衰期的
糖皮质激素对于 PDPH 的预防和治疗可能具有不同的效果。

由于孕妇的年龄较小，为女性，有时需要坐位穿刺，可伴有妊娠相关性抑郁

和焦虑以及多采用区域麻醉[68-70]，因此孕妇是 PDPH 的特殊相关因素，但一项荟萃分析显示，怀孕本身并不增加 PDPH 的风险[71]。对于有些 PDPH 的病例，我们不能排除其他导致硬膜外穿刺时 ADP 发生率增加的因素，如操作者疲劳、睡眠剥夺、夜班等。表 7-1 总结了 PDPH 的危险因素。

表 7-1　PDPH 的危险因素

明确的危险因素
低龄
女性
BMI 较小
身高较高
术前静脉输液较少
SBP 较低
不吸烟
坐位穿刺
抑郁病史
慢性或反复头痛
穿刺过程中过度紧张
反复多次腰穿
地塞米松治疗史
未明确的危险因素
操作者的经验
CSF 丢失量
怀孕
操作者疲劳、睡眠不足或夜班

BMI: 体重指数；SBP: 收缩压；CSF: 脑脊液

4. 硬脊膜的解剖

椎管内脊髓外面覆盖有三层膜，最外层是硬脊膜，它是一层致密坚韧的纤维鞘，紧密附着于椎管周围骨的内层。硬脊膜和椎管壁之间存在一个潜在的腔隙，称为硬膜外腔或硬膜外间隙，其内填充有疏松结缔组织、脂肪及椎静脉前后丛。硬脊膜向上附着于枕骨大孔边缘，向下沿纵轴方向延续于第三颈椎，下达第二骶椎水平。正常情况下，硬脊膜和蛛网膜之间存在一个潜在的腔隙，称为硬膜下间隙。蛛网膜是一层细的薄膜，紧贴硬脊膜。软脊膜位于蛛网膜下方，紧密贴合在脊髓表面。蛛网膜和软脊膜分别与包裹脑的脑蛛网膜和软脑膜相延续。蛛网膜和软脊膜之间的腔隙称为蛛网膜下腔,其中通常充满脑脊液。

　　传统观点认为,硬脊膜由纵向排列的弹性胶原纤维组成,以此为基础,临床研究发现,腰麻穿刺针斜面垂直切割硬脊膜时 PDPH 发生率高于穿刺针斜面与硬脊膜平行时的发生率[8, 72]。但近年的电子显微镜研究对传统的硬脊膜解剖概念提出了挑战,他们发现硬脊膜是由平行于表面的数层纤维拼合组成,每层纤维没有特定的排列方向[73]。此外,硬脊膜后壁的厚度存在较大的个体差异,同一个体不同部位的硬脊膜后壁厚度也不同。与薄的硬脊膜相比,厚的硬脊膜被穿破后发生脑脊液漏的可能性较小。这是因为硬脊膜越厚,穿刺孔越容易收缩。硬脊膜厚度在不同个体及同一个体不同部位的差异可能是影响硬脊膜穿破后处理的不确定因素[74, 75]。

5. 脑脊液的生理作用

　　成人每天分泌脑脊液 400~600ml, 即 0.28~0.42ml/min, 约 60%~75% 的 CSF 由侧脑室的脉络丛和第三、四脑室的脉络组织分泌,成人脑脊液的总量大约为 150ml。其中,125ml 分布于脑和脊髓蛛网膜下腔,25ml 分布于脑室内。年轻人脑脊液每 24 小时更新 4~5 次。脑脊液循环是个动态过程,脑脊液随脉络膜动脉的收缩而搏动。老年性脑萎缩和 CSF 的减少可导致 CSF 腔增加,加之老年人脑脊液更新速度的减慢,这些因素解释了为什么老年患者 PDPH 的发生率较低[51]。

　　脑脊液压力是颅内压的一部分,是脑脊液分泌、吸收和流动阻力动态平衡的结果。脑脊液压力的生理值随个体和测量方法的不同而不同,成年人的正常值为 13~20cmH$_2$O, 儿童为 4~6cmH$_2$O[76]。仰卧位腰部脑脊液压力在 5~15cmH$_2$O 之间,站立时这种压力可以增加至超过 40cmH$_2$O[77], 俯卧位时脑脊液压力在 8~21cmH$_2$O 之间,侧卧位时脑脊液压力可降至 7~17cmH$_2$O[78]。儿童取屈曲侧卧位时,腰部脑脊液压力的正常范围为 10~28cmH$_2$O[79]。脑脊液的压力由脑实质和静脉压决定。收缩压升高时,可通过降低血 - 脑脊液屏障的压力差和降低脑灌注压,对脉络丛的分泌起负反馈调节作用。

6. 脑脊液漏的病理生理和病理机制

　　脑脊液漏是指脑脊液自脑脊膜上的裂缝或孔洞流出。脑脊液漏的直接后果是脑脊液减少和压力降低。脑脊液漏和 PDPH 之间的因果关系仍不肯定,但是脑脊液漏在 PDPH 发生中起有作用仍是被大家广为接受的理论。脑脊液漏是引起自发性低颅压最常见的原因[77]。理论上讲,腰穿导致的脑脊液漏分为急性期和慢性期两个阶段。急性期持续数分钟到数小时，表现为脑脊液从破损处突然流出，造成颅内压降至较低水平（3～4cmH₂O），最终导致颅内容物下沉及疼痛敏感组织受到重力牵拉，这一作用在直立位时加重，平卧时缓解[80]。慢性期始于新的脑脊液压力平衡形成后（腰穿后数小时到 1 天），直至完全恢复（1～6 周）。脑脊液漏的不同阶段至少能部分解释为什么有些患在 ADP 后 1～7 天发生 PDPH，而有些患者在穿刺后 12 天才发生 PDPH[81]。此外，脑脊液的丢失可致腺苷酸受体激活，从而引起颅内动脉和静脉扩张，并最终出现 PDPH 的临床表现[82]。研究发现，怀孕和生产后早期的脑脊液密度最低[83]，而产科患者PDPH 的发生率又特别高[68-70]，因此，慢性脑脊液漏过程中脑脊液密度的变化被认为是 PDPH 的可能原因。

　　有些患者有体位性"压榨性"头痛，但诊断性腰穿和 CT 血管造影的结果并无异常，这提示传统的基于过分严谨的汇总分析得出的 PDPH 发病机制可能需要重新认识[80]。事实上，PDPH 的发生有其自身的病理基础。就颅神经的分布而言，研究表明硬脑膜上分布有大量的神经，最有可能引起剧烈的头痛[84]，颅神经和颅外血管的异常扩张可激活三叉神经系统，后者被认为可引起头痛[85]。功能性免疫组化研究发现，幕上硬脑膜神经纤维表达有神经肽和一氧化氮合酶（nitric oxide synthase，NOS），支配硬脑膜血管的一氧化氮能神经的结构改变支持一氧化氮参与了头痛的发生[86]。因此，硬脑膜的神经分布、神经肽和 NOS 的表达与 PDPH 之间的关系有待进一步研究。

　　Artemin 是神经胶质细胞源性神经营养因子家族的成员，它是一种血管衍生的生长因子，能调节交感神经母细胞的迁移和交感神经的靶向支配[87]。近年的研究发现，artemin 在冷痛觉[88]和炎性痛中的起作用[89]。此外，硬脑膜的血管平滑肌中检测到了 artemin 的表达，在酪氨酸羟化酶（tyrosine hydroxylase，TH）及降钙素基因相关肽（calcitonin gene-related peptide，CGRP）密切相关的神经纤维中发现了它的受体 GFRα3[90]，提示 artemin 可通过调节初级传入神经和交感神经系统，参与调节硬脑膜的传入神经活动。此外，人硬脑膜上密集分布有儿茶酚胺能神经纤维，这些神经纤维在基底区的硬脑膜血管周围区域的分布比血管间区域更加丰富[91]。总之，由于酪氨酸羟化酶作用于儿茶酚胺（去甲肾上腺素和肾上腺素）的前体[92]，因此 artemin、交感神经调节以及硬脑膜上儿茶酚胺能神经信号传递之间可能存在相互作用，而这一相互作用可能是引发 PDPH 的基础。

　　与硬脑膜相似，硬脊膜的神经分布也具有重要意义，硬脊膜及神经根袖可能是原发性疼痛的来源。不同类型的神经分支分布于椎管内的硬脊膜。硬脊膜上的神经为痛觉纤维[93-96]，同时也参与交感性血管舒缩[97,98]。因此我们认为，在正常脑脊液压下，存在对硬脑膜和硬脊膜神经紧张性的抑制，但腰穿后存在慢性脑脊液漏时，这种抑制作用会减弱甚至反向激活。然而，决定是否发生 PDPH 的不是紧张性抑制作用的减弱和（或）反向激活，而是取决于神经紧张性的改变程度能否诱发疼痛的激活，即至少达到激活阈值。这一假说可以部分解释为什么不是所有的病人在 ADP 后都会出现 PDPH[37]。图 7-1 描述了 PDPH 可能的病理机制。

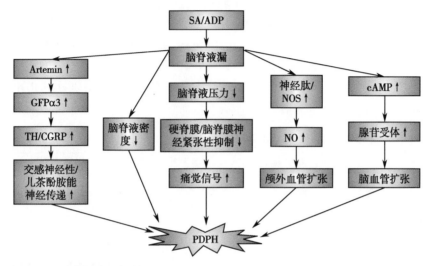

图 7-1　PDPH 的病理生理机制
（SA= 蛛网膜下腔阻滞；ADP= 意外穿破硬脊膜；CSF= 脑脊液；GFRα3= 胶质细胞源性神经营养因子受体 α3；TH= 酪氨酸羟化酶；CGRP= 降钙素基因相关肽；NOS= 一氧化氮合酶；NO= 一氧化氮；cAMP= 环磷腺苷；PDPH= 硬脊膜穿刺后头痛。）

7. 穿刺针的粗细和针尖的形状

大量的证据和系统性评价表明，硬脊膜穿刺针的直径和针尖的设计（斜面或笔尖式）是决定 PDPH 发生率的两个关键因素[99]。相同类型的穿刺针，29G Quincke 针（19%）与 25G Quincke 针（17%）相比并没有减少 PDPH 的发生率[44]。同样，25G Quincke 针和 26G Quincke 针相比，两者 PDPH 的发生率相同（8%～9%）。但相比之下，24G Sprotte 非斜面穿刺针的 PDPH 发生率明显减低（1.5%）[100]。采用 27GQuincke 穿刺针穿刺的腰麻患者发生 PDPH 的概率（6.6%）比采用 27G 笔尖穿刺针（1.7%）的患者明显升高[45]。在产科患者中，25G Quincke、27G Quincke 和 27G Whitacre 穿刺针引起的 PDPH 发生率分别为 8.3%、3.8% 和 2.0%[14]。此外，有报道采用 25G Quincke 针的患者 PDPH 的发生率为 10%，而采用 24G Gertie Marx 穿刺针的患者未发生 PDPH[101]。对于非产科患者，采用 27G

Quincke 和 27G Whitacre 穿刺针的患者 PDPH 的发生率分别为 2.7% 和 0.37%[102]。然而,在 33% 发生 PDPH 的病例中,Spinocan 22G 斜面穿刺针和 Whitacre 22G 笔尖式穿刺针的 PDPH 发生率无显著差异[103]。剖宫产手术时,使用 26G Eldor 穿刺针可减少 PDPH 的发生率(0%),效果优于 25G Quincke 穿刺针(8.3%)[104]。儿科患者在腰麻下行脐以下手术时,采用 26G Atraucan 穿刺针的患者有 5% 发生 PDPH,使用 27G Whitacre 穿刺针的患者有 4% 发生 PDPH[105],笔尖式穿刺针发生 PDPH 的概率明显低于斜面穿刺针,分别为 0.4% 和 4.5%[15]。Vallejo 及其同事比较了 26G Atraucan、25G Quincke、24G Gertie Marx、24G Sprotte 和 25G Whitacre 五种不同的穿刺针,发现 PDPH 的发生率分别为 5%、8.7%、4%、2.8% 和 3.1%[106]。表 7-2 总结了采用不同类型的穿刺针时 PDPH 的发生率。

表 7-2   不同腰穿针头的 PDPH 发生率

针	PDPH 发生率	针尖形状	样品展示
Atraucan	5%(26G)	Quincke 笔尖式和斜面相结合	
Eldor	0%(26G)	双孔笔尖式	
Gertie Marx	0%～4%(24G)	单孔笔尖式	
Quinke	2.7%～19%(29G-25G)	斜面	
Spinocan	39%(22G)	斜面	
Sprotte	1.5%～2.8%(24G)	单孔笔尖式	
Whitacre	0.37%～39%(22G-27G)	单孔笔尖式	

8. 治疗策略

尽管我们可以采用各种预防措施减少 PDPH 的发生,但 ADP 或腰麻导致的 PDPH 并不能完全避免。因此临床工作者需要熟悉各种治疗策略,并按照下列不同的治疗方案进行治疗。治疗主要分为四个步骤:保守治疗(第一步)、积极的治疗(第二步)、传统的有创治疗(第三步)和积极的有创治疗(第四步)。表 7-3 总结了 PDPH 的 4 步治疗方案。

8.1　第一步：保守治疗

PDPH 首选保守治疗主要是因为该病具有自限性。PDPH 患者使用腹带是因为增加的腹腔压可传递至脑脊液[106]。尽管还没有有力的证据支持这一假说，但脑脊液压力确实可随腹腔压的变化而变化[107]，目前仍不能确定腰穿后早期脑脊液压力的升高是否会导致更多的脑脊液从穿刺破口渗出。通常，腰穿后病人卧床休息一段时间可减少 PDPH 的发生，因为约有 1%～70% 的患者穿刺后出现的是体位性头痛。此外，除了正常的饮水外，额外补充液体有助于恢复丢失的脑脊液。尽管脑脊液的丢失量和 PDPH 症状的严重程度并不相关[40]，但有假说认为，提高脑脊液产生 / 丢失比率可改善临床症状。脱水会导致脑脊液生成减少[108]。但是，如果患者的补液量合适，同时脑脊液的生成速度正常，过量补液并不会进一步增加脑脊液的生成。对于卧床休息和补液，最新的系统性评价没有找到令人信服的证据支持腰穿后常规卧床休息有助于预防 PDPH 的发生，也不能肯定充分的补液是否对 PDPH 有预防或治疗作用[109]。

出于伦理考虑，术前应让患者明白 PDPH 是一种常见的医源性并发症，带来的问题包括无法进行日常活动、住院时间延长以及出院后的急诊就诊率较高等。这些可增加患者对区域麻醉后可能出现的不良事件的焦虑。如果真的发生了 PDPH，患者的心理压力会更重。因此，心理支持可帮助患者正确地理解：

（1）PDPH 是一种自限性疾病；

（2）许多医疗措施能缓解和治疗 PDPH；

（3）积极配合医生有助于促进病情缓解；

（4）保持正常的饮食；

（5）要对治疗充满信心，而不是满心恐惧。尽量从心理上安慰或安抚 PDPH 病人有助于增强他们对治疗的信心，改善预后[110]。

镇痛是 PDPH 的保守治疗措施。推荐口服对乙酰氨基酚（1000mg），同时补充一定的液体[4, 111]，但其疗效不确定。预防性服用对乙酰氨基酚 - 咖啡因组合物（500mg）不能预防 PDPH 的发生[112]。非甾体抗炎药（non-steroidal anti-inflammatory drugs，NSAIDs）是最常用的非处方镇痛药，可用于 PDPH 的治疗[32]。头痛和偏头痛的治疗推荐联合使用止吐药与镇痛药，但是这类用药对 PDPH 是否有效仍有待进一步验证。地塞米松是传统的抗炎糖皮质激素，对术后病人有镇吐作用[113]，并已用于偏头痛的治疗[114]，但对于 PDPH 的治疗作用尚无确凿的证据支持[23]。据 Erol 报道，加巴喷丁是 γ- 氨基丁酸（gamma-aminobutryic acid，GABA）类似物，相比麦角胺 / 咖啡因合剂，它可显著缓解 PDPH 患者的疼痛，抑制恶心呕吐[115]，提示加巴喷丁对 PDPH 患者既有镇痛作用又有止吐作用。

8.2　第二步: 积极的治疗

如果保守治疗没有达到预期的效果, 推荐采用蛛网膜下腔留置导管、枕神经阻滞、静脉使用甲基黄嘌呤和对症治疗等积极的治疗方案。腰麻或 ADP 后留置蛛网膜下腔导管至少有三个好处:

(1) 机械性封堵脑脊液漏: 鞘内导管留置 24 小时有助于关闭蛛网膜上的破口, 防止脑脊液渗漏;

(2) 间接炎症反应: 导管诱发的炎症反应可促进破口的关闭;

(3) 方便治疗: 便于通过留置的导管注射药物或液体、进行术后镇痛或补充人工脑脊液。

与未留置导管(70%～85%)相比, 留置导管可显著降低粗硬膜外穿刺针所致 ADP 后 PDPH 的发生率(14%)[22]。针对这种技术, Kuczkowski 和 Benumof 制定了 5 步方案, 以预防和治疗 ADP 后的 PDPH[22], 他们的研究证实, 这一方案比以往任何一种方法都能更有效地减少 PDPH 的发生率(6.6%)[116]。同样, 在剖宫产发生 ADP 后, 在硬膜外腔放置导管, 并留管 36～72 小时行术后镇痛, 可有效降低 PDPH 的发生率(留置导管 7.1%: 未留置导管 58%)[117]。操作时, 应重视留置导管的潜在风险, 如导管相关性感染[118]、马尾综合征[119, 120]等。此外, 放置导管需要知情同意, 应考虑到留置导管可能会带来的不适, 特别是导管需要长期留置时[32]。

自从首次报道枕神经阻滞(occipital nerve block, ONB)成功用于 PDPH 治疗以来[121], 已有其他医疗机构采用 ONB 治疗 PDPH 的报道[122, 123]。枕大神经(greater occipital nerve, GON)中的感觉神经纤维发自颈 2 和颈 3 脊神经, 司头后部皮肤的感觉, 并向前延伸至头顶, 与三叉神经眼支分布的区域相重叠[124]。枕小神经(lesser occipital nerve, LON)发自颈 2 神经前支的外侧支。从颅骨附近自深筋膜穿出, 沿耳后向上走行, 支配相应区域的皮肤, 并与枕大神经相交通[125]。对于偏头痛的患者, 单侧 ONB 可开启抑制过程, 关闭症状触发机制, 从而先抑制痛觉超敏, 进而缓解头痛[126]。按压枕小神经可引起偏头痛[127]。神经刺激器引导下双侧枕大神经和枕小神经阻滞可有效控制 PDPH 的症状[128]。

甲基黄嘌呤是黄嘌呤的衍生物, 为腺苷受体的非选择性拮抗剂, 可引起血管收缩, 因而可抑制脑脊液丢失时的代偿性脑血管扩张[82], 而后者被认为是导致 PDPH 的原因。此外, 甲基黄嘌呤还可激活参与调节脑脊液生成的钠钾泵, 从而最终使头痛得到缓解[129, 130]。目前主要有氨茶碱、咖啡因和茶碱三种甲基黄嘌呤, 已广泛用于 PDPH 的治疗。一项腰麻下行剖宫产的随机试验发现, 脐带夹闭后立即静脉注射氨茶碱 1mg/kg, 可使 PDPH 的发生率从 23.3%(未注射氨茶碱)降至 5%。此外, 术后 48 小时后严重头痛的发生率(3%)也明显低于对照组（11%）[131]。虽然咖啡因被视为缓解 PDPH 的潜在药物，但现有的证据不足以证实咖啡因对 PDPH 有治疗作用，因为目前这方面的研究较少，样本量较小，研究方法欠妥，结果不一致甚至相互矛盾[132]。此外，预先口服不同剂量的咖啡因 - 对乙酰氨基酚也不能预防 PDPH 的发生[112]，提示咖啡因对 PDPH 治疗作用有待进一步评估，在此不推荐使用咖啡因治疗 PDPH。但口服茶碱能有效治疗 PDPH 的疼痛症状[133]。研究发现与安慰剂相比，静脉注射茶碱可有效减轻 PDPH 的疼痛，因而被认为是一种简单、快速和有效的治疗方法[134]。如果使用甲基黄嘌呤类药物治疗，而 PDPH 病人又有精神病史、胃肠道疾病或心血管疾病时，需要警惕这类药物的副作用，如中枢神经系统刺激、抽搐、胃肠道刺激及心律失常[135, 136]。

除了保守治疗时使用的镇痛药外，在积极治疗阶段，推荐使用更强效的镇痛药。促皮质激素是促肾上腺皮质激素（adrenocorticotropic hormone，ACTH）类似物，其抗原性比天然激素小，已经成功用于 PDPH 的治疗。促皮质激素的作用：

（1）刺激肾上腺皮质分泌糖皮质激素、盐皮质激素和雄激素；

（2）激活腺苷酸环化酶，增加细胞内 cAMP，从而促进脑脊液的生成；

（3）增加中枢神经系统中的 β 内啡肽，提高疼痛阈值。

促皮质激素的剂量为静脉或肌肉注射促皮质激素 0.25～1mg，头痛缓解率可达 80%～90%，并可降低 PDPH 的发生率，减少 EBP 的使用，延长 ADP 到发生 PDPH 的时间[137-141]。促肾上腺皮质激素的副作用包括感染、情绪高涨和颅内出血等[142]。

肾上腺素作为缩血管药物用于椎管内镇痛使用，但它在脊髓中的镇痛作用很少被研究。以往的研究表明，脊髓去甲肾上腺素能神经传导通路在各种疼痛中具有镇痛作用[143]。局麻药和阿片类药物中加入肾上腺素对 PDPH 发生率的影响仍存在争议。剖宫产患者 ADP 后使用由芬太尼、布比卡因和肾上腺素配成的持续鞘内病人自控镇痛（patient-controlled analgesia，PCA）可完全避免 PDPH 的发生[144]，但其他研究并未发现 PDPH 与局麻药物种类及肾上腺素、阿片类药物等添加剂之间具有相关性[145]。阿片类药物仍是疼痛管理中的主要药物，鞘内注射吗啡能有效控制 PDPH 的疼痛[23]。地塞米松对 PDPH 病人没有益处，反而是 PDPH 的危险因素[66]，但静脉注射氢化可的松（100mg/2ml，q8h×48h）却能减少腰麻后 PDPH 的发生[67]。

加巴喷丁和普瑞巴林是 GABA 类似物，已用于癫痫和神经病理性疼痛的治疗。越来越多的病例报道报告，加巴喷丁和普瑞巴林可成功用于 PDPH 的治疗[146-150]。舒马曲坦为 5- 羟色胺 1-D（serotonin type 1-D，5-HTID）受体激动剂，可用于 PDPH 的治疗，彻底缓解其症状[151]。但 Connell 等并未发现该药能缓解头痛[152]。甲基麦角新碱已广泛用于顽固性头痛和偏头痛的治疗[153, 154]，研究发现,甲基麦角新碱也可缓解 PDPH[155],但单用的效果还不明确[156]。抗抑郁类药物米氮平对去甲肾上腺素能神经传递有增强作用,有报道能有效减轻 PDPH[157]。总之,尽管上述药物在病例报道中对 PDPH 有效,但在正式用于 PDPH 治疗之前仍需进行充分的临床评估。

8.3　第三步：传统的有创治疗

如果第二步治疗方案未能缓解 PDPH 或者 PDPH 病人症状加重、情况虚弱,应进一步采取有创治疗。使用最广泛的传统有创治疗方法为硬膜外血补丁疗法(epidural blood patch,EBP)。如果存在 EBP 的禁忌证,也可选用羟乙基淀粉和生理盐水等替代物。EBP 的成功率高,并发症少,已成为 PDPH 治疗的可选方法[158]。

8.3.1　EBP 的理论基础

在 20 世纪 60 年代初,Gormley 发现使用"血补丁"的患者 PDPH 发生率明显低于"生理盐水补丁"的患者[159],于是形成了 EBP 的想法。到 20 世纪 70 年代,EBP 疗法渐渐开始流行。1990 年,官方指南首次推荐 EBP 用于 PDPH 的治疗[34]。理论上认为,EBP 主要通过增加脑脊液压力和促进纤维蛋白和血小板的形成而发挥作用。其次,注入硬膜外腔的血液凝固后,通过堵塞穿刺破孔而发挥填塞作用,从而防止脑脊液的进一步渗漏。

8.3.2　EBP 技术

EBP 的穿刺技术和硬膜外麻醉穿刺相同。现代的硬膜外穿刺包为一次性的无菌包,内有穿刺用具及不含防腐剂的药物。穿刺针(通常为 Touhy 针)为 16～18G,长 8cm,表面每隔 1cm 有刻度标记,针尖为 15°～30°的钝斜面(Huber 针头)。针座与针杆连接处附有针翼,方便更好地控制进针。通常采用针芯易于滑动的传统玻璃注射器来确定穿刺针是否进入硬膜外腔隙。新的市售一次性硬膜外穿刺包内含一个低阻的塑料注射器。行 EBP 时,没有必要使用硬膜外导管持续给药。

判断穿刺针进入硬膜外腔的方法有阻力消失法(loss of resistance,LOR)和悬滴法。悬滴法已被现代麻醉所摒弃。采用生理盐水阻力消失法时,麻醉效果更确切,而且大量空气进入硬膜外腔及周围组织有可能导致并发症,因此 EBP 时首选生理盐水阻力消失法[160]。EBP 穿刺过程中,患者可以取坐位,也可取侧卧位。由于坐位可导致 PDPH 发生率增加[78],因此首选侧卧位。侧卧位时,鼓励病人保持蜷缩的姿势,以便打开棘突间隙,利于椎间隙的识别。背部消毒铺巾后,选取拟穿刺的节段。

硬膜外穿刺路径包括正中入路和旁正中入路两种。正中入路穿刺时,穿刺针需穿过棘突上韧带、棘突间韧带,穿刺阻力增加时表明穿刺针已进入黄韧带。旁正中入路穿刺时,进针点位于棘突连线旁开 1~2cm,垂直皮肤进针,触及椎板或椎弓根后,调整进针方向,向头侧倾斜 30°,向内侧倾斜 15°,尽量使针尖滑过椎板,接近黄韧带。针尖感知黄韧带的阻力后,采用生理盐水阻力消失法继续进针,直至进入硬膜外腔。

8.3.3 EBP 的禁忌证

尽管 EBP 的禁忌证与硬膜外麻醉相似,但还有其他一些需要关注的问题。绝对禁忌证包括:

(1)病人拒绝;

(2)凝血功能障碍;

(3)抗凝治疗;

(4)注射部位皮肤感染;

(5)腰部感染;

(6)颅内高压;

(7)低血容量;

(8)原因不明的神经症状;

(9)活动性神经系统疾病;

(10)脓毒血症。

相对禁忌证:

(1)患者不配合;

(2)既往有神经功能异常;

(3)心输出量固定;

(4)脊柱解剖异常;

(5)预防性使用低分子肝素。

EBP 独有的禁忌证:

(1)白细胞计数升高和发热;

(2)HIV 阳性患者合并其他细菌或病毒活动性感染;

(3)肿瘤患者(肿瘤病人进行 EBP 可能导致肿瘤细胞沿椎管播散)。

使用抗凝药时要特别注意:

1)华法林和标准肝素完全抗凝是 EBP 的绝对禁忌证;

2)使用低分子肝素或小剂量华法林部分抗凝(国际标准化比值,INR < 1.5)是相对禁忌证;

3)使用小剂量标准肝素(Minihep)后,需等待 4 小时再行 EBP,血液补丁 1

小时内不能使用肝素；

　　4）使用低分子肝素后，需间隔 12 小时再行 EBP；

　　5）阿司匹林等非甾体抗炎药不会增加硬膜外血肿的风险；

　　6）使用纤溶药物和溶栓药物 24 小时内避免行 EBP，并且穿刺前需检查凝血功能；

　　7）确诊血小板减少症的患者（尤其血小板计数小于 100 000/mm³）应避免 EBP

8.3.4　EBP 的具体操作过程

一旦决定行 EBP 治疗，需遵循以下操作流程：

1. 向患者充分解释头痛的原因，实施 EBP 的理由，EBP 的操作过程，潜在的风险及预期成功率；

2. 签署知情同意书；

3. 将患者转运至设施齐全的手术间；

4. 在手术室内，在会诊医师和上级医生的直接指导下实施，并需配备一名助手；

5. 实施 EBP 前，患者需平躺 1 小时（减少硬膜外腔脑脊液的量，提高疗效）；

6. 建立静脉输液通路；

7. 需两位操作者，均要洗手、穿戴手术衣帽；

8. 病人取侧卧位；

9. 第一位操作者：消毒背部皮肤，铺巾，在先前穿刺的水平或下一个椎间隙行硬膜外穿刺；

10. 第二位操作者：同时消毒肘部的皮肤，铺巾，静脉穿刺抽取 20ml 血液；

11. 抽出的血液交给第一位操作者，通过硬膜外穿刺针将血液注入硬膜外腔，直至患者出现臀部或腰部紧张感。否则，将 20ml 血液全部注入；

12. 若出现腰部或腿部疼痛（刺激蛛网膜），停止注射并等待几秒钟。如果疼痛持续存在，放弃操作。如使用导管进行注射，注射完毕后立即将导管拔出。

13. 将剩余的血液注入血培养瓶，进行培养和药敏测试。

14. 患者仰卧位下监护 1～2 小时，随后可小心下床活动。

15. 密切访视患者。如果症状没有完全缓解，汇报上级医师，可能需再次行血补丁治疗。

16. 医疗文书上记录操作过程。

17. 嘱咐患者 2～4 周后麻醉门诊复诊。

8.3.5　血液补丁的分布

关于硬膜外血补丁需要的精确血量仍未达成共识，目前认为，Gormley 最初报道的 2～3ml 血液是不够的[159]，20～30ml 血液的成功率更高。但也有自发性低颅压患者使用 60ml 血液治疗成功的病例报道[161]。

有研究使用放射性标记的红细胞[162]或磁共振成像（magnetic resonance imaging，MRI）扫描[163]，观察了血补丁在硬膜外腔的分布情况。结果发现，注射后，血液向头侧扩散还是向尾侧扩散与针尖斜面的方向无关，血液可扩散至硬膜外前间隙，并可进入椎旁间隙。注射 14ml 血液后，向上最高可扩散 6 个节段，向尾侧可扩散 3 个节段。据推测，注射的最初 3 小时内，血液对蛛网膜的压迫可使蛛网膜下腔压力增加，从而使头痛迅速得到缓解。硬膜外血补丁注射后的 7～13 小时，由于脑脊液的促凝血作用，在硬膜囊背侧可形成一层厚的血凝块[164, 165]。

8.3.6 EBP 后 PDPH 的转归

据报道，硬脊膜穿刺 24 小时后行 EBP 的成功率为 70%～98%[36, 166]。Kokki 等报道，腰穿或 ADP 后 48 小时行 EBP 仍能有效治疗产妇的 PDPH[167]。如果第一次 EBP 未能缓解头痛，再次行 EBP 的成功率相同。在一项随机对照临床试验中，12 例患者中有 11 例（92%）在第一次 EBP 后症状成功缓解，第 12 例患者在第二次 EBP 后症状缓解，而假治疗组的患者症状未缓解[168]。在另一项随机对照临床试验中，PDPH 患者 EBP 治疗和保守治疗的成功率在术后 1 天时分别为 42% 和 10%，术后 7 天时为 84% 和 14%。在没有治愈的患者中，EBP 组患者的头痛程度均为轻度，而保守治疗组患者的头痛则为中到重度[169]。如果多次 EBP 后头痛仍持续存在甚或加重，则需要考虑采用第四步中的有创治疗方法。

8.3.7 EBP 的并发症

虽然 EBP 是一种有效的、并发症较少的治疗方法，但它毕竟是有创性操作，因而可能会带来永久性的神经系统后遗症，如早期或晚期背部疼痛、神经根病、硬膜下血肿、硬膜外血肿、鞘内血肿、蛛网膜炎和感染。头痛是 PDPH 和脑静脉血栓（cerebral venous thrombosis，CVT）的常见症状，两者很难区分，尤其在行 EBP 后[170-175]。因此，行 EBP 前，对有凝血功能改变的患者及准备给予影响凝血功能的治疗时，应进行仔细地评估（见上述 EBP 的禁忌证）。除此之外，有少量病例报道报告，EBP 可能会导致硬膜外瘢痕形成，再次行硬膜外阻滞时，可致硬膜外局麻药扩散速度减慢、单侧阻滞及阻滞效果不佳[176]。

8.3.8 预防性的 EBP 治疗

有研究提出，预防性 EBP 能够防止 PDPH 的发生，但这方面仍存在争议。报道的病例包括脊髓造影后的病人[177]、腰麻及硬脊膜穿刺后 ADP 的病人[178, 179]，这些报道肯定了预防性 EBP 的益处。但其他研究发现，预防性 EBP 并不能减少 PDPH 的发生率，也不能降低产妇 ADP 后行硬膜外血补丁治疗的需求，但能明显缩短 PDPH 的症状持续时间[18]。EBP 失败的一种解释是，注入血液的瞬间，蛛网膜下腔和硬膜外腔的压力差较大，导致补丁从穿孔处脱落。因此，可能需要注入更多的血，以形成有效的血补丁[32]。

8.3.9　EBP 与耶和华见证人信徒

按照圣经的解释，耶和华见证人信徒不允许使用包括自体血在内的任何形式的输血，因为从身体内取走的血液会失去其延续性[180]。早期曾有人提出向硬膜外注入生理盐水和右旋糖酐作为替代疗法[181]。2003 年，Silva Lde 等报道了采用封闭的输注装置，通过自体 EBP 成功治愈了两名耶和华见证人的 PDPH[182]。从那以后，陆续有报道采用封闭装置治疗 PDPH 的成功案例[183-185]。该装置包含两根 60cm 的血清导管、一个双向的连接器、一个三通和一个 20ml 的注射器。组装时，导管的一端连接静脉穿刺针（20G），另一端连接三通，三通的另外两个接口分别连接 20ml 的注射器和血清导管。将血清导管与硬膜外穿刺针相连。在伦理委员会批准和患者知情同意后，先在装置中充满生理盐水（6ml）。硬膜外穿刺和静脉穿刺后，将上述装置与硬膜外穿刺针相连。旋转三通关闭硬膜外穿刺针，注射器抽取 20ml 静脉血后，旋转三通开关，关闭静脉导管通路，打开硬膜外穿刺针通路，将注射器内的静脉血注入硬膜外腔。最后，拔除硬膜外穿刺针和该装置，保留静脉通道用于输液。患者术后休息 2 小时，出院时告知患者，如果复发，到门诊就诊。

8.3.10　EBP 的替代治疗方案

如果 PDPH 病人存在 EBP 的绝对禁忌证，建议使用 EBP 的替代疗法。理论上，硬膜外注射生理盐水或羟乙基淀粉等也能够达到相同的治疗效果，并能恢复正常的脑脊液动力学。硬膜外盐水补丁疗法[32]包括：①头痛发作时单次硬膜外注射 30ml 盐水；②10～120ml 生理盐水注入骶部硬膜外腔；③从硬膜外穿刺后第一天开始，硬膜外腔输注哈德曼（Hartmann's）溶液 1～1.5L，输注时间 24 小时；④硬膜外腔以 35ml/h 的速度持续输注生理盐水或哈德曼溶液，输注时间 24～48 小时。应尽量避免注入大容量生理盐水，以防颅内压急剧升高导致眼内出血[186]。Kara 等报道了一例硬膜外盐水补丁成功治愈儿童 PDPH 的病例[187]。当患者存在菌血症、白血病等 EBP 禁忌证时，可使用硬膜外羟乙基淀粉补丁，也能有效治疗 PDPH[188, 189]，尽管还有使用其他硬膜外填充剂成功治疗 PDPH 的报道，但由于缺乏高质量的证据支持，故仍不能用于临床。

8.4　第四步：积极的有创治疗

当使用血液、生理盐水、羟乙基淀粉等硬膜外补丁疗法仍不能缓解头痛时，需要重新评估患者的诊断，并考虑采用更积极的治疗方案。积极的有创治疗方案仅适用于经上述三步治疗后仍有持续性严重头痛的患者。

纤维蛋白胶也称为纤蛋白黏合剂，是由纤维蛋白原和凝血酶组成的生物胶，可用于黏合组织。由于能形成纤维蛋白凝块，故还可用于组织止血[190]。临床上，纤维蛋白胶常用于颅内手术后硬脑膜的修补，以防止脑脊液的渗漏[191]。有报道，在临床试验和动物模型中，采用 CT 引导或盲穿法，硬膜外注射纤维蛋白胶可成功治疗 PDPH[192, 193, 194]。此外，在硬膜外穿刺后脑脊液漏的体外模型中，已证实纤维蛋白胶能有效的封堵硬膜外穿刺的破口，阻止脑脊液渗漏[195]。但病例报道报告，这些人工合成物有导致无菌性脑膜炎的风险[196]，甚至有警告，纤维蛋白胶不能用于中枢神经系统。因为纤维蛋白胶中含有氨甲环酸（tranexamic acid，t-TMCA），可导致严重的神经并发症[197]。

当上述治疗方法均失败时，手术治疗是 PDPH 最后的选择。在神经外科显微镜下可找到并修补硬脊膜漏洞。一例头痛持续两年的顽固性 PDPH 病人在接受手术修补后，头痛迅速得到了缓解，病人很快就能下床活动，而不再需要卧床休息或者采取其他防范措施[198]。手术之前，需要明确脑脊液漏的确切部位。目前，有几种诊断技术能帮助找到脑脊液漏的部位，快速脑脊液漏可选择动态 CT 脊髓造影术，缓慢脑脊液漏可选择延迟 CT 脊髓造影术或磁共振脊髓造影术。

9. 预防策略

预防性 EBP 的有效性仍存在争议[18, 176, 177]，有研究者提议采用其他策略降低 PDPH 的发生率。例如，在剖宫产病人在鞘内注射重比重布比卡因之前，预先鞘内注射 5ml 的生理盐水可减少 PDPH 的发生，不失为一种简单有效的方法（预防性注射生理盐水组和未注射组 PDPH 的发生率分别是 2% 和 16%)[20]。ADP 后放置硬膜外导管可防止过多的脑脊液漏，预防 PDPH 的发生[22, 116, 199]。麻醉结束前硬膜外预防性注射 3mg 吗啡，并在次日追加 3mg 吗啡，可使 PDPH 的发生率从 48% 降至 12%[200]。产妇发生 ADP 后，预防性应用促皮质激素能显著减少 PDPH 的发生率和 EBP 的需要，并可显著延长自 ADP 到出现 PDPH 的时间[141]。连续 5 天预防性每餐口服夫罗曲坦 2.5mg 能显著减少 PDPH 的发生[201]。预防性应用咖啡因、镁剂、氨茶碱、地塞米松或静脉输注液体等方法均不能降低 PDPH 的发生率[202]。

10. 临床推荐

PDPH 的发生受多种因素的影响，包括患者的自身因素、护理因素、手术相关因素、发生意外后的应对策略等。目前尚不清楚哪种因素的权重更大以及每个因素对头痛发作影响的确切权重。图 7-2 为 PDPH 发生率与危险因素的任意预测曲线，显示了头痛与不同危险因素之间的联系，同时也可预测 PDPH 的发生。在该模型中，每个危险因素的得分为 1 分，将所有明确的危险因素相加，总得分为 10 分，PDPH 发生率的变化范围为 0～100。例如，一名 24 岁足月孕妇拟行剖宫产术，患者无吸烟史，有抑郁症，由一个有 3 年工作经验的住院医师实施腰麻，则该孕妇的风险评分为 6 分，PDPH 发生概率约为 32%。

危险因素	得分
年轻	1
女性	1
BMI 较小	1
身高较高	1
不吸烟	1
抑郁症病史	1
慢性或顽固性头痛病史	1
操作者的经验水平	1
怀孕	1
疲劳、睡眠剥夺、夜班	1
总分	10

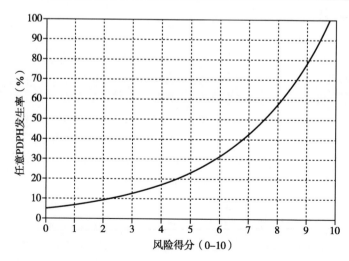

图 7-2　PDPH 风险预测曲线

除风险预测模型外，在行腰麻醉之前需牢记以下几点：

1. 充分缓解病人的心理压力；
2. 在医护员中普及相关的知识；
3. 操作时应精力充沛；
4. 病人在麻醉前应至少补液 500ml；
5. 根据患者的生理情况控制血压；
6. 操作时采取侧卧位；
7. 避免反复多次腰穿；
8. 避免使用地塞米松；
9. 减少抽出的脑脊液量。

腰麻或出现 ADP 后，相关的治疗措施请参考表 7-3，预防策略参考第 9 章。

表 7-3　PDPH 的治疗策略

保守治疗（第一步）
腹带
卧床
静脉输液
心理支持
对症性镇痛治疗
对乙酰氨基酚
止吐药
地塞米松
加巴喷丁
非甾体抗炎药（NSAIDs）
积极的治疗（第二步）
静脉使用甲基黄嘌呤
氨茶碱
咖啡因
茶碱
枕神经阻滞
对症治疗
促肾上腺皮质激素（ACTH）i.v., i.m.
肾上腺素 i.t.
氢化可的松 i.v.
甲基麦角新碱 i.v.
米氮平 o.l.

续表

阿片类 i.t.
普瑞巴林 / 加巴喷丁 i.v., o.l.
舒马曲坦 s.c.
留置蛛网膜下腔导管
传统的有创治疗（第三步）
硬膜外血液补丁（EBP）
硬膜外盐水补丁
硬膜外羟乙基淀粉补丁
积极的有创治疗（第四步）
硬膜外注射纤维蛋白胶
有创手术
i.m.：肌注；i.t.：鞘内注射；i.v.：静注；o.l.：口服；s.c.：皮下注射

11. 结论

众所周知，PDPH 是医源性并发症，虽然具有自愈性，但它可影响病人的日常生活。针对特定的危险因素和特殊的病理生理改变，临床上有许多预防和治疗的措施，但这些方法还有待高质量的研究予以验证。尽管目前我们仍未找到一种能彻底治疗这一复杂性头痛的方法，但可以对患者进行个体化的评估，并使用任意预测模型和操作前的预防策略来预测患者发生 PDPH 的风险。避免发生此并发症的关键在于牢记相关的注意事项，面对腰麻或硬膜外穿刺的患者时要警惕 PDPH。一旦发生 PDPH，应积极寻找和实施有效的补救措施。只有我们在这个问题上保持足够的重视，才能较好地预防 PDPH 的发生。

杨　蕊　房尚萍　李振杰 译

孙海静 校

参考文献

[1] Barbosa FT, Castro AA, de Miranda CT. Neuraxial anesthesia compared to general anesthesia for procedures on the lower half of the body: systematic review of systematic reviews. Revista Brasileira de Anestesiologia 2012;62(2) 235-243.

[2] Cwik J. Postoperative considerations of neuraxial anesthesia. Anesthesiology Clinics 2012;30(3) 433-443.

[3] Walker SM, Yaksh TL. Neuraxial analgesia in neonates and infants: a review of clinical and preclinical strategies for the development of safety and efficacy data. Anesthesia & Analgesia 2012;115(3) 638-662.

[4] Bezov D, Ashina S, Lipton R. Post-dural puncture headache: Part II—prevention, management, and prognosis. Headache 2010;50(9) 1482-1498.

[5] Gaiser RR. Postdural puncture headache: a headache for the patient and a headache for the anesthesiologist. Current Opinion in Anaesthesiology 2013;26(3) 296-303.

[6] de Almeida SM, Shumaker SD, LeBlanc SK, Delaney P, Marquie-Beck J, Ueland S, Alexander T, Ellis RJ. Incidence of post-dural puncture headache in research volunteers. Headache 2011;51(10) 1503-1510.

[7] Bezov D, Lipton RB, Ashina S. Post-dural puncture headache: part I diagnosis, epidemiology, etiology, and pathophysiology. Headache 2010;50(7) 1144-1152.

[8] Amorim JA, Gomes de Barros MV, Valença MM. Post-dural (post-lumbar) puncture headache: risk factors and clinical features. Cephalalgia 2012;32(12) 916-923.

[9] Amorim JA, Valença MM. Postdural puncture headache is a risk factor for new postdural puncture headache. Cephalalgia 2008;28(1) 5-8.

[10] Seeberger MD, Kaufmann M, Staender S, Schneider M, Scheidegger D. Repeated dural punctures increase the incidence of postdural puncture headache. Anesthesia & Analgesia 1996;82(2) 302-305.

[11] O'Connor G, Gingrich R, Moffat M. The effect of spinal needle design, size, and penetration angle on dural puncture cerebral spinal fluid loss. American Association of Nurse Anesthetists Journal 2007;75(2) 111-116.

[12] Kuczkowski KM. Post-dural puncture headache in the obstetric patient: an old problem. New solutions. Minerva Anestesiologica 2004;70(12) 823-830.

[13] Westbrook JL, Uncles DR, Sitzman BT, Carrie LE. Comparison of the force required for dural puncture with different spinal needles and subsequent leakage of cerebrospinal fluid. Anesthesia & Analgesia 1994;79(4) 769-772.

[14] Shaikh JM, Memon A, Memon MA, Khan M. Post dural puncture headache after spinal anaesthesia for caesarean section: a comparison of 25 g Quincke, 27 g Quincke and 27 g Whitacre spinal needles. Journal of Ayub Medical College Abbottabad 2008;20(3) 10-13.

[15] Apiliogullari S, Duman A, Gok F, Akillioglu I. Spinal needle design and size affect the incidence of postdural puncture headache in children. Paediatric Anaesthesia 2010;20(2) 177-182.

[16] Heesen M, Klöhr S, Rossaint R, van de Velde M, Straube S. Can the incidence of accidental dural puncture in laboring women be reduced? A systematic review and meta-analysis. Minerva Anestesiologica 2013; 79(10) 1187-1197.

[17] Duffy PJ, Crosby ET. The epidural blood patch. Resolving the controversies. Canadian Journal of Anaesthesia 1999;46(9) 878-886.

[18] Scavone BM, Wong CA, Sullivan JT, Yaghmour E, Sherwani SS, McCarthy RJ. Efficacy of a prophylactic epidural blood patch in preventing post dural puncture headache in parturients after inadvertent dural puncture. Anesthesiology 2004;101(6) 1422-1427.

[19] Charsley MM, Abram SE. The injection of intrathecal normal saline reduces the severity of postdural puncture headache. Regional Anesthesia and Pain Medicine 2001;26(4) 301-305.

[20] Faridi Tazeh-Kand N, Eslami B, Ghorbany Marzony S, Abolhassani R, Mohammadian K. Injection of intrathecal normal saline in decreasing postdural puncture headache. Journal of Anesthesia 2013; Doi: 10.1007/s00540-013-1683-8

[21] Boonmak P, Boonmak S. Epidural blood patching for preventing and treating postdural puncture headache. The Cochrane Database of Systematic Reviews 2010;(1) CD001791.

[22] Kuczkowski KM, Benumof JL. Decrease in the incidence of post-dural puncture headache: maintaining CSF volume. Acta anaesthesiologica Scandinavica 2003;47(1) 98-100.

[23] Basurto Ona X, Uriona Tuma SM, Martínez García L, Solà I, Bonfill Cosp X. Drug therapy for preventing post-dural puncture headache. The Cochrane Database of Systematic Reviews 2013;(2) CD001792.

[24] Singh S, Chaudry SY, Phelps AL, Vallejo MC. A 5-year audit of accidental dural punctures, postdural puncture headaches, and failed regional anesthetics at a tertiary-care medical center. ScientificWorldJournal 2009;9 715-722.

[25] Dodge HS, Ekhator NN, Jefferson-Wilson L, Fischer M, Jansen I, Horn PS, Hurford WE, Geracioti TD. Cigarette smokers have reduced risk for post-dural puncture headache. Pain Physician 2013;16(1) E25-E30.

[26] Corning JL. Spinal anaesthesia and local medication of the cord. New York Medical Journal 1885; 42 483-485.

[27] Wynter WE. Four cases of tubercular meningitis in which paracentesis was performed for the relief of fluid pressure. The Lancet 1891; 1 981-982.

[28] Quincke HI. Ueber hydrocephalus. Verhandlung des Congress Innere Medizin (X) 1891; 321-339.

[29] Quincke HI. Die lumbalpunction des Hydrocephalus. Berlin Klinik Wochenschrift 1891; 28 929-233.

[30] Bier A. Versuche über Cocainisirung des Rückenmarkes (Deutsch). Deutsch Zeitschrift für Chirurgie 1899; 51 361.

[31] Marx GF. The first spinal anesthesia. Who deserves the laurels? Regional Anesthesia 1994;19(6) 429-430.

[32] Turnbull DK, Shepherd DB. Post-dural puncture headache: pathogenesis, prevention and treatment. British Journal of Anaesthesia 2003;91(5) 718-729.

[33] Mosavy SH, Shafei M. Prevention of headache consequent upon dural puncture in obstetric patient. Anaesthesia 1975;30(6) 807-809.

[34] Guidelines for the practice of obstetric anaesthesia in Nottingham. Queen's Medical Centre Nottingham, NHS Trust. June 1990. 1st Version.

[35] Waise S, Gannon D. Reducing the incidence of post-dural puncture headache. Clinical Medicine 2013;13(1) 32-34.

[36] Darvish B, Gupta A, Alahuhta S, Dahl V, Helbo-Hansen S, Thorsteinsson A, Irestedt L, Dahlgren G. Management of accidental dural puncture and post-dural puncture headache after labour: a Nordic survey. Acta anaesthesiologica Scandinavica 2011;55(1) 46-53.

[37] Van de Velde M, Schepers R, Berends N, Vandermeersch E, De Buck F. Ten years of experience with accidental dural puncture and post-dural puncture headache in a tertiary obstetric anaesthesia department. International Journal of Obstetric Anesthesia 2008;17(4) 329-335.

[38] Srivastava V, Jindal P, Sharma JP. Study of post dural puncture headache with 27G Quincke & Whitacre needles in obstetrics/non obstetrics patients. Middle East Journal of Anesthesiology 2010;20(5) 709-717.

[39] Imarengiaye C, Ekwere I. Postdural puncture headache: a cross-sectional study of incidence and severity in a new obstetric anaesthesia unit. African Journal of Medicine and Medical Science 2006;35(1) 47-51.

[40] Tejavanija S, Sithinamsuwan P, Sithinamsuwan N, Nidhinandana S, Suwantamee J. Comparison of prevalence of post-dural puncture headache between six hour- supine recumbence and early ambulation after lumbar puncture in thai patients: A randomized controlled study. Journal of the Medical Association of Thailand 2006;89(6) 814-820.

[41] L'ubuský M, Berta E, Procházka M, Marek O, Kudela M. Development of incidence of post-dural puncture headache in patients undergoing caesarean section in spinal anaesthesia at the Department of Obstetrics and Gynecology in Olomouc during 2003-2004. Casopis Lékaru Ceských 2006;145(3) 204-208.

[42] Baysinger CL, Pope JE, Lockhart EM, Mercaldo ND. The management of accidental dural puncture and postdural puncture headache: a North American survey. Journal of Clinical Anesthesia 2011;23(5) 349-360.

[43] Berger CW, Crosby ET, Grodecki W. North American survey of the management of dural puncture occurring during labour epidural analgesia. Canadian Journal of Anaesthesia 1998;45(2) 110-114.

[44] Schmittner MD, Terboven T, Dluzak M, Janke A, Limmer ME, Weiss C, Bussen DG, Burmeister MA, Beck GC. High incidence of post-dural puncture headache in patients with spinal saddle block induced with Quincke needles for anorectal surgery: a randomised clinical trial. The International Journal of Colorectal Disease 2010;25(6) 775-781.

[45] Schmittner MD, Urban N, Janke A, Weiss C, Bussen DG, Burmeister MA, Beck GC.

Influence of the pre-operative time in upright sitting position and the needle type on the incidence of post-dural puncture headache (PDPH) in patients receiving a spinal saddle block for anorectal surgery. The International Journal of Colorectal Disease 2011;26(1) 97-102.

[46] Lybecker H, Møller JT, May O, Nielsen HK. Incidence and prediction of postdural puncture headache. A prospective study of 1021 spinal anesthesias. Anesthesia & Analgesia 1990;70(4) 389-394.

[47] Imbelloni LE, Gouveia MA, Cordeiro JA. Continuous spinal anesthesia versus combined spinal epidural block for major orthopedic surgery: prospective randomized study. Sao Paulo Medical Journal 2009;127(1) 7-11.

[48] Neuman SA, Eldrige JS, Qu W, Freeman ED, Hoelzer BC. Post dural puncture headache following intrathecal drug delivery system placement. Pain Physician 2013;16(2) 101-107.

[49] Wee LH, Lam F, Cranston AJ. The incidence of post dural puncture headache in children. Anaesthesia 1996;51(12) 1164-1166.

[50] Lowery S, Oliver A. Incidence of postdural puncture headache and backache following diagnostic/therapeutic lumbar puncture using a 22G cutting spinal needle, and after introduction of a 25G pencil point spinal needle. Paediatric Anaesthesia 2008;18(3) 230-234.

[51] Wadud R, Laiq N, Qureshi FA, Jan AS. The frequency of postdural puncture headache in different age groups. Journal of the College of Physicians and Surgeons-Pakistan 2006;16(6) 389-392.

[52] Bolder PM. Postlumbar puncture headache in pediatric oncology patients. Anesthesiology 1986;65(6) 696-698.

[53] Ylonen P, Kokki H. Epidural blood patch for management of postdural puncture headache in adolescents. Acta anaesthesiologica Scandinavica 2002;46(7) 794-798.

[54] Tobias JD. Postdural puncture headache in children - etiology and treatment. Clinical Pediatrics 1990;33(2) 110 -113.

[55] Tourtellotte WW, Henderson WG, Tucker RP, Gilland O, Walker JE, Kokman E. A randomized, double-blind clinical trial comparing the 22 versus 26 gauge needle in production of the post-lumbar puncture syndrome in normal individuals. Headache 1972;12(2) 73-78.

[56] Wu CL, Rowlingson AJ, Cohen SR, Michaels RK, Courpas GE, Joe EM, Liu SS. Gender and post-dural puncture headache. Anesthesiology 2006;105(3) 613-618.

[57] Peralta FM, Chalifoux LA, Stevens CD, Higgins N. Obese parturients and the incidence of postdural puncture headache after unintentional dural puncture. Anesthesiology 2011; A341.

[58] Faure E, Moreno R, Thisted R. Incidence of postdural puncture headache in morbidly obese parturients. Regional Anesthesia 1994;19(5) 361-363.

[59] Chong YFV, Tan K. A survey of lumbar puncture complications and their risk factors: the influence of height, intravenous hydration and systolic blood pressure on post-dural puncture headache. Neurology 2012; 78 (Meeting Abstracts 1) P04.250.

[60] Leibold RA, Yealy DM, Coppola M, Cantees KK. Post-dural-puncture headache: characteristics, management and prevention. Annals of Emergency Medicine 1993;22(12) 1863-1870.

[61] van Oosterhout WP, van der Plas AA, van Zwet EW, Zielman R, Ferrari MD, Terwindt GM. Postdural puncture headache in migraineurs and nonheadache subjects: a prospective study. Neurology 2013;80(10) 941-948.

[62] Clark JW. Substance P concentration and history of headache in relation to postlumbar puncture headache: towards prevention. Journal of Neurology, Neurosurgery & Psychiatry 1996;60 (6) 681-683.

[63] Flaatten H, Krakenes J, Vedeler C. Post-dural puncture related complications after diagnostic lumbar puncture, myelography and spinal anesthesia. Acta Neurologica Scandinavica 1998;98(6) 445-451.

[64] Davignon KR, Dennehy KC. Update on postdural puncture headache. International Anesthesiology Clinics 2002;40(4) 89-102.

[65] Kuntz KM, Kokmen E, Stevens JC, Miller P, Offord KP, Ho MM. Post-lumbar puncture headaches: experience in 501 consecutive procedures. Neurology 1992;42(10) 1884-1887.

[66] Yousefshahi F, Dahmardeh AR, Khajavi M, Najafi A, Khashayar P, Barkhordari K. Effect of dexamethasone on the frequency of postdural puncture headache after spinal anesthesia for cesarean section: a double-blind randomized clinical trial. Acta Neurologica Belgica 2012;112(4) 345-350.

[67] Alam MR, Rahman MA, Ershad R. Role of very short-term intravenous hydrocortisone in reducing postdural puncture headache. Journal of Anaesthesiology Clinical Pharmacology 2012;28(2) 190-193.

[68] Choi PT, Galinski SE, Lucas S, Takeuchi L, Jadad AR. Examining the evidence in anesthesia literature: a survey and evaluation of obstetrical postdural puncture headache reports. Canadian Journal of Anaesthesia 2002; 49(1) 49-56.

[69] Kuczkowski KM. Post dural puncture headache, intracranial air and obstetric anesthesia. Anaesthesist 2003; 52(9) 798-800.

[70] Choi PT, Galinski SE, Takeuchi L, Lucas S, Tamayo C, Jadad AR. PDPH is a common complication of neuraxial blockade in parturients: a meta-analysis of obstetrical studies. Canadian Journal of Anaesthesia 2003;50(5) 460-469.

[71] Morewood GH. A rational approach to the cause, prevention and treatment of postdural puncture headache. Canadian Medical Association Journal 1993;149(8) 1087-1093.

[72] Runza M, Pietrabissa R, Mantero S, Albani A, Quaglini V, Contro R. Lumbar dura

mater biomechanics: experimental characterization and scanning electron microscopy observations. Anesthesia & Analgesia 1999;88(6) 1317-1321.

[73] Reina MA, de Leon-Casasola OA, Lopez A, De Andres J, Martin S, Mora M. An in vitro study of dural lesions produced by 25-gauge Quincke and Whitacre needles evaluated by scanning electron microscopy. Regional Anesthesia and Pain Medicine 2000;25(4) 393-402.

[74] Reina MA, López-García A, Dittmann M, de Andrés JA. Structural analysis of the thickness of human dura mater with scanning electron microscopy. Revista Española de Anestesiología y Reanimación 1996;43(4) 135-137.

[75] Reina MA, López García A, de Andrés JA, Sellers F, Arrizabalaga M, Mora MJ. Thickness variation of the dural sac. Revista Española de Anestesiología y Reanimación 1999;46(8) 344-349.

[76] Sakka L, Coll G, Chazal J. Anatomy and physiology of cerebrospinal fluid. European Annals of Otorhinolaryngology, Head and Neck Diseases 2011;128(6) 309-316.

[77] Kuczkowski KM. Post-dural puncture headache in pregnant women: What have we learned? Revista Colombiana de Anestesiología 2006; 34 267-272.

[78] Schwartz KM, Luetmer PH, Hunt CH, Kotsenas AL, Diehn FE, Eckel LJ, Black DF, Lehman VT, Lindell EP. Position-related variability of CSF opening pressure measurements. AJNR American Journal of Neuroradiology 2013;34(4) 904-907.

[79] Ellis R III. Lumbar cerebrospinal fluid opening pressure measured in a flexed lateral decubitus position in children. Pediatrics 1994;93(4) 622-623.

[80] Hatfalvi BI. Postulated mechanisms for postdural puncture headache and review of laboratory models. Clinical experience. Regional Anesthesia 1995;20(4) 329-336.

[81] Reamy BV. Post-epidural headache: how late can it occur? The Journal of the American Board of Family Medicine 2009;22(2) 202-205.

[82] Fearon W. Post-lumbar puncture headache. P&S Medical Review1993.

[83] Richardson MG, Wissler RN. Density of lumbar cerebrospinal fluid in pregnant and nonpregnant humans. Anesthesiology 1996;85(2) 326-330.

[84] Kemp WJ III, Tubbs RS, Cohen-Gadol AA. The innervation of the cranial dura mater: neurosurgical case correlates and a review of the literature. World Neurosurgery 2012;78(5) 505-510.

[85] Cumberbatch MJ, Williamson DJ, Mason GS, Hill RG, Hargreaves RJ. Dural vasodilation causes a sensitization of rat caudal trigeminal neurones in vivo that is blocked by a 5-HT1B/1D agonist. British Journal of Pharmacology 1999;126(6) 1478-1486.

[86] Knyihár-Csillik E, Tajti J, Chadaide Z, Csillik B, Vécsei L. Functional immunohistochemistry of neuropeptides and nitric oxide synthase in the nerve fibers of the supratentorial dura mater in an experimental migraine model. Microscopy Research and Technique 2001;53(3) 193-211.

[87] Damon DH, Teriele JA, Marko SB. Vascular-derived artemin: a determinant of vascu-

lar sympathetic innervation? American journal of physiology-Heart and Circulatory Physiology 2007;293(1) H266-H273.

[88] Lippoldt EK, Elmes RR, McCoy DD, Knowlton WM, McKemy DD. Artemin, a glial cell line-derived neurotrophic factor family member, induces TRPM8-dependent cold pain. The Journal of Neuroscience 2013;33(30) 12543-12552.

[89] Thornton P, Hatcher JP, Robinson I, Sargent B, Franzén B, Martino G, Kitching L, Glover CP, Anderson D, Forsmo-Bruce H, Low CP, Cusdin F, Dosanjh B, Williams W, Steffen AC, Thompson S, Eklund M, Lloyd C, Chessell I, Hughes J. Artemin-GFRα3 interactions partially contribute to acute inflammatory hypersensitivity. Neuroscience Letters 2013;545 23-28.

[90] McIlvried LA, Albers K, Gold MS. Distribution of artemin and GFRalpha3 labeled nerve fibers in the dura mater of rat: artemin and GFRalpha3 in the dura. Headache 2010;50(3) 442-450.

[91] Cavallotti D, Artico M, De Santis S, Iannetti G, Cavallotti C. Catecholaminergic innervation of the human dura mater involved in headache. Headache 1998;38(5) 352-355.

[92] Fernstrom JD, Fernstrom MH. Tyrosine, phenylalanine, and catecholamine synthesis and function in the brain. Journal of Nutrition 2007;137(6 Suppl 1) 1539S-1548S.

[93] Edgar MA, Nundy S. Innervation ofthe spinal dura mater. Journal of Neurology, Neurosurgery & Psychiatry 1966; 29 530-534.

[94] Edgar MA, Ghadially JA. Innervation of the lumbar spine. Clinical Orthopaedics and Related Research 1976; 115 35-41.

[95] Cyriax J. Dural pain. The Lancet 1978; 1 919-921.

[96] Sekiguchi Y, Konnai Y, Kikuchi S, Sugiura Y. An anatomic study of neuropeptide immunoreactivities in the lumbar dura mater after lumbar sympathectomy. Spine (Phila Pa 1976). 1996;21(8) 925-930.

[97] Bridge CJ. Innervation of spinal meninges and epidural structures. The Anatomical Record 1959; 133 553-561.

[98] Konnai Y, Honda T, Sekiguchi Y, Kikuchi S, Sugiura Y. Sensory innervation of the lumbar dura mater passing through the sympathetic trunk in rats. Spine (Phila Pa 1976) 2000;25(7) 776-782.

[99] Halpern S, Preston R. Postdural puncture headache and spinal needle design. Metaanalyses. Anesthesiology 1994;81(6) 1376-1383.

[100] Ross BK, Chadwick HS, Mancuso JJ, Benedetti C. Sprotte needle for obstetric anesthesia: decreased incidence of post dural puncture headache. Regional Anesthesia 1992;17(1) 29-33.

[101] Imarengiaye CO, Edomwonyi NP. Evaluation of 25-gauge Quincke and 24-gauge Gertie Marx needles for spinal anaesthesia for caesarean section. East African Medical Journal 2002;79(7) 379-381.

[102] Santanen U, Rautoma P, Luurila H, Erkola O, Pere P. Comparison of 27-gauge (0.41-

mm) Whitacre and Quincke spinal needles with respect to post-dural puncture head-ache and non-dural puncture headache. Acta Anaesthesiologica Scandinavica 2004;48(4) 474-479.

[103] Luostarinen L, Heinonen T, Luostarinen M, Salmivaara A. Diagnostic lumbar punc-ture. Comparative study between 22-gauge pencil point and sharp bevel needle. The Journal of Headache and Pain 2005;6(5) 400-404.

[104] Tabedar S, Maharjan SK, Shrestha BR, Shrestha BM. A comparison of 25 gauge Quincke spinal needle with 26 gauge Eldor spinal needle for the elective Caesarian sections: insertion characteristics and complications. Kathmandu University Medical Journal 2003;1(4) 263-266.

[105] Kokki H, Turunen M, Heikkinen M, Reinikainen M, Laisalmi M. High success rate and low incidence of headache and neurological symptoms with two spinal needle designs in children. Acta Anaesthesiologica Scandinavica 2005;49(9) 1367-1372.

[106] Kuczkowski KM. The management of accidental dural puncture in pregnant women: what does an obstetrician need to know? Archives of gynecology and obstetrics 2007;275(2) 125-131.

[107] Bloomfield GL, Ridings PC, Blocher CR, Marmarou A, Sugerman HJ. Effects of in-creased intra-abdominal pressure upon intracranial and cerebral perfusion pressure before and after volume expansion. Journal of Trauma 1996;40(6) 936-943.

[108] Laterra J, Keep R, Betz LA, Goldstein GW. Blood-brain-cerebrospinal fluid barriers (Chapter 36). Basic Neurochemistry: Molecular, Cellular and Medical Aspects. 6th edition. Eds. Siegel GJ, Agranoff BW, Albers RW, Fisher SK, Uhler MD. Philadelphia: Lippincott-Raven; 1999.

[109] Arevalo-Rodriguez I, Ciapponi A, Munoz L, Roqué I Figuls M, Bonfill Cosp X. Pos-ture and fluids for preventing post-dural puncture headache. The Cochrane Database of Systematic Reviews 2013;(7) CD009199.

[110] Mehta S, Rajaram S, Goel N. Postdural puncture headache. Advances in obstetrics and gynecology (Vol. 3). Jaypee Brothers Medical Publisher, 2011; p143-p146.

[111] Caple C. Lumbar puncture: complications and after-care. Evidence-Based Care Sheet. Cinahl Information Systems. 2012; p1-p2.

[112] Esmaoglu A, Akpinar H, Uğur F. Oral multidose caffeine-paracetamol combination is not effective for the prophylaxis of postdural puncture headache. Journal of Clini-cal Anesthesia 2005;17(1) 58-61.

[113] Allen TK, Jones CA, Habib AS. Dexamethasone for the prophylaxis of postoperative nausea and vomiting associated with neuraxial morphine administration: a systemat-ic review and meta-analysis. Anesthesia & Analgesia 2012;114(4) 813-822.

[114] Soleimanpour H, Ghafouri RR, Taheraghdam A, Aghamohammadi D, Negargar S, Golzari SE, Abbasnezhad M. Effectiveness of intravenous dexamethasone versus propofol for pain relief in the migraine headache: a prospective double blind randomized clinical trial. BMC Neurology 2012;12 114.

[115] Erol DD. The analgesic and antiemetic efficacy of gabapentin or ergotamine/caffeine for the treatment of postdural puncture headache. Advances in Medical Sciences 2011;56(1) 25-29.

[116] Kuczkowski KM. Once a post-dural puncture headache patient—always post-dural puncture headache patient: an update. Acta Anaesthesiologica Belgica 2005;56(1) 23.

[117] Cesur M, Alici HA, Erdem AF, Silbir F, Celik M. Decreased incidence of headache after unintentional dural puncture in patients with cesarean delivery administered with postoperative epidural analgesia. Journal of Anesthesai 2009;23(1) 31-35.

[118] Bevacqua BK, Slucky AV, Cleary WF. Is postoperative intrathecal catheter use associated with central nervous system infection? Anesthesiology 1994;80(6) 1234-1240.

[119] Rigler ML, Drasner K, Krejcie TC, Yelich SJ, Scholnick FT, DeFontes J, Bohner D. Cauda equina syndrome after continuous spinal anesthesia. Anesthesia & Analgesia 1991;72(3) 275-281.

[120] Moore JM. Continuous spinal anesthesia. American Journal of Therapeutics 2009;16(4) 289-294.

[121] Matute E, Bonilla S, Gironés A, Planas A. Bilateral greater occipital nerve block for post-dural puncture headache. Anaesthesia 2008;63(5) 557-558.

[122] Akin Takmaz S, Unal Kantekin C, Kaymak C, Başar H. Treatment of post-dural puncture headache with bilateral greater occipital nerve block. Headache 2010;50(5) 869-872.

[123] Hamzehzadeh S, Eng C, Tran T. Occipital nerve blockade successfully treats patient with suspected post-dural puncture headache (PDPH). Regional Anesthesia and Pain Medicine Spring 2011. http://www.asra.com/display_spring_2011.php?id=137.

[124] Mueller O, Hagel V, Wrede K, Schlamann M, Hohn HP, Sure U, Gaul C. Stimulation of the greater occipital nerve: anatomical considerations and clinical implications. Pain Physician 2013;16(3) E181-E189.

[125] Madhavi C, Holla SJ. Triplication of the lesser occipital nerve. Clinical Anatomy 2004;17(8) 667-671.

[126] Young W, Cook B, Malik S, Shaw J, Oshinsky M. The first 5 minutes after greater occipital nerve block. Headache 2008;48(7) 1126-1128.

[127] Seo BF, Jung SN, Sohn WI, Kwon H. Lymph node compression of the lesser occipital nerve: a cause of migraine. Journal of Plastic, Reconstructive & Aesthetic Surgery 2011;64(12) 1657-1660.

[128] Naja Z, Al-Tannir M, El-Rajab M, Ziade F, Baraka A. Nerve stimulator-guided occipital nerve blockade for postdural puncture headache. Pain Practice 2009;9(1) 51-58.

[129] Lindinger MI, Willmets RG, Hawke TJ. Stimulation of Na+, K(+)-pump activity in skeletal muscle by methylxanthines: evidence and proposed mechanisms. Acta Physiologica Scandinavica 1996;156(3) 347-353.

[130] Speake T, Whitwell C, Kajita H, Majid A, Brown PD. Mechanisms of CSF secretion by

the choroid plexus. Microscopy Research and Technique 2001;52(1) 49-59.

[131] Sadeghi SE, Abdollahifard G, Nasabi NA, Mehrabi M, Safarpour AR. Effectiveness of single dose intravenous aminophylline administration on prevention of post dural puncture headache in patients who received spinal anesthesia for elective cesarean section. World Journal of Medical Sciences 2012;7(1) 13-16.

[132] Halker RB, Demaerschalk BM, Wellik KE, Wingerchuk DM, Rubin DI, Crum BA, Dodick DW. Caffeine for the prevention and treatment of postdural puncture headache: debunking the myth. Neurologist 2007;13(5) 323-327.

[133] Schwalbe SS, Schifmiller MW, Marx GF. Theophylline for PDPH. Anesthesiology 1991; 75 A1082.

[134] Ergün U, Say B, Ozer G, Tunc T, Sen M, Tüfekcioglu S, Akin U, Ilhan MN, Inan L. Intravenous theophylline decreases post-dural puncture headaches. Journal of Clinical Neuroscience 2008;15(10) 1102-1104.

[135] Boison D. Methylxanthines, seizures, and excitotoxicity. Handbook of Experimental Pharmacology 2011;(200) 251-266.

[136] Riksen NP, Smits P, Rongen GA. The cardiovascular effects of methylxanthines. Handbook of Experimental Pharmacology 2011;(200) 413-437.

[137] Kshatri AM, Foster PA. Adrenocorticotropic hormone infusion as a novel treatment for postdural puncture headache. Regional Anesthesia 1997; 22(5) 432-434.

[138] Carter BL, Pasupuleti R. Use of intravenous cosyntropin in the treatment of postdural puncture headache. Anesthesiology 2000;92(1) 272-274.

[139] Cánovas L, Barros C, Gómez A, Castro M, Castro A. Use of intravenous tetracosactin in the treatment of postdural puncture headache: our experience in forty cases. Anesthesia & Analgesia 2002;94(5) 1369.

[140] Ghai A, Wadhera R. Adrenocorticotrophic hormone-is a single dose sufficient for post-dural puncture headache? Acta Anaesthesiologica Scandinavica 2007; 51 266.

[141] Hakim SM. Cosyntropin for prophylaxis against postdural puncture headache after accidental dural puncture. Anesthesiology 2010;113(2) 413-420.

[142] Ambrogio AG, Pecori Giraldi F, Cavagnini F. Drugs and HPA axis. Pituitary 2008;11(2) 219-229.

[143] Pertovaara A. Noradrenergic pain modulation. Progress in Neurobiology 2006;80(2) 53-83.

[144] Cohen S, Amar D, Pantuck EJ, Singer N, Divon M. Decreased incidence of headache after accidental dural puncture in caesarean delivery patients receiving continuous postoperative intrathecal analgesia. Acta Anaesthesiologica Scandinavica 1994;38(7) 716-718.

[145] Etezadi F, Yousefshahi F, Khajavi M, Tanha FD, Dahmarde AR, Najafi A. Post dural puncture headache after cesarean section, a teaching hospital experience. Journal of Family and Reproductive Health 2012; 6(1) 17-21.

[146] Torres D. Gabapentin and PDPH. Acute Pain 2007; 9(2) 93.

[147] Lin YT, Sheen MJ, Huang ST, Horng HC, Cherng CH, Wong CS, Hot ST. Gabapentin relieves post-dural puncture headache—a report of two cases. Acta Anaesthesiologica Taiwanica 2007;45(1) 47-51.

[148] Wagner Y, Storr F, Cope S. Gabapentin in the treatment of post-dural puncture headache: a case series. Anaesthesia and Intensive Care 2012 Jul;40(4) 714-718.

[149] Zencirci B. Postdural puncture headache and pregabalin. Journal of Pain Research 2010;3 11-14.

[150] Huseyinoglu U, Huseyinoglu N, Hamurtekin E, Aygun H, Sulu B. Effect of pregabalin on post-dural-puncture headache following spinal anesthesia and lumbar puncture. Journal of Clinical Neuroscience 2011;18(10) 1365-1368.

[151] Carp H, Singh PJ, Vadhera R, Jayaram A. Effects of the serotonin-receptor agonist sumatriptan on post-dural puncture headache: report of six cases. Anesthesia & Analgesia 1994;79(1) 180-182.

[152] Connelly NR, Parker RK, Rahimi A, Gibson CS. Sumatriptan in patients with post-dural puncture headache. Headache 2000;40(4) 316-319.

[153] Graff-Radford SB, Bittar GT. The use of methylergonovine (Methergine) in the initial control of drug induced refractory headache. Headache 1993;33(7) 390-393.

[154] Saper JR, Evans RW. Oral methylergonovine maleate for refractory migraine and cluster headache prevention. Headache 2013;53(2) 378-381.

[155] Hakim S, Khan RM, Maroof M, Usmani H, Huda W, Jafri F. Methylergonovine maleate (methergine) relieves postdural puncture headache in obstetric patients. Acta Obstetricia et Gynecologica Scandinavica 2005;84(1) 100.

[156] Alici HA, Cesur M, Erdem AF, Ingec M, Bebek Z. Is methergine alone sufficient in relieving postdural puncture headache? Acta Obstetricia et Gynecologica Scandinavica 2006;85(5) 632-633.

[157] Sheen MJ, Ho ST. Mirtazapine relieves postdural puncture headache. Anesthesia & Analgesia 2008;107(1) 346.

[158] Sandesc D, Lupei MI, Sirbu C, Plavat C, Bedreag O, Vernic C. Conventional treatment or epidural blood patch for the treatment of different etiologies of post dural puncture headache. Acta Anaesthesiologica Belgica 2006;57 55-56.

[159] Gormley JB. Treatment of post-spinal headache. Anesthesiology 1960; 21 565-566.

[160] Sanford CL 2nd, Rodriguez RE, Schmidt J, Austin PN. Evidence for using air or fluid when identifying the epidural space. American Association of Nurse Anesthetists Journal. 2013;81(1) 23-28.

[161] Pleasure SJ, Abosch A, Friedman J, Ko NU, Barbaro N, Dillon W, Fishman RA, Poncelet AN. Spontaneous intracranial hypotension resulting in stupor caused by diencephalic compression. Neurology 1998;50(6) 1854-1857.

[162] Szeinfeld M, Ihmeidan IH, Moser MM, Machado R, Klose KJ, Serafini AN. Epidural blood patch: evaluation of the volume and spread of blood injected into the epidural space. Anesthesiology 1986; 64(6) 820-822.

[163] Beards SC, Jackson A, Griffiths AG, Horsman EL. Magnetic resonance imaging of extradural blood patches: appearances from 30 min to 18 h. British Journal of Anaesthesia 1993; 71(2) 182-8.

[164] DiGiovanni AJ, Galbert MW, Wahle WM. Epidural injection of autologous blood for ostlumbar-puncture headache. II. Additional clinical experiences and laboratory investigation. Anesthesia & Analgesia 1972; 51(2) 226-232.

[165] Cook MA, Watkins-Pitchford JM. Epidural blood patch: a rapid coagulation response. Anesthesia & Analgesia 1990; 70(5) 567-568.

[166] Abouleish E, Vega S, Blendinger I, Tio TO. Long-term follow-up of epidural blood patch. Anesthesia & Analgesia 1975; 54(4) 459-463.

[167] Seebacher J, Ribeiro V, LeGuillou JL, Lacomblez L, Henry M, Thorman F, Youl B, Bensimon G, Darbois Y, Bousser MG. Epidural blood patch in the treatment of post dural puncture headache: a double blind study. Headache 1989; 29(10) 630-632.

[168] van Kooten F, Oedit R, Bakker SL, Dippel DW. Epidural blood patch in post dural puncture headache: a randomised, observer-blind, controlled clinical trial. Journal of Neurology, Neurosurgery and Psychiatry 2008; 79(5) 553-558.

[169] Kokki M, Sjövall S, Keinänen M, Kokki H. The influence of timing on the effectiveness of epidural blood patches in parturients. International Journal of Obstetric Anesthesia 2013;22(4) 303-309.

[170] Kueper M, Goericke SL, Kastrup O. Cerebral venous thrombosis after epidural blood patch: coincidence or causal relation? A case report and review of the literature. Cephalalgia 2008;28(7) 769-773.

[171] Ghatge S, Uppugonduri S, Kamarzaman Z. Cerebral venous sinus thrombosis following accidental dural puncture and epidural blood patch. International Journal of Obstetric Anesthesia 2008;17(3) 267-270.

[172] Borum SE, Naul LG, McLeskey CH. Postpartum dural venous sinus thrombosis after postdural puncture headache and epidural blood patch. Anesthesiology 1997;86(2) 487-490.

[173] Barrett J, Alves E. Postpartum cerebral venous sinus thrombosis after dural puncture and epidural blood patch. The Journal of Emergency Medicine 2005;28(3) 341-342.

[174] Jungmann V, Werner R, Bergmann J, Daum J, Wöhrle JC, Dünnebacke J, Silomon M. Postpartum cerebral venous sinus thrombosis after epidural anaesthesia. Anaesthesist 2009;58(3) 268-272.

[175] Collier CB. Blood patches may cause scarring in the epidural space: two case reports. International Journal of Obstetric Anesthesia 2011;20(4) 347-351.

[176] Gutterman P, Bezier HS. Prophylaxis of postmyelogram headaches. Journal of Neurosurgery 1978; 49 869-871.

[177] Colonna-Romano P, Shapiro BE. Unintentional dural puncture and prophylactic epidural blood patch in obstetrics. Anesthesia & Analgesia 1989; 69(4) 522-523.

[178] Agerson AN, Scavone BM. Prophylactic epidural blood patch after unintentional dural puncture for the prevention of postdural puncture headache in parturients. Anesthesia & Analgesia 2012;115(1) 133-136.

[179] Benson KT. The Jehova's Witness patient: considerations for the anesthesiologist. Anesthesia & Analgesia 1989; 69(5) 647-656.

[180] Bearb ME, Pennant JH. Epidural blood patch in a Jehovah's Witness. Anesthesia & Analgesia 1987;66(10) 1052.

[181] Silva Lde A, de Carli D, Cangiani LM, Gonçalves Filho JB, da Silva IF. Epidural blood patch in Jehovah's Witness: two cases report. Revista Brasileira de Anestesiologia 2003;53(5) 633-639.

[182] Jagannathan N, Tetzlaff JE. Epidural blood patch in a Jehovah's Witness patient with post-dural puncture cephalgia. Canadian Journal of Anaesthesia 2005;52(1) 113.

[183] Pérez Ferrer A, Martínez B, Gredilla E, de Vicente J. Epidural blood patch in a Jehovah's witness. Revista Española de Anestesiología y Reanimación 2005;52(6) 374-375.

[184] Tanaka T, Muratani T, Kusaka Y, Minami T. Epidural blood patch for intracranial hypotension with closed system in a Jehovah's Witness. Masui 2007;56(8) 953-955.

[185] Clark CJ, Whitwell J. Intraocular haemorrahge after epidural injection. BMJ 1961; I 1612-1613.

[186] Kara I, Ciftci I, Apiliogullari S, Arun O, Duman A, Celik JB. Management of postdural puncture headache with epidural saline patch in a 10-year-old child after inguinal hernia repair: a case report. Journal of Pediatric Surgery 2012;47(10) e55-e57.

[187] Vassal O, Baud MC, Bolandard F, Bonnin M, Vielle E, Bazin JE, Chassard D. Epidural injection of hydroxyethyl starch in the management of postdural puncture headache. International Journal of Obstetric Anesthesia 2013;22(2) 153-155.

[188] Chassard D, Vassal O. Epidural injection of hydroxyethyl starch in the management of postdural puncture headache. International Journal of Obstetric Anesthesia 2013; 22(4) 353-354.

[189] Dhillon S. Fibrin sealant (evicel® [quixil®/crosseal™]): a review of its use as supportive treatment for haemostasis in surgery. Drugs 2011;71(14) 1893-1915.

[190] Chauvet D, Tran V, Mutlu G, George B, Allain JM. Study of dural suture watertightness: an in vitro comparison of different sealants. Acta Neurochirurgica (Wien) 2011;153(12) 2465-2472.

[191] Gentili ME. Epidural fibrin glue injection stops postdural puncture headache in patient with long-term intrathecal catheterization. Regional Anesthesia and Pain Medicine 2003;28(1) 70.

[192] Crul BJ, Gerritse BM, van Dongen RT, Schoonderwaldt HC. Epidural fibrin glue injection stops persistent postdural puncture headache. Anesthesiology 1999;91(2) 576-577.

[193] García-Aguado R, Gil F, Barcia JA, Aznar J, Hostalet F, Barberá J, Grau F. Prophylactic percutaneous sealing of lumbar postdural puncture hole with fibrin glue to prevent cerebrospinal fluid leakage in swine. Anesthesia & Analgesia 2000;90(4) 894-898.

[194] Gil F, García-Aguado R, Barcia JA, Guijarro E, Hostalet F, Tommasi-Rosso M, Grau F. The effect of fibrin glue patch in an in vitro model of postdural puncture leakage. Anesthesia & Analgesia 1998;87(5) 1125-1158.

[195] Schlenker M, Ringelstein EB. Epidural fibrin clot for the prevention of post-lumbar puncture headache: a new method with risks. Journal of Neurology, Neurosurgery & Psychiatry 1987;50(12) 1715.

[196] Schlag MG, Hopf R, Redl H. Convulsive seizures following subdural application of fibrin sealant containing tranexamic acid in a rat model. Neurosurgery 2000;47(6) 1463-1467.

[197] Pouskoulas CD, Taub E, Ruppen W. Successful treatment of post-dural-puncture headache with surgical dura repair two years after spinal anesthesia. Cephalalgia 2013; 33(15) 1269-1271.

[198] Jadon A, Chakraborty S, Sinha N, Agrawal R. Intrathecal catheterization by epidural catheter: management of accidental dural puncture and prophylaxis of PDPH. Indian Journal of Anaesthesia 2009;53(1) 30-34.

[199] Al-Metwalli RR. Epidural morphine injections for prevention of post dural puncture headache. Anaesthesia 2008; 63(8) 847-850.

[200] Bussone G, Tullo V, d'Onofrio F, Petretta V, Curone M, Frediani F, Tonini C, Omboni S. Frovatriptan for the prevention of postdural puncture headache. Cephalalgia 2007;27(7) 809-813.

[201] Zajac K, Zajac M, Hładki W, Jach R. Is there any point in pharmacological prophylaxis of PDPH (post-dural puncture headache) after spinal anaesthesia for Caesaren section? Przeglad lekarski 2012;69(1) 19-24.

[202] Doroudian MR, Norouzi M, Esmailie M, Tanhaeivash R. Dexamethasone in preventing post-dural puncture headache: a randomized, double-blind, placebo-controlled trial. Acta Anaesthesiologica Belgica 2011;62(3) 143-146.

第8章

躯干镇痛：硬膜外麻醉、胸椎旁神经阻滞及腹横肌平面阻滞的比较

Linda Le-Wendling, Julia DeLoach, Allison Haller, Barys Ihnatsenka

1. 引言

胰十二指肠切除术、腹主动脉手术、肠切除术、胃旁路术、妇产科手术及肝切除术等上腹部和下腹部开放性大手术患者在术后急性期常有中、重度疼痛。

研究显示，采用传统的全身镇痛技术（如静脉或肌肉注射阿片类药物、病人自控阿片类药物镇痛、阿片类药物联合对乙酰氨基酚、非甾体抗炎药、神经病理性疼痛药物及氯胺酮的多模式镇痛技术[1, 2, 3]）时，患者在术后第一个 24 小时常有中重度疼痛。事实上，中、重度疼痛常持续至术后 3 天[4]。此外，有些患者有既往史，禁忌使用某些多模式镇痛技术。例如，肾功能不全的患者忌用非甾体抗炎药。

开腹手术后的疼痛包括切口痛和内脏痛。有趣的是，在切口周围进行局麻药浸润可以减轻切口痛。使用切口镇痛导管后，阿片类药物的用量可减少约 30%[5]。但是切口镇痛导管对于切口下方腹部肌肉的疼痛及内脏痛无效，因而仍需大量使用阿片类药物。术后 24～48 小时，大约需要静脉注射相当于 25～150mg 吗啡的镇痛药物才能获得充分的镇痛[6, 7]。开腹手术中，即使全身性给予局麻药（如术中输注利多卡因），也只能轻度减轻疼痛评分（4～10mm NRS）[8]。

即使使用阿片类药物，术后 72 小时内咳嗽和活动仍可导致中重度疼痛，尽管这种疼痛在术后 24 小时后会有所改善。此外，阿片类药物的使用还会导致明显的副作用，如肺通气不足、镇静、胃动力障碍及恶心呕吐等，这些都会延迟患者的恢复[9, 10]。

区域麻醉镇痛可显著降低患者术后的疼痛评分，减少全身性阿片类药物的使用。可分别在椎管内（硬膜外）、神经根（椎旁）及外周神经（腹横肌平面）水

平进行区域阻滞。在这些部位给予局麻药可选择性地阻滞神经的传导，可产生不同的镇痛效果，也有各自的副作用。本章节将分别讨论这些区域麻醉技术在术后镇痛中的作用，介绍操作过程及提高成功率的要点，探讨这些技术各自的优点和潜在并发症，并回顾这些技术术后应用的文献和现有证据。

2. 胸段硬膜外镇痛（thoracic epidural analgesia，TEA）

研究证实，胸段硬膜外镇痛（TEA）是腹部大手术很好的镇痛方法。遗憾的是，它有并发症和副作用。更重要的是，成功实施胸段硬膜外麻醉有一定的技术要求，需要有一定的配备（设备），医生和保障人员需要经过一定的教育和培训，以及制定明确的操作规程（给药的标准程序和不良反应的处理预案）。现有证据表明，TEA 在患者术后管理中的作用可能更加重要。TEA 不仅镇痛作用完善，有助于提高患者的满意度，而且对患者的术后转归也有积极的作用（见后文）。

上腹部大手术的患者实施 TEA 时，操作本身只是整个流程的一小部分。需要对 TEA 的适应证和禁忌证进行周密的讨论，并且告知患者可能出现的并发症和副作用。一旦决定行 TEA，需要制定各种管理方案以优化镇痛效果，如硬膜外导管放置的最佳节段、病人体位、镇静药的种类和剂量、测试硬膜外导管是否在血管内和蛛网膜下腔、最佳推注方案和维持方案。此外，阻滞效果的评估和硬膜外阻滞不全问题的解决对于缓解患者疼痛和改善患者满意度也是十分重要的。

3. 皮节和内脏的神经支配

腹部手术引起的疼痛分为躯体痛和内脏痛。因此，行硬膜外镇痛时，需同时阻滞腹壁支配神经和内脏传入神经才能达到最佳的镇痛效果。

腹壁神经呈节段性分布，来自于第 7～12 肋间神经（T_7～T_{12}）腹支的前外侧皮神经支。为使用最少的镇痛药满足腹壁镇痛的要求，硬膜外导管的最佳置管位置如下：上腹部手术置于中胸段水平（T_7～T_9）；下腹部手术置于下胸段水平（T_{10}～T_{12}）。虽然腰段硬膜外阻滞对于胸科手术也可能起到一定的镇痛作用，但需要增加局麻药和阿片类药物的用量，因而会增加不良反应的发生率，如下肢无力（下肢感觉和运动神经来自于腰神经根和骶神经根）和尿潴留等。

内脏痛在手术后疼痛中所占比例虽小，但却很重要。除胰腺手术外，内脏痛的持续时间通常较短，并且比躯体痛要轻得多。内脏的神经支配非常复杂，内脏传入纤维与自主神经系统的交感及副交感传入神经一起走行。因此，硬膜外镇痛不可能完全阻断累及器官的所有疼痛传入纤维。

表 8-1　内脏神经支配

脏器	神经支配
胃 / 胰腺	腹腔神经节（$T_5 \sim T_9$）
肝脏	腹腔神经节（$T_5 \sim T_9$）
	膈神经（$C_3 \sim C_5$）
	迷走神经（CN　XI）
小肠和大肠	腹腔神经节（$T_5 \sim T_9$）
	肠系膜上神经节（$T_9 \sim T_{12}$）
	肠系膜下神经节（$L_1 \sim L_2$）
	迷走神经（CN　XI）
肾脏和输尿管	胸内脏小神经（$T_{10} \sim T_{12}$）
	迷走神经（CN　XI）
盆腔脏器	$T_{11} \sim T_{L4}$
膀胱	盆腔内脏神经（$S_2 \sim S_4$）
	上腰部内脏神经（$L_1 \sim L_2$）

相对于皮肤的神经支配，内脏神经支配较复杂且传入纤维数量相对较少，因此连续硬膜外阻滞的最佳穿刺节段主要取决于腹壁切口的位置。

导致硬膜外镇痛效果不佳的原因包括：①错误定位负责疼痛传导的神经根（如腹部手术采用腰段硬膜外置管）。②选择了正确的置管节段但导管未能置入硬膜外腔。第一个原因相对没那么重要，因为硬膜外注射后药物可扩散，因而导管放置节段和目标平面允许有一定的偏差。此外，偶尔还会因为解剖的关系（罕见）或者硬膜外导管从神经孔中穿出而导致单侧感觉神经阻滞。有时即使硬膜外导管位置正确，但由于剂量不当、泵损坏或者给药延误，也可导致镇痛效果欠佳。硬膜外给药具有经验性，为达到最佳镇痛效果，需不断对患者进行随访，有必要通过追加药物或使用患者自控硬膜外镇痛，改善镇痛效果。偶尔会有患者无法耐受低血压或其他不良反应，而不得不限制硬膜外给药剂量。最后，硬膜外导管不小心脱出也会造成硬膜外镇痛失败。

4. 硬膜外腔穿刺

无法穿刺至硬膜外腔是腹部大手术 TEA 失败的主要原因。与腰段硬膜外腔相比，胸段硬膜外腔虽更具有连续性，但宽度的变化也较大。上胸段硬膜外腔的宽度大约为 7.5mm，而到 $T_{11} \sim T_{12}$ 节段只有 4.1mm[11]。连续硬膜外镇痛的穿刺置管包括正中入路和旁正中入路两种方法，两者各有利弊。正中入路法进针点位于棘突中线，因此可减少向内或向外偏斜的角度；旁正中入路法从棘突中线外侧进针，可以避免碰到棘突，因而易于进入硬膜外腔。

正中入路法较少需要穿刺针向内外侧偏斜,对于椎间盘高度正常年轻人以及棘突角度较小的上胸段和下胸段来说,此法相对容易成功。T_5 至 T_9 节段的棘突倾斜角度较大,因此,正中入路法进针时穿刺针向头侧倾斜的角度需更大,且深度更深,才能到达硬膜外腔。如果进针点选择不好,则很难穿刺至硬膜外腔(图 8-1)。此外,并非所有病人的黄韧带都在中线融合,因而穿刺针穿至黄韧带时,阻力感可能不明显,使用阻力消失法穿刺时可能只能感受到阻力的细微变化。Lirk 的研究显示,黄韧带中线裂隙的发生率在 $T_6 \sim T_9$ 水平为 2%~5%,$T_9 \sim T_{10}$ 水平为 17.9%,而在 $T_{10} \sim T_{12}$ 大约有 30%[12]。正中入路法穿刺成功需要患者摆放好体位,使棘突间间隙充分"打开",因此该方法不太适用于那些体位受限的患者(如术后剧烈疼痛患者行 TEA)。此外,穿刺针的倾斜角度越大,进针深度就越深,甚至对于非肥胖患者也是如此。与旁正中入路法触及椎板即可估测进针深度不同,正中入路法需要凭借经验去估计进针深度。对初学者而言,脊柱旋转患者或侧卧位患者的正中入路穿刺较难,因为穿刺路径容易偏离棘间韧带,从而产生虚假的落空感。

与正中入路法相比,旁正中入路法的进针深度较浅,向头侧倾斜的角度较小,进针部位的黄韧带较一致。此外,椎板可作为定位硬膜外腔的可靠的深部标志。这一穿刺入路对患者体位的要求较小,患者取侧卧位时操作相对容易。旁正中入路法很难确定向内偏斜的最佳角度,穿刺越靠外侧黄韧带的厚度越薄。因此,理想情况下,针尖应尽可能靠近脊柱中线进入硬膜外腔。进针点多位于棘突旁开约 1cm 处,穿刺针向内偏斜的角度取决于硬膜外腔的深度(图 8-2)。

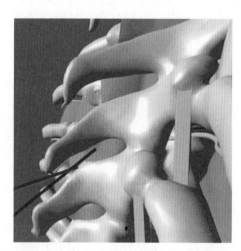

图 8-1 棘突间隙穿刺的上缘进针点(红线)和下进针点(蓝线)。显示棘突间隙下缘进针更接近中线位置

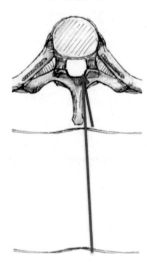

图 8-2 肥胖患者和消瘦患者穿刺针向内偏斜的角度

如果向内偏斜的角度过大，穿刺针会越过中线到达对侧，导致假的阻力消失感，甚至还可能导致气胸等并发症。穿刺点横向旁开过多会增加旁正中入路穿刺的难度。棘突旁入路法向内偏斜的角度较小，进针点稍稍旁开棘突（约3mm），进针时不需要或很少需要向内侧偏斜，而且可以避开棘突进针（图8-3）。

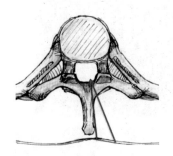

图8-3　棘突旁入路，蓝线代表棘突旁入路，红线代表向内偏斜角度较大的旁正中入路

5. 使用 X 线透视、CT 扫描和超声来确定进针深度和进针点

X 线透视对于脊柱解剖定位困难的患者很有帮助，但由于辐射和设备等因素，使得这一技术无法推广。

应用 CT 扫描定位硬膜外腔深度，可以给操作者提供进针深度方面的信息，从而提高成功率（图8-4）。使用旁正中入路进针而向内偏斜角度时，CT 可以更准确地判断进针深度。旁矢状平面内的穿刺针与皮肤垂直进针，确定最佳进针点，针尖抵达椎板表面，将进针方向轻微向头侧倾斜即可进入椎板间隙。

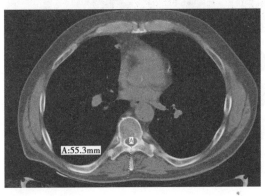

图8-4　CT 扫描测量硬膜外腔的深度

超声也可以提高硬膜外腔定位的成功率。采用横断切面，操作者在超声下可精确定位体表标志无法触及患者的中线位置，矢状切面可用于正确定位进针

平面及椎板上下缘,确定最佳进针点(图 8-5)。

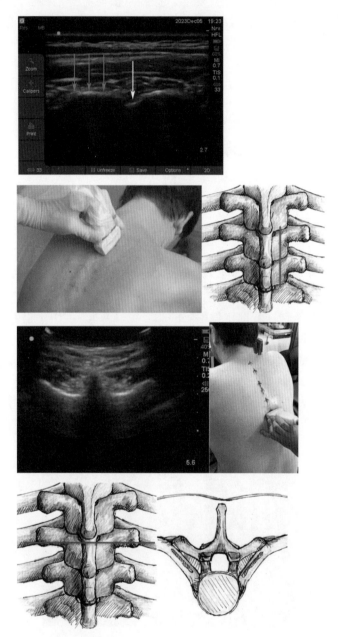

图 8-5 棘突、椎板和横突的超声成像

a. 超声下椎板旁矢状面视图,蓝箭头代表椎板,白箭头代表椎板间隙;b. 图示椎板线旁矢状面视图超声探头的方向;c. 棘突、椎板和横突的横断面;d. 图示脊椎横断面超声探头方向(红线)

　　此外，横突下缘可作为第二标志，定位皮肤穿刺点在椎板上的投影，以判断穿刺针首次触及椎板的部位，穿刺针滑过椎板即可进入硬膜外腔。超声还有助于确定椎板和硬膜外腔的深度，但切忌用力按压超声探头，导致估计的深度过浅。

　　超声还有助于找到最大的穿刺间隙，以方便进针。虽然超声可协助判断硬膜外穿刺置管的最佳位置，但由于操作时需要助手帮助固定超声探头，并存在超声耦合剂误入硬膜外腔的顾虑，因而实时超声引导下硬膜外穿刺置管技术在临床上未得到广泛应用。

6. 适应证和禁忌证

　　TEA 的适应证包括术后中重度疼痛持续时间预计超过 24 小时的开放性腹部大手术，包括腹主动脉瘤修复术、胰十二指肠切除术（Whipple 术）、肠道手术、大型腹壁疝修补术、胆囊切除术、妇科大手术、肾切除术及膀胱切除术等。嗜铬细胞瘤切除手术中儿茶酚胺水平的快速升高会导致致命性的血压及心率波动，使用 TEA 有助于抑制手术刺激引起的儿茶酚胺释放。肝切除术后的疼痛较剧烈，是否使用硬膜外麻醉需与限制容量减少手术部位出血之间进行权衡。虽然大多数肝切除术患者术后往往处于高凝状态，但肝大部切除可能会导致维生素 K 依赖性凝血因子的合成减少，这类患者采用硬膜外麻醉时有发生椎管内血肿的风险，从而导致脊髓压迫的灾难性后果。

　　有些患者尤其可从 TEA 中受益。伴有肺部并发症或阻塞性睡眠呼吸暂停的患者采用胸段硬膜外镇痛可减少阿片类药物的用量，从而降低术后呼吸抑制的风险；对于既往有慢性疼痛病史或使用大剂量阿片类药物并且耐受的患者而言，胸段硬膜外镇痛更有效。

　　TEA 的禁忌证通常分为绝对禁忌证和相对禁忌证两类。绝对禁忌证包括抗凝药物作用高峰时、患者有严重血小板减少症或血友病等出血风险，患者拒绝 TEA 以及进针路径上有局部感染等。实施 TEA 前必须先评估风险 - 收益比，并签署详细的知情同意书。

　　TEA 的相对禁忌证包括行硬膜外麻醉的患者有发热、免疫功能抑制、局麻药过敏、脊柱上有肿瘤转移灶、颅内压升高、术后拟行抗凝治疗、严重低血容量、主动脉瓣狭窄、多发性硬化症等神经系统疾病，TEA 有可能掩盖疾病相关的并发症（如术后需行下肢神经功能评估的复合伤患者或开放性胸腹动脉瘤修补术后可能发生脊髓前动脉综合征的患者）。对于发热患者，医生应更多关注体温升高是否由菌血症引起，有创穿刺置管操作是否有将病原体直接带入蛛网膜下腔而导致患者发生脑膜炎的风险。尽管专家建议菌血症患者需慎行椎管内操作，但观察性研究并未证实发热患者行腰穿会增加脑膜炎发生的风险。

即使实施 TEA 前制定了全面的术前计划并权衡了利弊，临床上仍有可能出现棘手的情况。例如，术前放置硬膜外导管时没有禁忌证，但患者术中突发心梗，放置冠状动脉支架后需行抗血小板药物或抗凝药物治疗。这类情况将考验我们对硬膜外导管术后管理的临床判断。

7. 收益和疗效

胸段硬膜外麻醉和镇痛可显著降低开放性腹主动脉大手术后静息和活动时的疼痛评分[13]，镇痛时间可持续 3 天。作者发现，TEA 除了可以镇痛和让患者舒适外，还可以减少心梗、急性呼吸衰竭、术后继续需机械通气支持、胃肠道并发症及肾脏并发症的发生率。

研究证实，阻断 T_1~T_5 心脏交感神经可降低心率、平均动脉压及心肌收缩力，从而降低心肌耗氧量；心电图、超声心动图和血管造影证实，TEA 可缓解冠状动脉供血不足[14]。

有趣的是，虽然阻断交感神经纤维会使副交感神经占优势，导致肺部支气管运动增强，但 TEA 却可减少哮喘的发作，这可能与神经传入信号减少有关。此外，使用硬膜外镇痛还可以减少术中阿片类药物的用量，从而减少阿片类药物的副作用，尤其是镇静和呼吸抑制等不良反应。

阻断肾上腺髓质的传出和传入神经通路可以降低大手术创伤引起的应激反应，T_6~L_1 胸段硬膜外阻滞可以减弱儿茶酚胺反应，降低皮质醇的水平[14]。

研究表明，胸段硬膜外镇痛可以改善肠蠕动，减轻肠道术后 12 小时的肠梗阻发生率[15]。TEA 改善胃肠道动力的作用是由于其降低了胃肠道的交感神经张力，因而副交感神经（迷走神经）张力相对亢进，此外，术后阿片类药物用量的减少也可减轻胃肠道动力障碍。T_6~L_1 内脏神经阻滞还可以降低内脏血管的阻力，使肠道内血液增加[14]，在全身血压稳定的情况下可改善肠黏膜的灌注。

最新研究的数据显示，在不同种类的肿瘤手术中，术中和术后胸段硬膜外镇痛有可能可以减少术后肿瘤的复发。当然，目前这方面的大多数人体研究还只是回顾性研究。

8. 不良反应

持续硬膜外输注的不良反应主要取决于所使用的药物。通常，硬膜外腔可注入局麻药和阿片类药物，两者合用可减少两种药物的单一用量，改善镇痛效果。

硬膜外腔注射局麻药可阻断交感神经，引起血管扩张（尤其是内脏血管扩张），使血容量重新分布，导致前负荷下降，从而出现低血压。这种低血压反应在胃肠道手术的患者中尤为明显，因为这类患者术前需行肠道准备在硬膜外麻醉前就已经存在血容量不足。此外，高浓度的局麻药不仅可阻断疼痛，还会导致感觉及运动功能改变。感觉功能的改变可能是我们所期望的，但运动功能的改变会对病人产生不利影响。例如，低位胸段硬膜外阻滞可使下肢肌肉麻痹。如果硬膜外平面扩散至上腰段神经根，则近端运动功能（如屈曲髋关节）也会受到影响。将少量局麻药注入胸中段硬膜外腔则主要影响肋间肌和腹肌，这些肌肉被阻滞后并不影响患者的咳嗽功能。

TEA 还可导致镇静和呼吸抑制[16]。呼吸抑制分早期和晚期两种，两者的发生机制不同。晚期呼吸抑制是最可怕的并发症，一般发生在硬膜外给药后 12～24 小时，主要是由于硬膜外注射亲水性阿片类药物（如吗啡）后，药物渗透进入脑脊液所致。如果患者没有呼吸监测，则呼吸抑制更令人担忧。硬膜外注入舒芬太尼等亲脂性阿片类药物时，单次注射后其血药浓度可在短时间内升高，当浓度上升至一定水平时即可引起早期呼吸抑制[17, 18]。总体而言，阿片类药物静脉给药比硬膜外给药更易引起呼吸抑制。

尿潴留与局麻药的关系更大，而与阿片类药物关系较小。相对于硬膜外腔注射芬太尼，注射布比卡因对于排尿后残余的影响更大，即使在胸段硬膜外水平给药时也是如此[19]。尽管 TEA 有此作用，但对于未留置导尿管的患者，硬膜外输注低浓度局麻药或阿片类药物并不会导致再次导尿的增加。此外，早期拔除导尿管还可以降低尿路感染的发生率[20]。

表 8-2　硬膜外给予阿片类药物和局麻药不良反应的比较

	阿片类药物	局麻药
呼吸系统	抑制呼吸	通常无呼吸抑制
心血管系统	无血压降低	体位性低血压 阻滞平面过高时心率降低
镇静	有	轻微 / 无
恶心 / 呕吐	有	不常见
瘙痒	有	无
运动	无影响	阻断
感觉	无影响	阻断
尿潴留	有	有
胃肠道	蠕动减少	蠕动增加

9. 硬膜外镇痛管理

为了保证胸段硬膜外镇痛患者的安全，最好在术前 30～60 分钟实施硬膜外操作，患者取坐位，行 ASA 监护，同时需给予辅助供氧及适当镇静，置管成功后需行阻滞效果评估。操作者需穿戴无菌手术衣、手套和口罩，氯己定皮肤消毒并铺单，以降低感染的风险。最好使用头端柔软的硬膜外导管，以减小对硬膜外腔静脉的损伤及置管阻力。单孔和多孔硬膜外导管的临床差异不大。合适的置管深度为超过针尖 5cm。为避免导管在硬膜外腔中打结，导管不宜置入太长。置管完毕后仔细固定导管，以防止导管移位，使用特制的胶带（Sorbaview，Centurion Medical Products，Michigan）可减少置管移位发生率。

确定导管不在血管或蛛网膜下腔后，经硬膜外导管每次推注 3～5ml 局麻药（如 0.5% 或 0.75% 罗哌卡因），直至手术区域痛觉消失。对于预计用药后会有低血压风险（胃肠道准备后虚弱的患者）或者术中有大出血风险的患者，可给予小剂量（3ml）局麻药或短效局麻药（利多卡因）。通常注射 3～5ml 试验剂量的利多卡因就足以确定硬膜外腔导管的位置，药液一般可扩散 3～8 个节段。偶尔会需要加快静脉补液或使用麻黄碱（皮下注射或肌肉注射）来维持血压稳定。手术室诱导前，硬膜外给予 100μg 芬太尼可提供镇痛而不会对血流动力学有过多影响。硬膜外给予芬太尼的起效时间为 10 分钟，尽管芬太尼为亲脂性药物，但大剂量注射仍会造成脑脊液血药浓度明显升高，需要引起注意。此外，硬膜外应用缩血管药物可延长芬太尼在椎管内的作用时间，可提供长达数小时的区域镇痛。测定患者对初始试验剂量的反应可以使临床医生更好地预测麻醉效果及确定术后最佳的硬膜外镇痛方案。在作者所在的医疗机构，罗哌卡因硬膜外镇痛的标准浓度为 0.2%，背景剂量为 6～8ml/h，病人硬膜外自控镇痛（patient controlled epidural ananlgesia，PCEA）的单次推注剂量为 4ml，锁定时间为 30 分钟，所有患者常规使用阿片类药物静脉注射作为镇痛补救药物。麻醉苏醒前 30 分钟即开始输注 0.5% 的罗哌卡因。无论有无硬膜外镇痛，急性疼痛处理团队会在术后立即评估患者的镇痛情况，决定是否需要经硬膜外导管追加给药。同时还需要评估患者的容量状态，以及是否需要增加补液量或使用血管收缩药物。

使用相同容量和剂量的局麻药时，TEA 比腰段硬膜外及胸椎旁神经镇痛的镇痛效果更好。TEA 仅需含 1∶200 000 肾上腺素的 1.5% 利多卡因 3ml 试验剂量就可阻滞 3～4 个节段，使患者的皮肤失去冷觉。局麻药用量的大小取决于手术的范围。与背景输注相比，单次推注时药液在硬膜外腔的扩散范围更大。手动推注比镇痛泵推注的压力更大，因而局麻药在硬膜外腔中的扩散更广。

　　硬膜外镇痛最佳给药方案应该是既能提供最佳的镇痛效果又可使药物的相关风险降至最低。作者所在医疗机构使用的罗哌卡因浓度为 0.2%～0.3%，这一浓度既可以增加感觉 - 运动分离，又可降低心血管毒性的风险。短效局麻药可用于硬膜外麻醉的快速滴定，但会发生快速耐受和作用快速消退，更换镇痛泵时需要密切监护，以免镇痛作用中断。采用布比卡因镇痛也是不错的选择，但由于它对运动功能的阻滞较明显，出现下肢无力时很难鉴别是由于局麻药过量还是由于硬膜外血肿压迫。布比卡因价格便宜，低浓度输注时可避免灾难性的局麻药中毒（local anesthestic systemic toxicity，LAST），因此也可安全使用。

　　合用阿片类药物可减少镇痛所需的局麻药用量。高浓度阿片类药物可产生明显的镇静和呼吸抑制，对老年、阻塞性睡眠呼吸暂停综合征及其他肺部合并症的患者应谨慎使用。吗啡、氢吗啡酮、芬太尼和舒芬太尼都可用于硬膜外镇痛。椎管内使用阿片类药物时，全身给予阿片类药物或其他镇静药可导致明显的呼吸抑制和镇静，不推荐初次使用阿片类药物的患者使用。

　　遗憾的是，目前还没有理想用药方案或联合用药方面的数据。不同的医疗机构通常会使用不同浓度的局麻药和阿片类药物，采用不同的药物组合。一般来说，药物的总量比浓度更为重要（表 8-3、表 8-4、表 8-5）。药物中添加肾上腺素（浓度通常为 2μg/ml）可以减少硬膜外腔药物的全身性吸收，增加药物在蛛网膜下腔的渗透，从而改善镇痛效果。

表 8-3　硬膜外阿片类药物

阿片类药物	单次剂量	起效时间	达峰值时间	持续时间	输注剂量	脂溶性
吗啡	1～6mg	20～30min	30～60min	10～24h	0.1～0.75mg/h	1
氢吗啡酮	1～2mg	10～20min	20～30min	5～15h	0.1～0.5mg/h	1.5
芬太尼	25～100μg	5～10min	10～20min	1～5h	25～100μg/h	800
舒芬太尼	10～50μg	5～10min	10～15min	1～5h	10～50μg/h	1800

表 8-4　不同给药途径的吗啡等效剂量

吗啡
口服——30mg
肌肉注射——10mg
硬膜外——2～3mg
蛛网膜下腔——0.2～0.3mg

表 8-5 胸段硬膜外镇痛中阿片类药物的给药方案

药物	单次剂量	锁定时间	背景输注量
吗啡	0.2mg	10min	+/-0.4mg/h
氢吗啡酮	0.15～0.3mg	15～30min	
芬太尼	15～50μg	5～15min	+/-50～100μg/h
舒芬太尼	4μg	6min	+/-8μg/h

由于医院手术数量的增加和周转速度的加快，使用厂家配制的局麻药和阿片类药物混合制剂，以固定的速度行硬膜外输注在临床上并不少见。使用标准化处方可以降低配药差错。

作者所在的医疗机构倾向于将硬膜外输注局麻药作为标准镇痛方案，将静脉追加阿片类药物作为镇痛补救方案。此方案可灵活地经胃肠道外给予阿片类药物，而不用担心硬膜外腔注射阿片类药物产生的蓄积作用，可在 TEA 镇痛不全时提供满意的替代镇痛方案。此外，初次使用阿片类药物的患者有时会出现难以耐受的阿片类药物不良反应，停用阿片类药物静注后，其症状缓解的时间要比椎管内给予阿片类药物短得多。通常情况下，硬膜外单纯给予局麻药，同时加用对乙酰氨基酚、非甾体类抗炎药等非阿片类药物，患者都可获得很好的镇痛。TEA 的优势主要缘于硬膜外使用局麻药，而非阿片类药物。对于慢性疼痛患者，偶尔也需要硬膜外联合静脉使用阿片类药物，以达到最佳镇痛效果。

10. 镇痛药用量的递减和停止

硬膜外镇痛的持续时间应能覆盖预期有中重度疼痛的时间段。避免静脉注射阿片类药物可促进使肠道功能的恢复，减轻镇静和呼吸抑制等不良反应。因此，硬膜外镇痛应至少维持到术后第 3 天或肠道功能恢复之后。为避免硬膜外镇痛过早停止，在拔除硬膜外导管前应进行停药试验。术后疼痛程度与许多因素相关，如手术范围的大小及患者对疼痛的耐受程度等。

硬膜外镇痛的同时，还需要给予辅助镇痛药，如对乙酰氨基酚、非甾体抗炎药及全身阿片类药物等。这些药物应个体化使用，需要兼顾患者的合并症，如是否伴有肺或肾功能不全等。

对既往服用阿片类药物治疗的慢性疼痛患者，需要继续全身给予阿片类药物。此外，对于硬膜外镇痛范围之外疼痛（如头痛和腰痛）的患者，单纯使用 TEA 并不能缓解疼痛，需要使用全身性镇痛药物。此外，还可使用氯胺酮等 NMDA 受体拮抗剂、解痉剂、苯二氮䓬类药物等，但这些药物可能会增加中枢抑制效应，导致过度镇静。

为获得满意的镇痛效果，硬膜外镇痛应进行个体化管理。需常规进行随访，调整使用的药物、给药的浓度和剂量，有助于提高患者的满意度，也是提供有效镇痛的关键。此外，持续随访有助于及早发现和及时处理并发症。

11. 并发症

TEA 的并发症包括意外穿破硬膜后的头痛（post-dural puncture headache，PDPH），硬膜穿破的发生率主要与操作者的操作有关。粗硬膜外穿刺针穿破硬脊膜后 PDPH 的发生率约为 70%～80%，慢性头痛的发生率为 28%[21]。无论如何，PDPH 会影响患者的行走和康复。

置管误入鞘内又没发现可导致高位脊髓麻醉。尽管脊髓缺血、穿刺直接损伤和药物毒性作用均可导致神经损伤，但胸段硬膜外置管引起的神经损伤主要由椎管内血肿或感染（脑膜炎或硬膜外脓肿）引起[22]。

自 1993 年美国开始使用低分子肝素（依诺肝素）以来，椎管内血肿的发生率明显增加，这导致了抗凝患者椎管内阻滞指南的出台及指南的定期更新。这些指南基于现有的椎管内血肿案例，旨在帮助临床医生确定抗凝药物使用患者硬膜外置管和拔管的最佳时机。老年女性患者由于椎管狭窄的发病率高，对椎管内相同体积血液的耐受性差，因而是发生椎管内血肿的高危人群。无凝血功能异常的患者发生椎管内血肿的概率较低[23]。

大手术可影响患者术后的免疫功能，因而硬膜外置管可增加局部感染、硬膜外脓肿等感染的风险。这方面的流行病学证据较少，丹麦的一项研究估计，硬膜外置管后硬膜外脓肿的发生率为 1∶1930[24]。遵守无菌操作原则、对置管部位常规进行评估是避免发生此类并发症的必要措施。

12. 胸椎旁神经阻滞镇痛

12.1　解剖

椎旁间隙是一个潜在腔隙，间隙内充满液体（如局麻药）时呈楔形。其边界为：前方为壁层胸膜；内侧为椎体后外侧、椎间盘、椎间孔及脊神经；后方为肋横突上韧带（superior costotransverse ligament，SCTL）；外侧为肋间膜后缘和肋间隙；上方 / 下方为肋骨头和肋骨颈。肋横突上韧带上起自横突，斜向下止于肋骨，其上部较薄，外侧较致密（图 8-6）。

颈部与胸部的椎旁间隙是相通的，但局麻药的扩散具有不可预测性。单次注射大容量（15～20ml）的局麻药通常会向头侧和尾侧扩散 1～2 个节段，但也

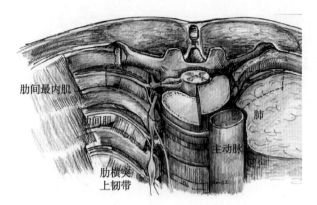

肋间最内肌
肋间肌
肺
主动脉
肋横突
上韧带

图 8-6 皮肤距胸椎旁间隙的中位距离为 5.5cm，在较高的胸椎节段（$T_{1\sim3}$）和较低的胸椎节段（$T_{9\sim12}$）的位置相对较深，体型对此距离有明显的影响，可以使用超声测量定位

可局限在注射平面周围[25]。MRI 研究观察了含造影剂的 1% 甲哌卡因 20ml 椎旁注射后的扩散情况，结果发现，药液向头侧扩散了 1 个节段，向尾侧扩散了 3 个节段，药液的扩散较一致，但阻滞的感觉节段有较大的个体差异[26]。如果要达到 4 个节段以上的镇痛效果，需采用多点注射以增加局麻药的分布。对于腹部大手术，应采用双侧椎旁间隙置管。

12.2 技术应用

椎旁间隙的定位包括阻力消失法、神经刺激器法及超声定位法等多种方法，这些方法即可单独使用也可联合使用。

12.3 穿刺点的定位

12.3.1 触诊定位法

患者最好取坐位，颈背部屈曲、肩部放松，此外也可取侧卧位。胸椎的棘突与下一胸椎横突（transverse process，TP）位于同一水平。进针点位于上一椎体棘突的外侧缘 2.5cm。（如拟行 T_7 椎旁阻滞，进针点应位于 T_6 棘突外侧 2.5cm。）此定位方法不需要借助任何特殊设备，但需要考虑到不同患者之间及患者自身棘突与横突相对位置关系的变异。例如，上胸椎的横突相对较长，向头侧的角度相对较大。如果穿刺点过于偏内侧易触及椎板，过于偏外侧则易触及肋骨或胸膜。当横突向头侧成角较大时，采用标准触诊定位法穿刺会导致穿刺针位于上下横突之间，可增加气胸的风险。

12.3.2 超声定位法（图 8-7）

超声有助于精确定位阻滞平面及皮肤至横突和胸膜的距离。高频探头适用

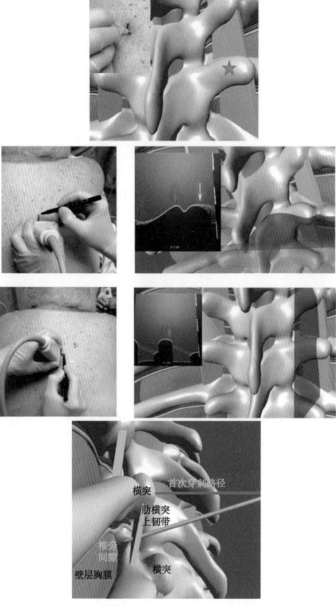

图 8-7　超声下识别横突：a. 星形图案代表拟在横突正上方的进针点。b. 首先，横向的探头可以让操作者确定与肋骨连接的横突最外侧缘。椎板（红色箭头）、横突外侧缘（蓝色箭头）、肋骨（黄色箭头）。在脊柱模拟图中，红色阴影区域代表在超声图像中的部分组织。c. 然后，探头呈矢状面放置时可显示横突，将横突的下缘放置探头中点，并使进针时针尖到达横突。蓝色箭头所指的是针尖拟穿至横突的位置。超声图像中的左侧对应患者头侧，右侧对应患者尾侧。在脊柱模拟图中，红色阴影区域代表在超声图像中的部分组织。d. 穿刺针首先落针至横突下方，然后将进针方向稍向尾端倾斜即可至胸椎旁间隙

于较瘦的病人,而低频探头适用于肥胖病人。确定穿刺平面后,将超声探头横放即可见到棘突尖端、椎板、横突及肋骨。将横突外侧缘置于显示屏中央,在皮肤上做好标记,作为进针点的外侧缘。操作时应注意探头两端的用力应均衡,探头应完全垂直于皮肤,不要过分向头侧或尾侧倾斜探头。然后将探头转向矢状位,距中线约5cm,向内侧滑动,寻找肋骨和横突交界处,并做好标记。横突较肋骨表浅,屏幕上呈台阶状。肋骨通常较圆滑,而横突呈方形。将横突下缘置于超声图像的中央。同样,超声探头两端的用力需均衡,探头应与皮肤垂直,在探头的中间位置做皮肤标记(即横突下缘),此标记点即代表进刺点的垂直线。不要过分按压探头,以更准确地测定皮肤至横突和胸膜的距离。最后,将外侧线和垂直线延长,两线的交点即为最佳进针点。可采用阻力消失法或神经刺激器法判断进针深度。超声定位法特别适用于体表标志不明显的肥胖患者,但超声的图像质量会随胸椎旁间隙深度的增加而下降。如果先使用阻力消失法,则超声作为补救措施的效果有限,因为皮下的空气会影响超声图像质量。

13. 进入椎旁间隙的确认方法

13.1　阻力消失法

穿刺针沿矢状面进针,直到触及骨组织。严格保持在矢状面方向进针可降低神经损伤和气胸的风险,穿刺针过分向内侧进针可增加椎管内神经损伤的风险,过分向外侧进针则易导致气胸。采用体表标志或触诊(而非超声)进行体表定位无法测量皮肤至横突的进针深度。尽管可以估计进针深度,但如果操作者的经验不足,则估计的进针深度可能不准确。穿刺至预期深度时仍未触及骨质(横突),可退针并稍偏向头侧进针,若仍未触及横突,可稍偏向尾侧穿刺,直至针尖触及骨质。一般情况下,70kg的患者进针2~4cm即可触及横突。作者鼓励使用超声测量横突和胸膜的深度,以帮助操作者精确定位横突、胸椎旁间隙和胸膜,降低穿刺的失败率,避免穿刺过深(气胸)。由于椎旁间隙比横突约深1cm,在皮肤上1cm捏住穿刺针,再向尾侧进针。穿刺针连接低阻注射器,进针直至出现阻力消失。注意穿刺深度不要超过手指持针处。穿刺至椎旁间隙后,回抽确认无气体、血液、脑脊液,注射含肾上腺素的局麻药和(或)进行椎旁间隙置管。

13.2　神经刺激器法

神经刺激器是也可用于椎旁间隙的穿刺定位。设置电刺激的频率为2Hz,脉冲持续时间为0.3ms,振幅为3~5mA,采用"阻力消失法"进针。电刺激针接近椎旁间隙时,可观察到椎旁肌的收缩。一旦电刺激针经肋横突上韧带进入椎旁间隙，椎旁肌收缩即停止，此时可观察到肋间肌和腹肌的收缩，肥胖患者可通过触诊感受到上述变化。清醒或轻度镇静的患者此时会主诉有重击感。将电流降至 0.8mA，必要时稍稍调整针尖位置，以保持目标肌肉收缩。此时可经穿刺针直接注入局麻药或置管。不需要通过刺激导管诱发肌肉收缩并调整针尖位置，因为这可增加胸膜穿破的风险。

13.3 超声定位法

超声可辅助椎旁阻滞定位，采用阻力消失法或神经刺激器法进行穿刺时，超声下可观察到注入局麻药后壁层胸膜的前移，借此可判断穿刺针或者导管位置是否正确。超声还可以用于确认穿刺后是否有气胸。

超声引导下穿刺需在椎旁间隙穿刺过程中始终可见穿刺针，这对超声的技术和经验要求较高（图 8-8）。超声探头主要有两种放置方向，即旁矢状位和轴位。进针方式也有两种，即平面内进针和平面外进针。作者所在的医疗机构首选矢状位放置探头，将横突下缘及外侧缘置于超声屏幕的中央，进针点距探头 2～3mm，采用平面外技术进针，以最小内斜角垂直皮肤进针，进针时可见组织发生偏移。在超声屏幕上可以判断横突的深度，进针达预计的横突深度时，进针不超过 5mm 即可触及横突。然后下移探头，采用前面所述方法向尾侧进针滑过横突。除矢状位放置探头外，还可采用斜旁矢状位放置探头，即探头的头端稍向内偏、尾端稍向外偏，可选择平面内进针技术。由于超声显示穿刺针有一定难度，故此法适用于有经验的操作者。此外，组织越深超声图像分辨率越差，因此，平面内技术更适合非肥胖患者。

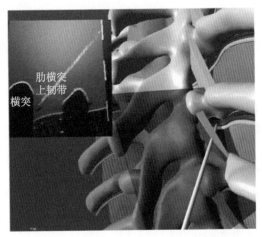
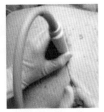

图 8-8 TPV 阻滞实时穿刺引导技术难度较大，应仅限于操作者有丰富超声引导下穿刺经验时。椎旁间隙的旁矢面观可提供更好的视角展示椎旁间隙，胸膜及最佳穿刺路径

14. 适应证 / 禁忌证

躯干手术时，胸椎旁阻滞镇痛可以作为硬膜外镇痛的替代方案。单侧胸椎旁阻滞可用于开胸手术和乳腺手术，双侧胸椎旁阻滞可用于开腹手术。肝切除术时使用双侧胸椎旁神经阻滞可降低交感神经阻滞的发生率。双侧胸椎旁阻滞可作为硬膜外血肿高危患者（抗凝患者）或硬膜外腔穿刺困难患者的备用方案。为达到与硬膜外镇痛相同的镇痛效果，椎旁阻滞时需给予更大容量的药物，单次推注剂量需更大。

胸椎旁神经镇痛的禁忌证与硬膜外镇痛相似，但意外穿破硬脊膜和硬膜外血肿的风险较低（但不是零）。患者拒绝操作及穿刺部位感染是绝对禁忌证。

表 8-6　相对禁忌证

禁忌证	理论基础
严重凝血功能障碍	发生出血时，椎旁间隙可扩张，很难压迫止血
全身感染	有导致感染侵入椎旁间隙的风险，尤其在 TPV 穿刺前，全身感染未经治疗或治疗不当
穿刺路径中有肿瘤	肿瘤种植风险
同侧胸科手术史	存在瘢痕形成致解剖变异的风险，尤其拟使用阻力消失法穿刺时

15. 收益 / 疗效

对于硬膜外置管困难或有禁忌证的患者，越来越多的人选择采用双侧椎旁阻滞替代硬膜外镇痛。

与硬膜外麻醉相比，椎旁阻滞由于较少阻断交感神经，因而低血压的风险较低，对于可能出现血流动力学不稳定的患者（如术中失血过多、肝切除术等）可首选持续椎旁阻滞。双侧胸椎旁阻滞置管的镇痛效果与胸段硬膜外镇痛相似，但可减少胶体液和血管活性药物的使用[27]。

经腹全子宫切除的患者中，与阿片类药物镇痛的对照组比较，持续椎旁阻滞和腹横肌平面阻滞均可减少术后阿片类药物的用量，减少术后恶心呕吐等阿片类药物的副作用。此外，与对照组相比，持续椎旁阻滞和腹横肌平面阻滞还可降低患者的疼痛评分，增加患者的满意度[28]。

一项针对开胸手术患者的荟萃分析结果显示，椎旁神经阻滞可显著降低疼痛评分，减少肺部并发症的发生。预防肺部并发症的需治数为 4.2±0.08。就肺部并发症而言，硬膜外镇痛与全身性阿片类药物镇痛相比并无优势。胸椎旁间隙置管镇痛的肺部并发症发生率与硬膜外置管镇痛接近[29]。

在作者所在的医疗机构，尽管连续双侧胸椎旁阻滞给很多患者提供了良好的镇痛，但仍需要推注更大容量和单次剂量的局麻药才能使药物得以充分扩散。其镇痛效果的持续性不如胸段硬膜外镇痛，常需蛛网膜下腔注射吗啡以改善镇痛效果。尽管在胸椎旁间隙采用较高的压力推注可观测到药物扩散至硬膜外间隙并对镇痛效果有改善作用，但与硬膜外镇痛相比，双侧连续胸椎旁阻滞的患者仍然需要使用较多的全身性镇痛药物。

16. 副作用和并发症

与胸段硬膜外镇痛相比，胸椎旁阻滞的副作用较少。尽管在药液分布的区域可有运动和感觉神经阻滞，但交感神经阻滞较少发生。另外，由于胸椎旁阻滞时仅注射局麻药，因而不会出现瘙痒、尿潴留、镇静、呼吸抑制及恶心呕吐等阿片类药物的副作用，除非需静脉使用阿片类药物作为胸椎旁阻滞的辅助镇痛。

胸椎旁阻滞的并发症包括：因导管未能准确置入椎旁间隙或局麻药扩散不佳导致阻滞失败；穿破血管和导管置入血管内，但出血的后果不像硬膜外出血那样严重；穿刺或置管时穿破壁层胸膜导致气胸，一般不严重且无需特殊处理。但若穿破脏层胸膜且后续给予正压机械通气，则可能造成张力性气胸，患者如出现血流动力学障碍和呼吸障碍时，常需放置胸管。可通过穿刺针或导管抽出气体来判断是否存在内脏损伤。

椎旁神经阻滞的优点是可行单侧阻滞，但大容量及加压注射（如快速推注）时，药物也可扩散至硬膜外腔和对侧的椎旁间隙。一项有关椎旁神经阻滞的研究正是由于药物扩散至硬膜外腔的比例过高，而被早期终止。该研究中，一半腰椎旁阻滞的患者（5/10）因注射压力过高（>20psi）导致药物在椎管内扩散至 T_{11} 甚至更高的平面，而在低注射压（<15psi）患者中未出现这种情况。另外在高压注射组中，有 6/10 的患者出现双侧股神经感觉阻滞，而低压注射组的发生率为 0[30]。虽然研究对象为腰椎旁神经阻滞的患者，但研究结果可推测至胸椎旁神经阻滞。作者所在的研究机构发现，与背景输注相比，推注单次冲击剂量的患者血压下降更明显。

如图所示（图 8-9），由于硬膜鞘可延伸至椎管外，因此针尖有意外穿破硬脊膜的可能，造成全脊麻。不推荐使用细穿刺针，因为会难以发现硬膜外穿破造成的脑脊液漏，也难以抽出脑脊液。穿破血管时也不易发现和回抽出血液。如未发现穿刺针在血管内或蛛网膜下腔，推注局麻药可造成灾难性的并发症。此外，也不提倡使用尖锐的穿刺针。因为使用尖锐的穿刺针，难以察觉针尖穿破黄韧带时的阻力，且不易识别椎旁间隙。应避免向内侧进针，以免导管进入硬膜外腔，导致经椎间孔硬膜外置管。即使严格按照旁矢状平面进针，但由于硬膜鞘的延伸或存在 Tarlov 囊肿，因此穿刺针或导管仍可误入椎管内，此时可见脑脊液自穿刺针流出，因此注药前推荐先给予试验剂量。

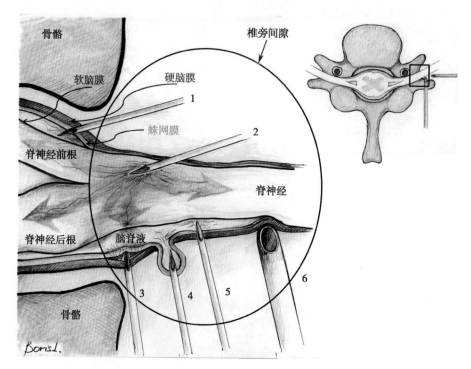

图 8-9　意外穿破硬脊膜是导致椎旁神经阻滞发生严重并发症可能机制之一。上图显示了针尖到达颈椎硬膜鞘的位置的可能情况，该图同样适用于胸椎。尝试行胸椎旁神经阻滞置管时可能会发生严重的全脊麻并发症

1. 椎间孔进针，蛛网膜下腔注射。
2. 蛛网膜下腔注射，示意注射后药液在脑脊液中呈多方向扩散，同时，继发的神经内压力增加可能会损伤中枢和外周神经。
3. 硬膜下穿刺。
4. 意外的蛛网膜下腔穿刺，穿破硬脑膜进入外周的蛛网膜憩室/疝。
5. 由于硬膜鞘向外周的延伸，意外的蛛网膜下腔穿刺。
6. 使用钝头粗 Tuohy 针可推开神经组织而不会穿破。

17. 腹横肌平面（transverses abdominis plane，TAP）阻滞

　　Rafi 于 2001 年首次提出了 TAP 阻滞的方法[31]，Rafi 描述了经腰部 Petit 三角的前入路法，采用"突破"技术穿刺至腹内斜肌和腹横肌之间的平面。在此平面内注射局麻药，药液可扩散浸润胸腰神经 $T_6 \sim L_1$ 的前支，产生腹壁镇痛作

用。然而，感觉测试和尸体解剖的研究显示，传统方法较易阻滞 $T_{11}\sim T_{12}$ 支配的皮区，较少扩散到 $T_9\sim L_1$ 水平，而且通常需要注射大容量的局麻药[32]。TAP 阻滞可为剖宫产术、腹股沟疝修补术及阑尾切除术等下腹部手术提供良好的腹壁镇痛。

Hebbard 首次介绍了超声引导下经后路 TAP 阻滞，在超声引导下将局麻药经髂嵴上方注入腹内斜肌和腹横肌间隙，为下腹壁提供良好的镇痛。2008 年 Hebbard 又介绍了经肋缘下 TAP 阻滞的方法，即将局麻药沿肋弓下缘注入内侧的腹直肌和腹横肌之间及外侧的腹横肌和腹内斜肌之间，从而为脐以上的腹壁提供镇痛[33]。

值得注意的是，TAP 阻滞主要作用于周围神经，仅能阻滞腹壁传入感觉神经，对于内脏痛无作用[34]。因此，TAP 阻滞在腹部大手术中的镇痛作用有限，通常仅作为硬膜外或椎旁阻滞存在禁忌证或操作困难时的备选方案。

17.1 优点和适应证

与椎管内阻滞相比，TAP 阻滞不会阻断交感神经而导致低血压，感觉和运动神经的阻滞局限于腹壁，极少出现下肢无力。只有在髂嵴水平行 TAP 阻滞时，由于局麻药扩散至股神经可出现下肢无力。肋缘下 TAP 阻滞则不会出现。此外，TAP 阻滞也无尿潴留、瘙痒、恶心呕吐和镇静等副作用。

对于使用强效抗凝药的患者，TAP 阻滞引起硬膜外血肿风险极低，因而可作为硬膜外镇痛的替代方案。由于局麻药主要沿肌肉平面渗透扩散而非沿神经根或脊髓外扩散，因此在全麻下行 TAP 阻滞是安全的。此外，TAP 阻滞可在仰卧位下完成，即使使用布比卡因和罗哌卡因等长效局麻药，单次 TAP 阻滞的镇痛持续时间也不会超过 24 小时。连续 TAP 阻滞可延长镇痛时间。但与连续硬膜外或椎旁镇痛相比，由于连续 TAP 阻滞需要将导管置于手术区域附近，术前放置导管可能会脱落或妨碍手术操作。

17.2 风险和并发症

虽然 TAP 相对比较安全，但还是有一些潜在的不良反应，主要包括腹腔内注射、神经或肌肉缺血及股神经麻痹等。阻滞失败的原因多由于局麻药在 TAP 阻滞平面内扩散不完全或双侧 TAP 阻滞时出现的单侧阻滞。经肋缘下入路行 TAP 阻滞时可能损伤肝脏。但与硬膜外阻滞相比，这些不良后果相对较轻且多具有自限性。

超声引导下 TAP 已取代传统的体表定位"双突破"法，成为 TAP 阻滞的标准操作方法。一项关于盲穿"双突破"法 TAP 阻滞的穿刺针位置的研究显示，穿刺针位置的正确率仅为 23.6%，位置错误的穿刺针中有 18% 位于腹膜内。由于存在内脏损伤的风险,多数操作者已放弃传统技术而选择使用超声引导[35]。此外,腰部 Petit 三角难以定位,尤其对于肥胖和围产期患者而言,超声的使用使 TAP 阻滞变得更为简单[36]。

TAP 的另一个风险是全身性局麻药中毒,由于需要向肌间平面注射大量的局麻药以使药物阻滞更广泛的皮区范围,成人的常规局麻药剂量是 15～30ml,在双侧阻滞时需要剂量加倍。儿童及剖宫产术后的患者尤其易发生全身性中毒反应[37]。

17.3　临床要点

侧卧位下行腹部 TAP 阻滞时,可使脂肪和过多的软组织前移(尤其在肥胖患者),从而更加容易进入腹横肌平面(图 8-10)。操作时可用丝带将乳腺组织移向头侧或将臀部周围组织移向尾侧。在操作部位下方放枕垫可以更好的暴露第 12 肋和髂嵴之间的间隙。侧卧位穿刺的另一个好处是,穿刺点可尽量靠外侧,并可向后建立皮下隧道,多数情况下有助于导管远离手术区域。人字形切口和肋缘下长切口时无法实施 TAP 操作。由于 TAP 阻滞的镇痛效果取决于局麻药能否扩散到所有的腹壁支配神经,因此使用多侧孔导管可获得更好的镇痛效果。手术切口越过腹中线时,需要进行双侧 TAP 阻滞。

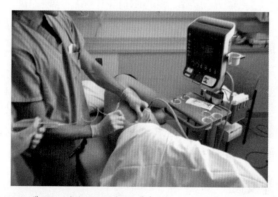

图 8-10　侧卧位 TAP 阻滞可以使组织远离阻滞部位

上腹部手术时沿肋骨下缘入路置管可阻断上腹壁感觉神经[38],置管时患者取仰卧位,沿肋缘由内侧向外侧穿刺,操作者站在患侧,超声机器放在对侧,以便平面内进针及置管。其缺点是穿刺点(或导管)可能位于手术区域。因此,导管也可由外科医生在关闭筋膜前在直视下放置,或在手术结束后苏醒前在超声引导下放置。

开始输注局麻药时可采用较快的速度(每根导管 8ml/h)。如同胸椎旁阻滞,单次推注剂量较大有助于局麻药的扩散。TAP 阻滞可出现局麻药全身吸收[39],

在局麻药中添加肾上腺素可减少药物的吸收，增加镇痛的持续时间。镇痛期间，需定期评估局麻药的总量，并观察患者有无局麻药全身中毒的症状。

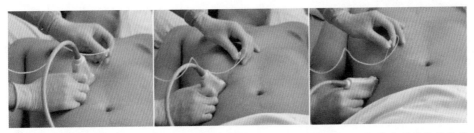

图 8-11　肋缘下 TAP 阻滞单次注射。鉴于上腹壁神经的分布，为让局麻药达到最佳扩散范围，当进行单次注射 TAP 阻滞时，通常需要沿肋缘下多点注射局麻药

18. 腹横肌平面阻滞的使用

总的来说，TAP 阻滞可作为腹部大手术多模式镇痛的一部分。有证据表明，TAP 阻滞可减少或延迟阿片类药物的应用，可作为全身性镇痛药的辅助镇痛手段。当然，如能选择胸段硬膜外镇痛或胸椎旁阻滞等更好的镇痛方法，则TAP 阻滞不应作为首选。

19. 结论

区域麻醉提供了良好的镇痛手段。胸段硬膜外镇痛、胸椎旁阻滞和连续腹横肌平面阻滞均已成为多模式镇痛的一部分。胸段硬膜外镇痛虽然镇痛效果最完全，但其使用受到副作用的限制。胸椎旁阻滞和腹横肌平面阻滞虽然镇痛效果稍逊，但仍是重要的镇痛方式。为了提供最佳的镇痛，有必要了解每种镇痛方法的优点和局限性。

陈前波　杨　梅　方　铮 译

傅海龙 校

参考文献

[1] Marandola M, Cilli T, Alessandri F, Tellan G, Caronna R, Chirletti P, Delogu G. Peri-operative management in patients undergoing pancreatic surgery: the anesthesiologist's point of view. Transplantation Proceedings 2008;40:1195-1199.

[2] Rorarius MG, Kujansuu E, Baer GA, Suominen P, Teisala K, Miettinen A, Ylltalo P,

Laippala P. Laparoscopically assisted vaginal and abdominal hysterectomy: comparison of postoperative pain, fatigue and systemic response. A case-controlled study. European Journal of Anesthesiology 2001;18:530-539.

[3] Bjerregaard N, Nikolajsen L, Bendtsen TF, Rasmussen BS. Transversus abdominis plane catheter bolus analgesia after major abdominal surgery. Anesthesiology Research and Practice 2012; 2012:1-5. doi: 10.1155/2012/596536.

[4] Bouman EA, Theunissen M, Bons SA, van Mook WN, Gramke HF, van Kleef M, Marcus MA. Reduced incidence of chronic postsurgical pain after epidural analgesia for abdominal surgery. Pain Practice 2013 doi: 10.1111/papr.12091.

[5] Thompson TK, Hutchison RW, Wegmann DJ, Shires GT 3rd, Beecherl E. Pancreatic resection pain management: is combining PCA therapy and a continuous local infusion of 0.5% ropivacaine beneficial? Pancreas 2008;37(1):103-104.

[6] Habib AS, Wahl K, Gu J, Gan TJ, Adenosine Study Group. Comparison of postoperative pain outcomes after vertical or Pfannenstiel incision for major gynecologic surgery. Current Medical Research and Opinions 2009;25(6):1529-34.

[7] Derrode N, Lebrun F, Levron JC, Chauvin M, Debaene B. Influence of preoperative opioid on postoperative pain after major abdominal surgery: sufentanil TCI versus remifentanil TCI. A randomized, controlled study. British Journal of Anesthesia 2003;91(6):842-9.

[8] Sun Y, Li T, Wang N, Yun Y, Gan TJ. Perioperative systemic lidocaine for postoperative analgesia and recovery after abdominal surgery: a meta-analysis of randomized controlled trials. Diseases of the Colon & Rectum

[9] Nguyen NT, Lee SL, Goldman C, Fleming N, Arango A, McFall R, Wolfe BM. Comparison of pulmonary function and postoperative pain after laparoscopic versus open gastric bypass: a randomized trial. Journal of the American College of Surgeons 2001;192:469-477.

[10] Minkowitz HS, Rathmell JP, Vallow S, Gargiulo K, Damaraju CV, Hewitt DJ. Efficacy and safety of the fentanyl iontophoretic transdermal system (ITS) and intravenous patient-controlled analgesia (IV PCA) with morphine for pain management following abdominal or pelvic surgery. Pain Medicine 2007;8(8):657-668.

[11] Fyneface-Ogan S. Anatomy and Clinical Importance of th e Epidural Space. Epidural Analgesia – Current Views and Approaches, 2012. ISBN: 978-953-51-0332-5, In Tech. http://cdn.intechopen.com/pdfs/32648/InTech-Anatomy_and_clinical_importance_of_the_epidural_space.pdf. Accessed August 30, 2012.

[12] Lirk P, Colvin J, Steger B, Colvin HP, Keller C, Rieder J, Kolbitsch C, Moriggi B. Incidence of lower thoracic ligamentum flavum midline gaps. British Journal of Anaesthesia 2005;94:852-855.

[13] Nishimori M, Low JH, Zheng H, Ballantyne JC. Epidural pain relief versus systemic opioid-based pain relief for abdominal arotic surgery. Cochrane Database System Reviews 2012 doi: 10.1002/14651858.CD005059.

[14] O'connor CJ. Thoracic epidural analgesia: physiologic effects and clinical applications. Journal of Cardiothoracic and Vascular Anesthesia 1993;7(5):595-609.

[15] Lubawski J, Saclarides T. Postoperative ileus: strategies for reduction. Therapeutics and Clinical Risk Management 2008;4(5)913-917.

[16] Bonnet MP, Migon A, Mazoit JX, Ozier Y, Marret E. Analgesic efficacy and adverse effects of epidural morphine compared to parenteral opioids after elective caesarean section: a systematic review. European Journal of Pain 2010;894.e1-894.e899.

[17] Bujedo BM, Santos SG, Azpiazu AU. A review of epidural and intrathecal opioids used in the management of postoperative pain. Journal of Opioid Management 2012;8(3)177-192.

[18] Sultan P, Gutierrez MC, Carvalho B. Neuraxial morphine and respiratory depression: finding the right balance. Drugs 2011;71(14):1807-1819.

[19] Wuethrich PY, Metzger T, Mordasini L, Kessler TM, Curatolo M, Burkhard FC. Influence of epidural mixture and surgery on bladder function after open renal surgery: a randomized clinical trial. Anesthesiology 2013;118(1):70-77.

[20] Zaouter C, Kaneva P, Carli F. Less urinary tract infection by earlier removal of bladder catheter in surgical patients receiving thoracic epidural analgesia. Regional Anesthesia and Pain Medicine 2009;34(6):542-548.

[21] Webb CA, Weyker PD, Zhang L, Stanley S, Coyle DT, Tang T, Smiley RM, Flood P. Unintentional dural puncture with a Tuohy needle increases risk of chronic headache. Anesthesia and Analgesia 2012;115(1):124-132.

[22] Neal JM, Bernards CM, Hadzic A, Hebl J, Hogan Q, Horlocker TT, Lee LA, Rathmell JP, Sorenson EJ, Suresh S, Wedel DJ. ASRA practice advisory on neurologic complications in regional anesthesia and pain medicine. Regional Anesthesia and Pain Medicine 2008;33(5):404-415.

[23] Horlocker TT, Wedel DJ, Rowlingson JC, Enneking FK, Kopp SL, Benzon HT, Brown DL, Heit JA, Mulroy MF, Rosenquist RW, Tryba M, Yuan CS. Regional anesthesia in the patient receiving antithrombotic or thrombolytic therapy: American Society of Regional Anesthesia and Pain Medicine Evidence-Based Buidelines (Third Edition). Regional Anesthesia and Pain Medicine 2010;35(1):64-101].

[24] Wang LP, Hauerberg JM, Schmidt FJ. Incidence of spinal epidural abscess after epidural analgesia: a national 1-year survey. Anesthesiology 1999;91(6):1928-1936.

[25] Dodd M, Hunsley J. Thoracic paravertebral block: landmark techniques. Anaesthesia Tutorial of the week 224. 2011. http://www.frca.co.uk/Documents/224%20Paravertebral%20block, %20Landmark%20techniques.pdf. Assessed August 30, 2013.

[26] Marhofer D, Marhofer P, Kettner SC, Fleischmann E, Prayer D, Schernthaner M, Lackner E, Willschke H, Schwetz P, Zeitlinger M. Magnetic resonance imaging analysis of the spread of local anesthetic solution after ultrasound-guided lateral thoracic paravertebral blockade: a volunteer study. Anesthesiology 2013;118(5):1106-1112.

[27] Pintaric TS, Potocnik I, Hadzic A, Stupnik T, Pintaric M, Jankovic VN. Comparison of continuous thoracic epidural with paravertebral block on perioperative analgesia and hemodynamic stability in patients having open lung surgery. Regional Anesthesia and Pain Medicine 2011;36(3):256-260.

[28] Melnikov AL, Bjoergo S, Kongsgarrd UE. Thoracic paravertebral block versus transversus abdominis plane block in major gynecological surgery: a prospective randomized, controlled, observer-blinded study. Local and Regional Anesthesia 2012;5:55-61.

[29] Joshi GP, Bonnet F, Shah R, Wilkinson TC, Camu F, Fischer B, Neugebauer EAM, Rawal N, Schug SA, Simanski C, Kehlet H. A systematic review of randomized trials evaluating regional techniques for postthoracotomy analgesia. Anesthesia and Analgesia 2008;107(3):1026-1040.

[30] Gadsden JC, Lindenmuth DM, Hadzic A, Xu D, Somasundarum L, Flisinski KA. Lumbar plexus block using high-pressure injection leads to contralateral and epidural spread. Anesthesiology 2008;109(4):683-688.

[31] Rafi AN. Abdominal field block: a new approach via the lumbar triangle. Anaesthesia 2001;56:1024-1026.

[32] Taylor R Jr, Pergolizzi JV, Sinclair A, Raffa RB, Aldington D, Plavin S, Apfel CC. Transversus abdominis block: clinical uses, side effects, and future perspectives. Pain Practice 2013;12(4):332-344.

[33] Hebbard P. Subcostal transversus abdominis plane block under ultrasound guidance. Anesthesia and Analgesia 2008;106(2):674-675.

[34] Niraj G, Kelkar A, Jeyapalan I, Graff-Baker P, Williams O, Darbar A, Maheshwaran A, Powell R. Comparison of analgesic efficacy of subcostal transversus abdominis plane blocks with epidural analgesia following upper abdominal surgery. Anaesthesia 2011;66(6):465-471.

[35] McDermott G, Korba E, Mata U, Jaigirdar M, Narayanan N, Boylan J, Conlon N. Should we stop using blind transversus abdominis plane blocks? British Journal of Anaesthesia 2012;108(3)499-502.

[36] Finnerty O, McDonnel JG. Transversus abdominis plane block. Current Opinion in Anesthesiology 2012;25(5):610-614.

[37] Griffiths JD, Le NV, Grant S, Bjorksten A, Hebbard P, Royse C. Symptomatic local anaesthetic toxicity and plasma ropivacaine concentrations after transversus abdominis plane block for Caesarean section. British Journal of Anaesthesia 2013;110(6): 996-1000.

[38] Hebbard PD, Barrington MJ, Vasey C. Ultrasound-guided continuous oblique subcostal transversus abdominis plane blockade: description of anatomy and clinical technique. Regional Anesthesia and Pain Medicine 2010;35(5):436-441.

[39] Hessian EC, Evans BE, Woods JA, Taylor, Kinkel E, Bjorksten AR. Plasma ropivacaine concentrations during bilateral transversus abdominis plane infusions. British Journal of Anaesthesia 2013;111(3):488-495.

第 9 章

可操控经皮椎间盘减压装置(L'DISQ & L'DISQ-C)在髓核突出致神经根性疼痛患者中的应用

Sang Chul Lee, Sang Heon Lee

1. 引言

微创椎间盘减压术是近二十年发展起来的治疗椎间盘突出致神经根性疼痛的一项新技术,它已成为开放性椎间盘手术的替代治疗方法[1]。微创椎间盘减压术包括髓核化学溶解术、臭氧技术、自动经皮腰椎间盘切除术、椎间盘激光切除术、椎间盘内电热疗法以及经皮髓核成形术等多种介入方法[2-7]。尽管这些技术注射的液体或气体可以扩散至突出的髓核,但大部分方法只对髓核中央进行减压,而非针对突出的椎间盘进行减压。尽管这些微创的髓核减压技术总体来说是安全的,其创伤也比开放性手术小,但研究发现,微创技术对根性疼痛的缓解作用并不确定。大部分研究报道,微创技术解除神经根性疼痛的成功率低于开放性手术和显微椎间盘切除术[8],原因可能与微创装置难以对突出椎间盘直接进行减压有关。

髓核成形术是最具代表性的髓核减压技术,1999 年进入临床,该技术引起的热附带损伤最小[9]。操作时,先将导引针经后外侧入路穿刺入腰椎间盘,然后通过导引针去除髓核组织。不同的装置采用不同的方法去除髓核组织,髓核成形术使用双极射频技术,作用于盐水导电介质,使髓核组织发生汽化。与其他大多数微创器械和技术相似,髓核成形器械也无法轻易到达突出的髓核。由于去除髓核组织的作用有限且无法直接切除突出的椎间盘组织,因而其减压效果有限。髓核减压术主要通过减低椎间盘内部的压力,使突出的椎间盘回缩,从而减轻对出口神经根和下行神经根的压迫。尽管有研究发现髓核减压术可降低含水椎间盘的压力[10],但髓核回缩的作用仍未得到证实[11]。

2. 可操控经皮腰椎间盘减压装置（L'DISQ）

可操控经皮椎间盘减压装置（L'DISQ，U&I 公司，议政府市，韩国）可直接作用于突出的椎间盘，采用双极射频电流使突出的髓核汽化，其原理类似于髓核成形术（图 9-1）。与髓核成形装置不同的是，L'DISQ 可通过转动控制轮使导棒弯曲，以对准突出的椎间盘。

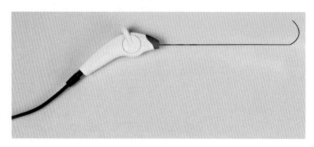

图 9-1 L'DISQ 的导丝和可操控的头端。通过转动控制轮，可使导丝头端弯曲至所需的角度

大多数经皮髓核摘除装置的头端是硬而无法控制方向的，与此不同的是，L'DISQ 的头端角度可进行调节，可通过转动控制轮将头端弯曲成所需的角度。L'DISQ 装置可抵达较大的突出椎间盘或脱垂的碎片，直接将突出的椎间盘去除，而这些突出往往是大多数经皮介入技术的禁忌证[12-14]。此外，与开放性椎间盘切除术不同的是，经皮椎间盘摘除技术通过一个相对小的导引孔道直接到达突出的椎间盘组织或后外侧纤维环，理论上可更好的保护纤维外环的完整性，并有可能降低开放性椎间盘切除术后再突出的发生率[15]。

3. 操作的安全性

由于 L'DISQ 装置使用双极射频电流消融组织，电流和等离子能引起的高温具有潜在的损伤非目标组织的可能性。但以往有研究证实了该技术的热安全性[16]。相较于初始温度，任何部位温度的上升都没有超过 13℃，并且相邻的神经组织亦没有发生变性。组织病理学检查也提示，髓核减压对周围的神经组织并没有造成热损伤[16]。

而且，由于 L'DISQ 装置头端两个电极之间的距离为 1mm，理论上距离头端 1mm 以上的神经根不会受到电损伤。事实上电流会从一个电极到另一个电极，而非传递至神经根，因而电流不会穿过神经根。另外，由于薄的纤维外环膜是不良导体，理论上可减少由双极电流导致的神经损伤。实际操作中，通过密切监测下肢疼痛的发生,也可避免热损伤。此外,如果电刺激引起下肢收缩,操作者发现后,会将导棒头端移开刺激部位,由此避免神经损伤。

4. 手术步骤

患者准备。手术开始之前 30 分钟预防性静脉给予抗生素,并监测病人的心电图、脉搏、血氧饱和度和无创血压。病人俯卧于手术台上,行脊柱 X 线透视,以确认相应治疗节段和穿刺部位。给予不超过 20mg 的异丙酚镇静,皮肤、皮下筋膜至突出椎间盘对侧的上关节突行局部麻醉。

标准步骤。如前所述,使用标准的后外侧入路将导棒送至椎间盘[17]。使用改良的技术时,导棒进入椎间盘的位置稍偏外侧,以便导针在相邻椎弓根内缘连线而非中线位置进入椎间盘。略弯曲导针的头端,以引导导棒稍向内穿过纤维环后方,稍稍进入椎间盘后纤维环(有时在椎间盘后纤维环外面)。

先将 25G 穿刺针穿刺至目标椎间盘髓核,注入 0.5～1ml 的造影剂,显示突出的椎间盘。然后,中线旁开 12～15cm 标记皮肤,确定进针的大致位置。调整 C 臂机投射角度,使目标椎间盘的终板成一直线,将 C 臂机向同侧旋转,直至上关节突外侧缘在斜位透视下位于椎体 3/5 的位置,通常需将 C 臂机向一侧旋转 20°(70° 斜位)。对皮肤、浅筋膜至上关节突行局部麻醉,将 15G 导引针头端 1cm 处弯曲大约 15°。在间断 X 线透视引导下,穿刺方向和 X 线平行,顺着局部麻醉的路径,使头端轻度弯曲的穿刺针保持螺旋前进,直至上关节突的外侧缘。触碰到关节突的外侧缘后,将导引针头端朝向关节突外侧进针。针尖越过上关节突后,将针尖旋向中线方向。导引针越过中线前,前后位透视检查针尖位置。然后在侧位引导下缓慢进针,穿过椎间孔,抵达椎间盘边缘。当针尖朝向中线进针时,间断行前后位透视检查,以确保针尖在椎弓根内缘外侧。操作过程中要小心,避免损伤神经,并且告诉病人一旦发生臀部或腿部疼痛,应立即报告。理想的穿刺是,当医生认为可以安全地直接穿刺至突出物的中央时,应避免穿入正常的纤维后环,或者存在对侧髓核脱垂时,应将导丝越过椎间盘纤维环后方(图 9-2)。

进针时通过旋转弯曲的针尖来精确控制进针的方向。进针阻力突然消失时提示针尖已进入突出的椎间盘。前后位和侧位透视确认导引针位置正确后,退出针芯。在正侧位透视下,导棒经导引针置入突出椎间盘的中心部位。开始消融前,行运动神经刺激,如结果为阴性,则确认导引针附近没有出口神经根和下行神经根。消融过程中,不停旋转并前后移动导丝头端,以增加消融的范围。为了尽可能多地去除突出的椎间盘组织,我们有时候会重新定位导丝的位置。整个操作过程需要借助 C 臂机 X 线透视进行手术的监控、记录和评估(图 9-3)。

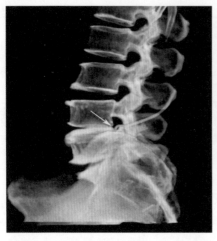
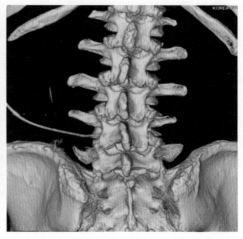

图9-2 L'DISQ入路的三维CT重建图像。本例中,导引针从纤维环的后方进入环状的膨出。可见L'DISQ导丝的头端(黄箭头所示)已进入膨出的椎间盘。经病人的同意,使用CT扫描评估术后即刻发生的改变

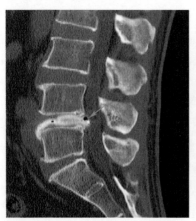
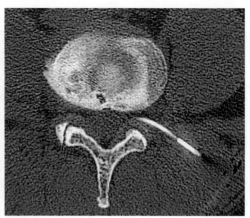

撕裂的纤维环周围的组织缺损

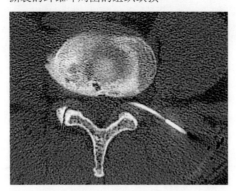

图9-3 操作完成后行CT扫描,图像上治疗部位中的不透光区域为射频消融的大概范围

5. 将导棒直接置入突出椎间盘的经纤维环穿刺技术

推荐穿刺时使用 70° 斜视位。套管针穿过皮肤、脂肪和肌肉，在到达椎间盘之前 1cm，很容易控制进针的方向和路径。导引针对准目标部位时，在 C 臂机图像上呈现为"点"状。每进针 1～2cm，C 臂机确认导引针的位置，直到导引针抵达椎间盘。由于针尖是弯的，虽然针尖持续朝着目标组织前进，但直接推进会导致穿刺针向后方转动。此时，在 70° 斜视位上，穿刺针会轻度向后弯曲，而不再呈点状。一旦针尖进入椎间盘，将 C 臂机从 70° 斜位调整为侧位，调整导引针，使针的远端在一条直线上，在 C 臂机图像上呈一个点。导引针从椎间盘髓核后部之间穿入，到达突出的椎间盘。此时可注入少量造影剂。如果造影剂显示不清楚，可注入生理盐水。然后经针尖调整到合适的位置。穿刺针进入纤维环时，生理盐水很难注入。一旦针尖进入椎间盘的突出部位，生理盐水就很容易注入。C 臂机正侧位上的椎间盘突出位置应与磁共振图像相一致。在前后位下，通过注射造影剂确认导引针针尖的位置是否正确（图 9-4）。

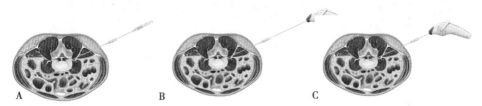

A　　　　　　　　　　B　　　　　　　　　　C

图 9-4　（A）套管针穿过皮肤、脂肪和肌肉，在到达椎间盘之前 1cm，很容易控制进针的方向和路径。（B）导引针从椎间盘髓核后部之间穿入，到达突出的椎间盘。（C）针尖进入椎间盘的突出部位

移除导引针针芯后，将 L'DISQ 导棒置入导引套管。导棒头端进入病灶后，行神经脉冲测试及试验性消融。如果病人无异常感觉，提示导棒位置安全，可继续高频消融。使用滑轮控制导棒的头端，旋转弯曲的头端时要拉紧导棒。这一技术可使导棒接触的面积最大，以去除更多的髓核组织。必要时，可注入 0.5～1ml 生理盐水，以提高消融时的等离子效应。

6. 旋转 30° 技术在 L₅/S₁ 椎间盘中的应用

旋转 30° 位（60° 斜视位）是避开骨盆遮挡的最佳透视角度。

　　然而，由于透视角度和解剖结构的关系，在这一位置很难穿刺到较大的突出椎间盘较大。60°斜视位下可穿刺到椎间盘中央或椎间盘后 2/5 区域。在 L_5/S_1，椎间孔或神经孔也位于这一区域。由于骨盆阻挡了目标区域，穿刺进针位置应在骨盆上 1cm 处。对于腰 4/5（L_4/L_5）椎间盘，可通过调整针的方向，使针尖在图像上显示为一个点，这样比较容易穿刺进入纤维环。对于腰骶关节（L_5/S_1），穿刺针经过骨盆后，调整弯曲的针尖，使弯曲部分朝向椎间盘，然后将导引针穿入椎间盘。对于 S_1 椎体，朝向神经孔穿刺，直至到达上关节突。到达上关节突后，将 C 臂机转至侧位，继续进针。采用 60°侧视位，以更容易观察针的位置。当导引针到达髓核并感觉髓核韧性消失时，采用前后位和侧位透视并通过注射生理盐水检查针的位置。确认导引针在椎间盘内后退出针芯，置入导丝，开始高频消融（图 9-5）。

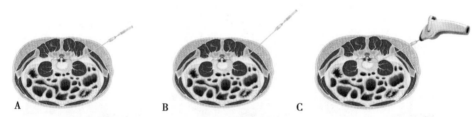

图 9-5　（A）对于腰骶关节（L_5/S_1），穿刺针经过骨盆后，调整弯曲的针尖，使弯曲部分朝向椎间盘。（B）当导引针到达髓核并感觉髓核韧性消失时，采用前后位和侧位透视并通过注射生理盐水检查针的位置。（C）退出针芯，置入导丝，开始高频消融

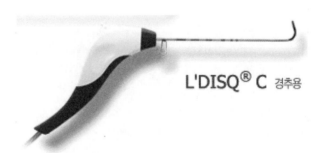

图 9-6　L'DISQ-C 的导丝和可操控的头尖端。通过旋转控制轮可把导丝头端弯曲成所需的角度。导丝头端置入后纤维环后，利用射频产生的等离子能消融和减压突出的椎间盘

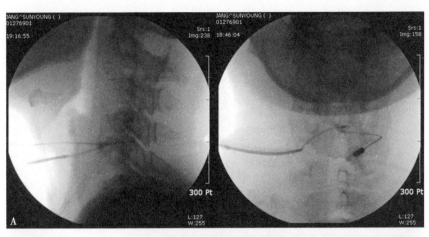

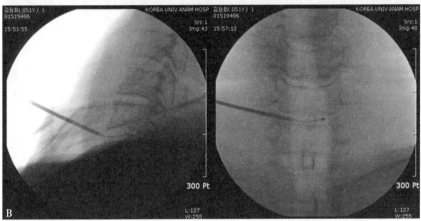

图 9-7　L'DISQ-C 导丝头端（箭头所示）准确放置在突出椎间盘的中央。参考 MRI 的图像，在 C 臂机正位和侧位透视下确认导丝位置是否正确。（A）将 L'DISQ-C 导管头端置入突出的椎间盘。（B）在 X 线透视引导下，应用 L'DISQ-C 导管行颈部椎间盘减压

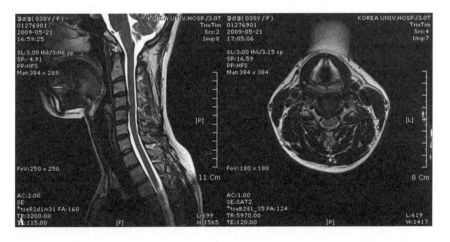

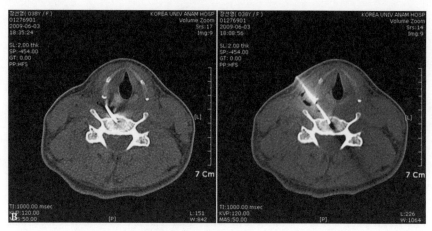

图 9-8　（A）术前 MRI 提示颈 4/5 中央型椎间盘膨出。（B）采用标准的正中入路，在 CT 引导下将 L-DISQ 导管头端置入突出的椎间盘

7. 预后

近来，Lee 等报道了该手术的疗效，结果显示，术后 24 周的 VAS 评分从 7.08 分降至 1.84 分。以 VAS 下降超过 50% 作为治疗成功的标准，治疗 6 个月后的手术成功率为 88%[18]。

L'DISQ 装置的独特设计在于利用可操控的导棒进入突出或脱出的椎间盘，以达到去除突出组织的目的[18]。椎间盘减压后，神经根性痛患者的疼痛症状得到明显改善，残疾的发生率明显降低[18]。

8. 可操控经皮椎间盘减压装置（L'DISQ-C）在颈椎中的应用

颈部疼痛是仅次于背部疼痛的第二大常见问题[19]。颈椎间盘突出症（cervical disc herniation，CDH）的年发病率为 83.2/100 000。虽然颈部疼痛通常具有自限性[20]，但很可能导致患者出现顽固的持续性疼痛。保守治疗和手术治疗都是可行的长期治疗策略[21]。严重疼痛、神经损害的患者往往会接受各种椎间盘减压手术[6, 7, 22, 23]。尽管椎间盘射频消融的有效性和安全性已得到证实[9, 24]，但由于传统的技术无法在椎间盘内调整位置，因而往往不能彻底切除突出的椎间盘组织。为解决这一问题，我们开发了 L'DISQ-C 可操控减压装置。通过旋转控制轮，可使导丝直接到达突出的椎间盘部位。除具有直接的机械性减压作用外，理论上讲，作用于突出椎间盘的等离子能还可损毁疼痛神经末梢，破坏纤维环周围的炎性细胞因子[25-28]。

与开放性椎间盘减压手术相比,经皮椎间盘减压术采用微创的经皮装置消融髓核组织。目前,针对其有效性及面临的风险(如软骨终板损伤、出血、椎体坏死和终板损伤)还存在较大的争议[29, 30]。

值得一提的是,手术人员使用该装置时需十分小心,每次消融前,应进行简短的电刺激试验。如果刺激诱发疼痛或肢体活动,需重新定位导棒,此外,消融时禁止向前移动导丝。

9. 手术步骤

病人准备。首先,术前 30 分钟静脉输注抗生素,术中监测血压、心率、心电图、氧饱和度和呼吸频率。病人取仰卧位,肩膀下放置体位垫,使颈部后伸。用软的带子绑住前额以稳定患者的头部。病人向手术床尾侧方向轻轻下沉双肩。颈部进消毒铺巾,手术过程中需注意无菌操作。应避免深度镇静,以便在手术过程中监测病人的神经功能。

标准步骤。在 X 线透视引导下采用标准的正中入路[31]。操作开始前,X线透视下找到目标椎间盘,标记进针位置。用手指在气管和胸锁乳突肌内侧之间施压,将气管拨向内侧,血管拨向外侧。25G 穿刺针到达颈椎椎体前方后,将穿刺针穿入同侧椎间盘,继续进针直至突出的椎间盘。16G 导引针(图 9-2)置入对侧的突出椎间盘。前后位和侧位 X 线透视确认针的位置,经 25G 穿刺针注入 0.2ml 的造影剂,以显示突出椎间盘的轮廓。从导引套管中抽出导引针的针芯,置入有 17mm 的头端可弯曲 L'DISQ-C 导丝。通过操控 L'DISQ-C的控制轮,将导丝置入导引针套管鞘,置入导丝直至达到突出椎间盘的中央。L'DISQ-C 的导丝连接射频仪,每次消融前行简短的电刺激测试,如果患者出现放射痛或肌肉收缩,将头端后退 1mm,重新测试,直至无上述反应。采用 50～75W 功率的射频电流短暂放电 2～5 秒,以消融突出的椎间盘组织。每次消融后,稍稍改变导丝头端位置,再次行电刺激测试,重复消融,直至总消融时间达100～150 秒。消融的间隙期,可通过 25G 针注入少量生理盐水,以更好的激发等离子体能。

10. 预后

最近,Lee 等[32]报道了该技术在颈部椎间盘髓核突出患者中的疗效。结果显示,术后一年的平均 VAS 评分从 7.29 分降至 1.14 分[32]。所有 7 例患者 VAS的评分均下降超过 50%。该研究的不足之处在于缺乏对照组,且病例数较少。使用 L'DISQ-C 减压后,椎间盘突出和脱出病人的临床疼痛症状得到明显改善,残疾的发生率明显降低[32]。

王浩伟　解轶声　吴素珍 译

何振洲 校

参考文献

[1] Chen Y, Derby R, Lee SH. Percutaneous disc decompression in the management of chronic low back pain. *Orthop Clin North Am.* Jan 2004;35(1):17-23.

[2] Mirzai H, Tekin I, Yaman O, Bursali A. The results of nucleoplasty in patients with lumbar herniated disc: a prospective clinical study of 52 consecutive patients. *Spine J.* Jan-Feb 2007;7(1):88-92; discussion 92-83.

[3] Erdine S, Ozyalcin NS, Cimen A. [Percutaneous lumber nucleoplasty]. *Agri.* Apr 2005;17(2):17-22.

[4] Andreula C, Muto M, Leonardi M. Interventional spinal procedures. *European journal of radiology.* May 2004;50(2):112-119.

[5] Kambin P, Schaffer JL. Percutaneous lumbar discectomy. Review of 100 patients and current practice. *Clinical orthopaedics and related research.* Jan 1989(238):24-34.

[6] Karasek M, Bogduk N. Twelve-month follow-up of a controlled trial of intradiscal thermal anuloplasty for back pain due to internal disc disruption. *Spine.* Oct 15 2000;25(20):2601-2607.

[7] Nerubay J, Caspi I, Levinkopf M, Tadmor A, Bubis JJ. Percutaneous laser nucleolysis of the intervertebral lumbar disc. An experimental study. *Clinical orthopaedics and related research.* Apr 1997(337):42-44.

[8] Faciszewski T, Winter RB, Lonstein JE, Denis F, Johnson L. The surgical and medical perioperative complications of anterior spinal fusion surgery in the thoracic and lumbar spine in adults. A review of 1223 procedures. *Spine.* Jul 15 1995;20(14):1592-1599.

[9] Chen YC, Lee SH, Saenz Y, Lehman NL. Histologic findings of disc, end plate and neural elements after coblation of nucleus pulposus: an experimental nucleoplasty study. *Spine J.* Nov-Dec 2003;3(6):466-470.

[10] Chen YC, Lee SH, Chen D. Intradiscal pressure study of percutaneous disc decompression with nucleoplasty in human cadavers. *Spine (Phila Pa 1976).* Apr 1 2003;28(7):661-665.

[11] Delamarter RB, Howard MW, Goldstein T, Deutsch AL, Mink JH, Dawson EG. Percutaneous lumbar discectomy. Preoperative and postoperative magnetic resonance imaging. *J Bone Joint Surg Am.* Apr 1995;77(4):578-584.

[12] Hirsch JA, Singh V, Falco FJ, Benyamin RM, Manchikanti L. Automated percutaneous lumbar discectomy for the contained herniated lumbar disc: a systematic assessment of evidence. *Pain Physician.* May-Jun 2009;12(3):601-620.

[13] Ohnmeiss DD, Guyer RD, Hochschuler SH. Laser disc decompression. The importance of proper patient selection. *Spine (Phila Pa 1976)*. Sep 15 1994;19(18):2054-2058; discussion 2059.

[14] Philip SK. Nucleoplasty. *Techniques in Regional Anesthesia and Pain Management*. 2004;8(1):46-52.

[15] Carragee EJ, Spinnickie AO, Alamin TF, Paragioudakis S. A prospective controlled study of limited versus subtotal posterior discectomy: short-term outcomes in patients with herniated lumbar intervertebral discs and large posterior anular defect. *Spine*. Mar 15 2006;31(6):653-657.

[16] Kang CH, Kim YH, Lee SH, et al. Can magnetic resonance imaging accurately predict concordant pain provocation during provocative disc injection? *Skeletal radiology*. Sep 2009;38(9):877-885.

[17] Derby R, Lee SH, Kim BJ. Discography. In: Slipman CW, Derby R, Simeone FA, Mayer TG, eds. *Interventional Spine: an algorithmic approach*: Elsevier; 2008:291-302.

[18] Lee SH, Derby R, Sul D, et al. Efficacy of a new navigable percutaneous disc decompression device (L'DISQ) in patients with herniated nucleus pulposus related to radicular pain. *Pain Med*. Mar 2011;12(3):370-376.

[19] Nachemson A, Waddell G, Norlund A. Epidemiology of neck and neck pain. In: Nachemson AL, Jonsson E, editors. Neck and back pain: the scientific evidence of causes,diagnosis and treatment. Philadelphia (PA): Lippincott Williams and Wilkins; 2000. 164-87.

[20] Radhakrishnan K, Litchy WJ, O'Fallon WM, Kurland LT. Epidemiology of cervical radiculopathy. A population-based study from Rochester, Minnesota, 1976 through 1990. *Brain : a journal of neurology*. Apr 1994;117 (Pt 2):325-335.

[21] Persson LC, Carlsson CA, Carlsson JY. Long-lasting cervical radicular pain managed with surgery, physiotherapy, or a cervical collar. A prospective, randomized study. *Spine (Phila Pa 1976)*. Apr 1 1997;22(7):751-758.

[22] Smith L. Enzyme Dissolution of the Nucleus Pulposus in Humans. *JAMA*. Jan 11 1964;187:137-140.

[23] Hijikata S. Percutaneous nucleotomy. A new concept technique and 12 years' experience. *Clin Orthop Relat Res*. Jan 1989(238):9-23.

[24] Lee MS, Cooper G, Lutz GE, Doty SB. Histologic characterization of coblation nucleoplasty performed on sheep intervertebral discs. *Pain physician*. Oct 2003;6(4):439-442.

[25] Bogduk N, Tynan W, Wilson AS. The nerve supply to the human lumbar intervertebral discs. *J Anat*. Jan 1981;132(Pt 1):39-56.

[26] Konttinen YT, Gronblad M, Antti-Poika I, et al. Neuroimmunohistochemical analysis of peridiscal nociceptive neural elements. *Spine (Phila Pa 1976)*. May 1990;15(5): 383-386.

[27] Ashton IK, Roberts S, Jaffray DC, Polak JM, Eisenstein SM. Neuropeptides in the hu-

man intervertebral disc. *J Orthop Res.* Mar 1994;12(2):186-192.

[28] Freemont AJ, Peacock TE, Goupille P, Hoyland JA, O'Brien J, Jayson MI. Nerve ingrowth into diseased intervertebral disc in chronic back pain. *Lancet.* Jul 19 1997;350(9072):178-181.

[29] Melrose J, Taylor TK, Ghosh P, Holbert C, Macpherson C, Bellenger CR. Intervertebral disc reconstitution after chemonucleolysis with chymopapain is dependent on dosage. *Spine.* Jan 1 1996;21(1):9-17.

[30] Tonami H, Kuginuki M, Kuginuki Y, et al. MR imaging of subchondral osteonecrosis of the vertebral body after percutaneous laser diskectomy. *AJR. American journal of roentgenology.* Nov 1999;173(5):1383-1386.

[31] Slipman CW. *Interventional spine : an algorithmic approach.* Philadelphia, PA: Saunders Elsevier; 2008.

[32] Lee SH, Derby R, Sul D, et al. Efficacy of the Navigable Percutaneous Disc Decompression Device (L'DISQ-C) in Patients with the Cervical Herniated Nucleus Pulposus: prospective outcome study with a minimum 1-year follow-up. Pain Med. 2013;on submission.

第10章

硬膜外粘连松解术和经皮神经成形术

Gabor B. Racz, James E. Heavner, Jeffrey P. Smith, Carl E. Noe, Adnan Al-Kaisy,
Tomikichi Matsumoto, Sang Chul Lee, Laszlo Nagy

1. 引言

　　生活中我们都会有腰痛的经历。腰痛通常会迅速得到缓解,但 5%～10%
的患者会发展为持续性腰痛[1]。据估计,在 20 世纪 90 年代,腰痛的医疗支出
达数十亿美元。随着老龄人口比例的增加,这一费用还将继续增长[2,3]。腰痛
开始时常采用药物和理疗等保守治疗方法,也可能会采取微创或创伤性较大
的治疗。如果患者出现进行性神经功能损害或者保守治疗效果不佳时,则会
采用手术治疗。初次手术后可能会遇到一些棘手的问题,如是否需要尝试再
次手术,或是否需要使用其他替代疗法,而这正是硬膜外粘连松解术期望解
决的问题。背部手术失败综合征或椎板切除术后综合征的出现促进了硬膜外
粘连松解术的发展。该方法对很多背部手术后的慢性疼痛疗效确切,它可松
解神经和抑制瘢痕的形成,可在病变位点靶向注射糖皮质激素和局麻药,通
过注射透明质酸酶和高渗盐水减轻组织水肿。硬膜外粘连松解术可减轻患者
的疼痛和缓解神经症状,省去了再次手术的费用和较长的恢复期,而且常可
使患者免于手术。在最近美国疼痛介入医师协会的循证指南中,背部手术失
败综合征行硬膜外粘连松解治疗的证据等级为 1B 或 1C,其疗效得到了观察
性研究、病例系列报道和随机对照试验的支持。指南推荐这一疗法可用于大
多数椎板切除术后综合征或背部手术失败综合征的治疗[4]。此外,当前操作
术语(current procedural terminology,CPT)编码包含两种不同的粘连松解术:
CPT62263,原指在 2～3 天内注射三次,现已改为 24 小时内每隔 6～8 小时注
射一次,通常需住院治疗;而 CPT62264 指注射一次,12 个月内可能需要重复
注射 3～3.5 次。

2. 神经根病腰痛的原因之一——硬膜外纤维化（瘢痕组织）的病理生理改变

手术后神经根病慢性腰痛的病因尚不清楚。针对这一问题，Kuslich 等[5]研究了 193 例腰椎手术患者，并将局麻药注入硬膜外腔。他们推测，只有刺激肿胀、被牵拉、受限（即瘢痕形成）或受压的神经根才会引起坐骨神经痛[5]。多种组织受到刺激都可引起腰背痛，但最常见的是外层纤维环和后纵韧带。对小关节关节囊的疼痛刺激很少引起腰痛，而且小关节的滑膜和软骨表面或肌肉不会引起疼痛[6]。

硬膜外纤维化是否是腰痛的病因尚存在争议[7-9]。引起硬膜外纤维化的原因很多，包括手术创伤、纤维环撕裂、感染、血肿、鞘内注射造影剂等[10]。这些病因在文献中都有报道。LaRocca 和 Macnab[11]证实，纤维结缔组织长入手术后的血肿是硬膜外纤维化的原因之一。Cooper[12]等报道，椎间盘突出后可并发神经根周围纤维化和血管畸形。McCarron 等[13]发现，突出的髓核除了可直接压迫组织外，还可对硬膜囊、邻近的神经根和神经根袖产生刺激作用。他们在 4只实验犬的腰段硬膜外腔注入自体髓核，随后在大体标本和脊髓切片中找到了炎症反应的证据。而硬膜外腔注入生理盐水的 4 只对照组实验犬中，脊髓切片的结果正常。Parke 和 Watanabe[14]在腰椎间盘突出症患者的尸体解剖中发现了明显的粘连。

普遍认为，术后瘢痕的压迫可使神经更容易遭受损伤[9]。组织的完整性遭到破坏后，由结缔组织或各种瘢痕组织形成纤维层（瘢痕）是自然的修复过程[15]。瘢痕组织常见于硬膜外腔的三个间隙。硬膜外背侧间隙瘢痕组织常由手术血肿重吸收形成，可能参与疼痛的形成[16]。在硬膜外腹侧间隙，腹侧椎间盘病变可引起致密瘢痕组织的形成，手术治疗后仍可持续存在，可导致手术愈合后的慢性腰痛和神经根病[17]。硬膜外侧间隙包括神经根管外的神经根旁结构，也称为侧隐窝或"袖"，易受到椎间盘外侧病变、小关节肥大和椎间孔狭窄的影响[18]。

虽然瘢痕组织不会引起疼痛，但包裹的神经根却可产生疼痛。Kuslich 等[5]推测，瘢痕组织可使神经根固定在一个位置，使神经根易受牵拉和压迫，从而引发神经根痛。他们还认为脊柱中的其他组织不会引起腿痛。通过 MRI 评估硬膜外瘢痕与腰椎间盘切除术后神经根性痛的关系，Ross 等[19]提出，存在广泛硬膜外瘢痕的患者发生顽固性神经根痛的几率比普通人高 3.2 倍。

这一发现得到了 Gilbert 等[20]研究的支持，他们发现，直腿抬高时腰骶部神经根受到的牵拉比之前报道的小，当髋关节的活动大于 60°时会造成侧隐窝的神经根移位。

3. 液体椎间孔切开术：椎间孔粘连松解和减压

包裹神经根的硬膜外纤维化常引起相对性或功能性的椎间孔神经根压迫综合征，这在硬膜外造影时常很常见，在这些阶段的硬膜外腔可见造影缺损。液体椎间盘切开术通过松解瘢痕可有效地减轻硬膜外纤维化引起的椎间孔狭窄。除了增加椎间孔横截面积，粘连松解术还可减轻硬膜外静脉的淤血扩胀（图 10-1 和图 10-2），从而减轻对邻近脊髓的压迫和硬膜外穿刺相关的硬膜外血肿。粘连松解术的出现促进了可弯曲硬膜外腔镜的发展，James Heavner [21, 22]医生首创并发展了硬膜外腔镜技术。

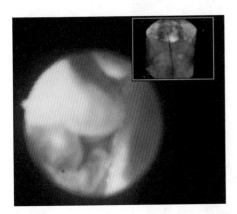

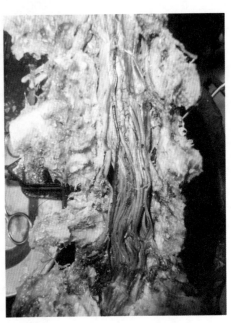

图 10-1　硬膜外腔镜下见到的硬膜外腔增粗的血管。右上角的图片示意 X 线透视下硬膜外腔镜的位置（L_5 的左前缘）

图 10-2　尸体标本上硬膜外腔增粗的血管。可见静脉位于需行液体椎间孔切开术、打开液体沿静脉扩散的通路和需减压的目标神经根的右侧

4. 硬膜外纤维化的诊断与影像学表现

所有患者都应进行详细的肌肉骨骼和神经系统检查。除标准的硬膜张力诱发试验外，我们还推荐行"硬膜牵拉"诱发试验。测试时病人取坐位，双腿伸直，腰椎向前弯曲，直至出现明显腰背部疼痛，此时快速向前屈曲头颈部。这一过

程中，硬膜向头侧拉伸，如果硬膜黏附在后纵韧带（神经支配丰富的椎管结构）等组织上，硬膜的活动可引起腰背部疼痛。经皮神经成形术后，可观察到硬膜牵拉疼痛得以缓解（图 10-3～图 10-7）。

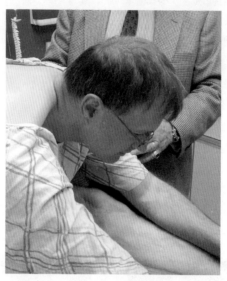

图 10-3　经皮神经成形术前先行"硬膜牵拉"试验

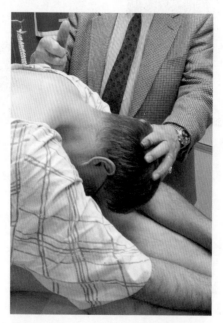

图 10-4　注意在颈部完全屈曲前可复制出硬膜外粘连引起的疼痛

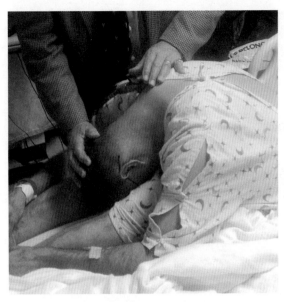

图 10-5　经皮神经成形术后，硬膜粘连得到松解，患者屈曲颈背部时无疼痛

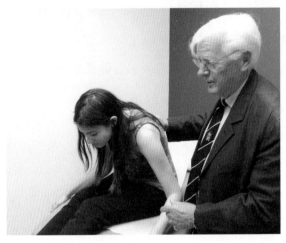

图 10-6　治疗前，硬膜外粘连导致脊柱弯曲受限。随后证实，疼痛来源于 T_9～T_{10} 纤维环撕裂引起的硬膜粘连

　　MRI 和计算机断层扫描（computed tomography，CT）作为硬膜外纤维化的诊断工具，其敏感性和特异性分别为 50% 和 70%[15]。CT 脊髓造影也有助于硬膜外纤维化的诊断，尽管上述方法的诊断可靠性还达不到 100%。硬膜外腔造影是一项诊断成功率较高的技术，目前认为，硬膜外造影是诊断硬膜外纤维化的最佳方法[23-26]。硬膜外造影发现的充盈缺损和患者的症状之间具有良好的相关性。将上述技术结合可进一步提高硬膜外纤维化的诊断准确性。

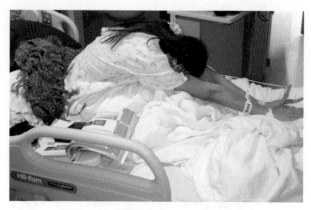

图 10-7　治疗后，该患者的脊柱弯曲度增加

4.1　当前操作术语或 CPT 代码

美国医学会已经为硬膜外粘连松解术制定了当前操作术语编码，包括 CPT62264（单次注射）和 CPT62263（分阶段三次注射）两种。

4.2　硬膜外粘连松解术的适应证

硬膜外粘连松解术最初用于治疗手术后硬膜外纤维化引起的神经根病，现已扩展到治疗多种疼痛疾病，包括[27]：

1. 背部手术失败综合征
2. 颈部和腰背部椎板切除术后综合征
3. 椎间盘破裂
4. 脊柱转移癌所致的压缩性骨折
5. 多节段退行性小关节炎
6. 小关节疼痛
7. 椎管狭窄
8. 脊髓电刺激和椎管内阿片类药物治疗无效的疼痛
9. 胸椎间盘相关性胸壁疼痛和腹部疼痛（定位后）

4.3　禁忌证

以下是硬膜外粘连松解术的绝对禁忌证：

1. 脓毒血症
2. 慢性感染
3. 凝血障碍

4. 手术部位感染

5. 患者拒绝

6. 瘘管形成

蛛网膜炎是相对禁忌证。存在蛛网膜炎时，组织面会互相粘附，使造影剂和药物容易聚集，并可增加药物扩散入硬膜下腔或蛛网膜下腔的几率，使并发症发生率增加。对硬膜外粘连松解术经验不足的医生遇到这类患者时，应请技术更熟练、更有经验的医生会诊。

5. 患者准备

患者适合硬膜外粘连松解术治疗时，应告知患者手术相关的风险和收益，并签署知情同意书。硬膜外粘连松解治疗的益处是缓解疼痛、改善机体功能，可能可以逆转神经症状。风险包括但不局限于挫伤、出血、感染、药物不良反应（如透明质酸酶、局麻药、糖皮质激素、高渗生理盐水）、神经或血管损伤、疼痛无缓解或仅轻度缓解、大便/小便失禁、疼痛加剧、瘫痪等。有尿失禁病史的患者术前应请泌尿科医生行尿动力学评估，以明确尿失禁的病因和病理变化。

6. 抗凝药

硬膜外粘连松解术前应停用延长出凝血时间的药物。停药时间取决于服用药物的种类。停药前应请患者的经治医生会诊，尤其对于需要长期抗凝治疗的患者（如安装药物洗脱心脏支架或人工瓣膜置换的患者）。非甾体抗炎药和阿司匹林术前应分别停药 4 天和 7～10 天。尽管椎管内操作期间这些药物的使用还存在争议，我们更倾向于保守的一面。氯吡格雷（波立维）术前应停药 7 天，噻氯匹定（抵克立得）术前应停用 10～14 天[28]。华法林（香豆素）的停药时间因人而异，但通常停药 5 天即足够[27]。皮下使用肝素的患者术前应至少停药 12 小时，应用低分子肝素的患者至少需停药 24 小时[28]。能延长出血时间的非处方药物术前也应停用，包括鱼肝油、维生素 E、银杏、大蒜、人参和圣约翰草。可通过询问病史、测定 INR、凝血酶原时间、部分凝血活酶时间、血小板功能和出血时间来确认凝血功能是否正常，应尽可能在术前行上述凝血功能检查。停用抗凝药数天就进行凝血功能检测，结果往往会偏高，因为药物的抗凝作用还未消除。需仔细权衡手术的获益和停用抗凝药的潜在风险，并与患者进行彻底的沟通。

7. 术前实验室检查

术前应行血细胞计数和尿液分析，以排除潜在的感染。如果白细胞升高或尿常规阳性则需推迟手术，并推荐给家庭医生进一步检查和治疗。此外，有出血病史或异常时，应监测凝血酶原时间、部分凝血活酶时间、血小板功能和出血时间，以排除凝血功能异常。结果异常时，应进一步检查并推迟手术。

8. 操作技术

颈椎、胸椎、腰椎和骶椎均可实施硬膜外粘连松解术。本章将详细介绍经骶管和椎间孔放置导管，并将介绍颈椎和胸椎放置导管的操作要点及操作流程的细微变化。手术要求在手术室无菌条件下完成。术前需预防性给予广谱抗生素。青霉素过敏者可静脉注射 1g 头孢曲松钠或口服左氧氟沙星 500mg。术后第二天继续给予相同剂量的抗生素。由麻醉医师和麻醉护士实施麻醉监测。

9. 骶管入路

患者取俯卧位，腹下垫枕以尽量减少腰椎前凸，脚踝下垫枕以使患者更舒适。要求患者脚趾并拢，脚跟分开。这样有助于放松臀部肌肉，以便识别骶裂孔。消毒铺巾后，触及骶骨角或透视下找到骶裂孔。在神经根病变的对侧、骶裂孔尾侧 2 英寸（1 英寸 =2.54 厘米）、旁开 1 英寸处注射局麻皮丘。局部皮肤感染要好于骶管硬膜外腔附件感染，因此，远距离皮下入路理论上有助于预防脑膜炎。18G 穿刺针破皮，在透视引导下，15G 或 16G RX Coudé 硬膜外穿刺针与皮肤呈 45° 角进针，也可通过触诊骶裂孔进针（图 10-8 和图 10-9）。

穿刺针通过骶裂孔后，将进针角度降至大约 30°，继续进针。与其他穿刺针相比，RX Coudé 硬膜外穿刺针的优势在于带角度的针尖，使得导管的方向更容易调整，而且针尖也不是太锋利。针尖远端的开口无切割面，方便导管进出穿刺针。Touhy 针远端开口有切割面，容易剪断导管。在前后位和侧位透视下，穿刺针在骶管内的位置应在 S_3 骶后孔水平以下。针尖超过 S_3 骶后孔水平可能会刺破低位硬脊膜。针尖应穿过骶骨中线，朝向病变神经根方向。

用 10ml 非离子型水溶性造影剂行硬膜外造影。注射药物或造影剂前务必回抽确认无血液及脑脊液。碘海醇和碘帕醇是最常用的两种脊髓造影剂[29, 30]。切勿使用离子型非水溶性造影剂（如 Hypopaque 或泛影葡胺）或离子型水溶性造影剂（如碘他拉葡胺）[31, 32]，这些造影剂不适合行脊髓造影，误入蛛网膜下腔

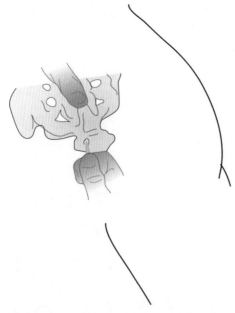

图 10-8　骶管入路松解术的顺序——先找到骶裂孔和尾骨尖

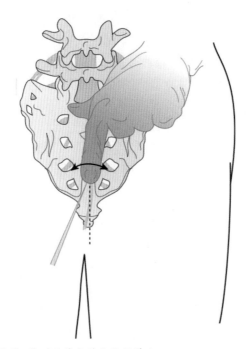

图 10-9　食指滑动触诊,找到骶骨角并定位骶裂孔

可导致惊厥甚至死亡等严重不良事件。缓慢注入造影剂并观察是否有充盈缺损。正常的硬膜外造图像形似"圣诞树",中央的椎管形似圣诞树的树干,神经根像树枝。异常的硬膜外造影图像表现为有些区域无造影剂填充(图 10-10)。这些区域可能是瘢痕部位,通常和患者神经根性痛的部位正好一致。如果穿刺入血管,则需要重新调整穿刺针。

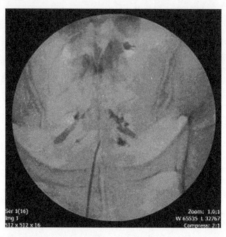

图 10-10 初次注入碘海醇 240(10ml),显示骶 S_3 神经根走行, S_2、S_1 和 L_5 右侧出现充盈缺损

将穿刺针的开口转向腹外侧,置入头端弯曲的 TunL Kath 或 TunL-XL(较硬)导管(Epimed 国际公司)(图 10-11,图 10-12)。头端的弯曲在距离导管尖端 2.5cm 处,与导管成 30° 角。头端弯曲有助于引导导管至目标水平(图 10-13)。在连续前后位透视引导下,向目标节段的腹外侧硬膜外腔推进导管。可轻轻地顺时针或逆时针方向转动导管,以改变导管方向。应避免"螺旋式推进"导管头端(即导管尖端转圈),这会使导管的方向更难控制。不应向骶骨中间推进导管,这会使导管更难进入腹外侧硬膜外腔。在前后位透视下,导管头端的理想位置应在椎弓根中间下方的椎间孔内(图 10-14 和图 10-15)。侧位透视确认导管头端是否位于腹侧硬膜外腔。

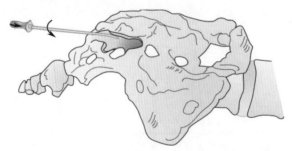

图 10-11 穿刺针从骶裂孔进入骶管,旋转对准目标方向。针尖不要超过 S_3 水平

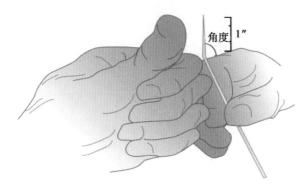

图 10-12　在 Epimed Racz 导管上标记弯曲部位,或者用拇指作为 15°弯曲的参照

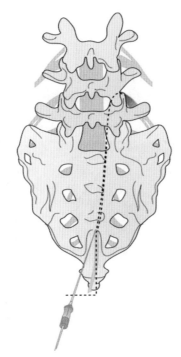

图 10-13　正中线附近置入导管,连续透视引导下将导管弯曲的头端对准硬膜外腔腹外侧间隙的靶点。通过旋转针导管,使导管头端到达靶点

　　在实时透视下,经导管注入 2～3ml 造影剂,以显影"瘢痕包裹的"神经根(图 10-16)。如果发现造影剂误入血管,应重新调整导管位置,然后再注入造影剂。最好不要将造影剂注入血管,但在静脉淤血等少数情况下,硬膜外显影时可看到有少量造影剂在血管内扩散。如果是静脉血管而不是动脉还可以接受。注射局麻药时尤其要小心,以免局麻药中毒。局麻药中毒和药物的容量和剂量

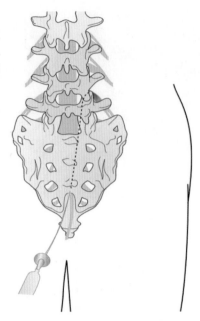

图 10-14　拔出穿刺针,导管位于硬膜外腔腹外侧间隙处神经根的腹侧

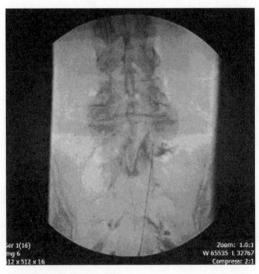

图 10-15　导管(24xL)穿过 L~5~ 神经孔外侧

有关。目前尚没有少量局麻药扩散入静脉引发并发症的报道。造影剂扩散入动脉时必须重新调整导管位置。我们使用头端有弹簧的软导管已有 25 年,还从未发现导管置入动脉的情况。

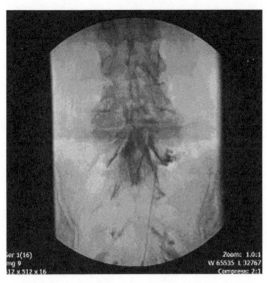

图 10-16　再次注入造影剂碘海醇 2405ml，可见右侧 L_5、S_1、S_2 和 S_3 神经周围间隙以及左侧的 L_5、S_1、S_2 和 S_3 周围间隙打开，造影剂向头侧扩散至右侧 L_4

　　注入溶解于 10ml 生理盐水（不含防腐剂）的透明质酸酶 1500U。近来主张使用 Hylenex 或重组人透明质酸酶，因其和牛重组透明质酸酶相比，在正常 pH 条件下作用更强[33]。注射时患者可能会有不适，因此最好缓慢推注。可观察到原本被"瘢痕紧紧包裹"的神经根慢慢打开（可见到神经根）（图 10-17 和图 10-18，在图 10-16 中也可见到）。然后，注射局麻药 / 类固醇（LA/S）混合液试验量

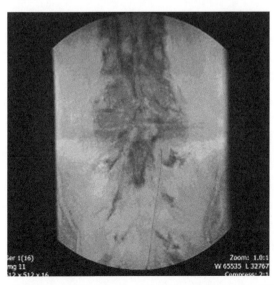

图 10-17　再次注入造影剂和透明质酸酶，打开原来的双侧瘢痕区域，形似"圣诞树"

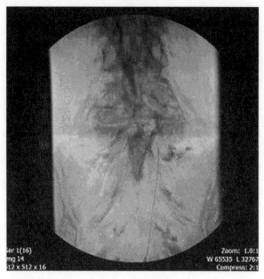

图 10-18　导管置入到有症状的右侧 L_5 硬膜外腔腹侧间隙。注射造影剂后注入 10ml 透明质酸酶 1500 单位，可见双侧 L_3~L_5、S_1、S_2、和 S_3 神经孔已打开

3ml。我们用的配方是 4mg 地塞米松与 0.2% 罗哌卡因 9ml 的混合液。用罗哌卡因代替布比卡因有两个原因：一是前者可产生感觉运动阻滞分离，二是罗哌卡因的心脏毒性比消旋布比卡因更小。其他糖皮质激素的常用剂量是：甲强龙 40~80mg，醋酸曲安奈德 25~50mg，丙酮酸曲安奈德 40~80mg，倍他米松 6~12mg。5 分钟后，如果没有药物注入鞘内或血管内的征象，将余下的 7ml 局麻药/类固醇（LA/S）溶液注入。

连续透视下，拔出穿刺针，同时确保导管仍在目标部位（图 10-19）。将导管用不可吸收线固定于皮肤，并用抗菌药膏涂抹皮肤穿刺点。覆盖无菌敷料，在导管尾端连接 0.2μm 的滤器。用胶布把导管外露部分固定好，转运患者至恢复室。

最后一次注射局麻药/类固醇（LA/S）溶液后 20~30 分钟，开始注射 10% 高渗生理盐水。需确认局麻药/类固醇（LA/S）混合液未注入硬膜下腔。硬膜下阻滞类似于蛛网膜下阻滞，只是其起效时间更长，通常需要 16~18 分钟。硬膜下腔阻滞或蛛网膜下阻滞的标志是出现运动阻滞。如果患者在术中出现硬膜下腔阻滞或蛛网膜下阻滞，应立即取出导管并停止粘连松解术。需密切观察患者并记录运动和感觉阻滞情况，在 15~30 分钟内缓慢注入 10ml 高渗生理盐水。如果患者有不适主诉，应停止注入高渗盐水，并注入 0.2% 罗哌卡因 2~3ml，再行高渗盐水注射，也可在硬膜外腔注入 50~75μg 芬太尼代替局麻药。完成高渗盐水输注后，用 2ml 不含防腐剂的生理盐水缓慢冲洗导管，然后给导管旋上盖子。

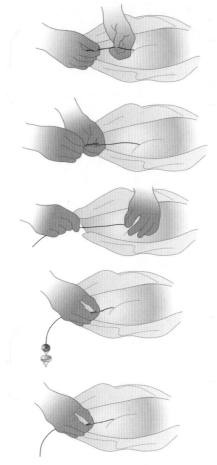

图 10-19　5 幅图依次示意拔出穿刺针时如何防止导管从靶点移位

我们要求患者住院观察 24 小时，并在第 2 天注射第二次和第三次高渗盐水。导管置入第 2 天，注入不含类固醇的 0.2% 罗哌卡因 10ml 和 10% 的高渗盐水 10ml 两次（间隔 4～6 小时），操作要点与预防措施与前一天相同。第三次输注完毕后，拔出导管，用无菌敷料覆盖。患者出院后口服头孢氨苄 5 天，一天两次，每次 500mg。青霉素过敏的患者可口服左氧氟沙星（Levaquin）500mg，一天一次。门诊随访 30 天。

10. 椎间孔入路

如果患者还罹患其他节段的神经根病变或者骶管入路不能到达目标水平时，可能需要放置第二根导管。第二根导管经椎间孔入路置入腹侧硬膜外腔。

　　前后位透视确认目标节段，并使参与组成椎间孔尾部的椎体的终板呈"正方形"，即椎体终板的前、后缘相重叠。投射角度通常为尾侧头侧方向15°～20°。C臂向神经根病变侧倾斜约15°，直到棘突转至对侧后再调整方向。在此透视位下，组成目标椎间孔下后部分的上关节突（superior articular process，SAP）的显影最清楚。斜位透视下，SAP应与椎间盘的投影相重叠。上关节突的头端即为进针部位（图10-20）。在上关节突头端投影的外侧注射局麻药皮丘。18G针破皮后，改用15G或16G RX Coudé针穿刺，使用"gun-barrel"技术朝上关节突头端进针。匀速向上关节突进针，直至针尖端触及骨质。针尖向外侧旋转180°，推进约5mm（图10-21）。然后针尖向内旋转180°（图10-22）。

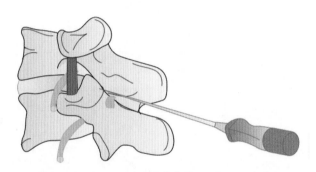

图10-20　椎间孔入路斜视图。置入RX硬膜外穿刺针，定位上关节突

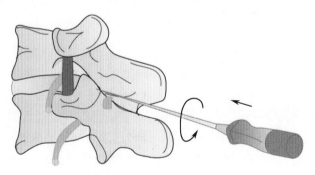

图10-21　针尖触及上关节突后，向一侧旋转180°，越过上关节突，继续向靶点进针

　　缓慢进针，针尖穿透横突间韧带时会有明显的突破感。侧位透视下，可见针尖刚刚越过上关节突，位于椎间孔后方。在连续前后位透视下，将导管缓慢置入椎间孔，继续推进导管，直至其头端接近椎管正中（图10-23～图10-25）。

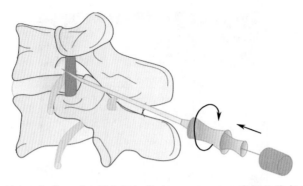

图 10-22　注意横突间韧带。到达横突间韧带后，RX Coude 2 穿刺针带有凸出 1mm 的钝性针芯，针尖穿过韧带时不太会损伤神经

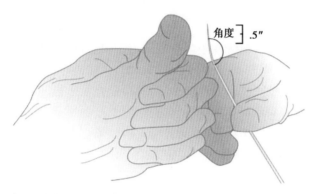

图 10-23　将导管 3/4 英寸长的头端弯曲 15°

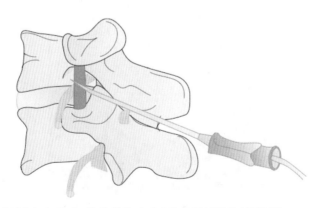

图 10-24　穿过横突间韧带后，将导管置至硬膜外腔腹侧间隙（侧视图）

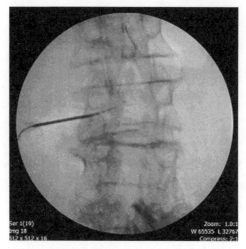

图 10-25　经左侧 L$_{3\sim4}$ 椎间孔置入的 15-G RX-Coude 2 导管置入到接近椎管的正中位置（前后位透视图）

侧位透视确认导管位于硬膜外前间隙（图 10-26）。解剖上，导管应在椎间孔内，位于出口神经根的上方或下方（图 10-27）。如果导管无法置入，可能是由于穿刺针位置太靠椎间孔的后侧或外侧，也可能是由于椎间孔过于狭窄导管无法通过。这时可将穿刺针向椎间孔前方推进数毫米，也可稍向内侧移动，以进入椎间孔。如果仍然无法置管，则进针部位可能更靠外侧。将透视角度调整到 20°而非 15°。弯曲穿刺针头端通常有助于导管的置入。导管头端最后应接近中线位置。

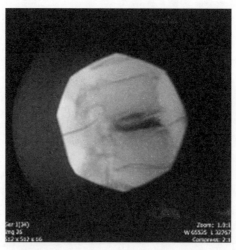

图 10-26　图 10-16～图 10-13 的侧位透视图。经椎间孔 - 腹侧 - 前间隙导管注射的造影剂扩散到硬膜外腔及 L$_3$～L$_4$ 椎间盘内（经撕裂的纤维环）

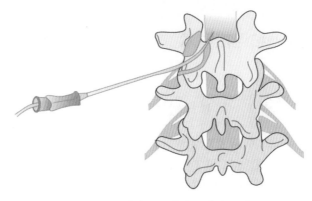

图 10-27　正位图。经椎间孔置入的导管在接近中线的最佳位置

　　注射 1～2ml 造影剂，确认造影剂在硬膜外腔内扩散。如果经骶管和经椎间孔入路分别放置了导管，将 1500U 透明质酸酶平均注射入两根导管（每根导管 5ml 透明质酸酶 / 生理盐水溶液）。局麻药 / 类固醇（LA/S）混合液也分成两部分，但是总容量为 15ml 而非 10ml（1ml 类固醇和 0.2% 罗哌卡因 14ml；5ml 经椎间孔入路，10ml 经骶管入路）。透视下拔出穿刺针，确保导管在硬膜外腔的没有移位。如前所述固定并覆盖导管。经椎间孔导管注入 4～5ml 高渗盐水，经骶管导管注入 8～10ml 高渗盐水，输注时间在 30 分钟以上。高渗盐水输注容量应少于或等于注射的局麻药容积，以避免注射痛。在第二次和第三次输注前，操作医师应在透视下检查椎间孔入路导管的位置。导管可能会穿过硬膜外腔进入对侧椎间孔或棘旁肌肉，或退出硬膜外腔进入同侧棘旁肌肉。

　　这可使药物积聚在脊椎旁组织而非硬膜外腔。与骶管入路相同，第三次输注后拔除椎间孔入路的导管。近来推荐使用 R-X Coude2 硬膜外穿刺针，因其凸出的针芯可使穿刺针更靠近神经根，但神经损伤的几率较小。

11. 第一骶孔入路

　　L_5S_1 硬膜外腔前外侧区域常有硬膜外粘连，可引发疼痛，硬膜外腔造影时可见充盈缺损。该间隙的解剖学容积仅有 1.1ml，手术测量容积为 0.9ml[34]。该部位经骶管入路行粘连松解术较困难，可采用 S_1 骶孔入路行粘连松解术和液体椎间孔切开术[35]。

　　Matsumoto 报道了 36 例 S_1 粘连性神经根病变，术后随访患者 12 个月。结果发现，VAS 评分明显下降，ADL 评分（改良的 ODI 评分）明显提高[36]。

　　http://www.paincast.com 网站有此手术的视频[37]。

12. 颈部硬膜外粘连松解术

骶管入路粘连松解术的成功促使该技术进一步用于颈部硬膜外腔治疗。其适应证与术前检查同骶管入路，但在具体操作和给药剂量上还是存在一些差异。

采用旁正中入路，从病变对侧进针，导管经上胸段硬膜外腔进入颈硬膜外腔。常用穿刺间隙为 $T_1 \sim T_2$ 和 $T_2 \sim T_3$。在该节段穿刺可使导管到达目标节段后在硬膜外腔留有足够的长度。如果病变是低位颈神经根，可选择更靠尾侧的椎间隙穿刺。患者可取左侧卧位，但俯卧位更常用。

"3-D 技术"使穿刺针更容易进入硬膜外腔。"3-D"是指方向、深度和角度。前后位透视下，确定 15G 或 16G RX Coudé 穿刺针的初始进针方向。采用改良的旁正中入路，在目标椎间隙下 1.5 个节段经皮肤进针，向目标椎间隙中间进针，针尖开口指向内侧。一旦穿刺针进入深层组织（通常 2～3cm），侧位透视检查针的深度。向硬膜外腔方向继续进针，并再次通过侧位透视确认针的深度。可通过棘突基底部与椎板的交界处定位硬膜外后间隙的后缘。此交界部的连线构成了一条不透 X 线的"直线"。一旦穿刺针接近硬膜外间隙，立即行正位透视，再次确认进针方向。如果针尖已经越过棘突中线，则后退穿刺针并重新调整进针方向。可重复使用"3D"技术，直至穿刺针达到最佳位置。

使用阻力消失法确认 RX-Coudé 针进入硬膜外腔。针尖进入硬膜外腔后，向头侧旋转针尖，注入 1～2ml 造影剂，确认针尖位于硬膜外腔内。穿刺针在硬膜外腔旋转或移动都有可能切割硬脊膜。随着 RX Coudé 针的问世，这一问题得到了解决。该穿刺针的第二个内部锁定针芯的头端略凸出穿刺针的头端，当穿刺针向头侧旋转 180° 时，可将硬脊膜从针尖推开（图 10-28～图 10-32）。

根据需要注入少量造影剂行硬膜外造影。如果注射的造影剂不能自由流动，硬膜外侧间隙的压力可能会增高。由于液体具有沿阻力最小的方向扩散的特点，因而可出现静脉周围对侧扩散（perivenous counter spread，PVCS）。PVCS 的存在意味着硬膜外间隙的压力增加，液体无法通过向外侧扩散而减压。造影剂沿阻力最小的通路扩散至对侧。硬膜外压力可能升高并导致脊髓缺血性损伤。头颈部屈曲或旋转有助于打开外侧通路，并扩大神经孔，以获得减压（图 10-33）[38]。

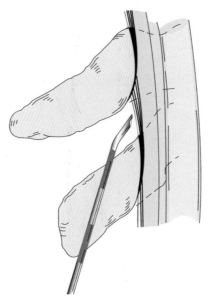

图 10-28　经 R-X Coudé 针置入导管的步骤。第一步：穿刺针置入硬膜外腔

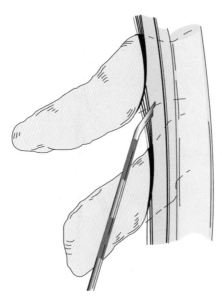

图 10-29　经 R-X Coudé 针置入导管的步骤。第二步：如图所示调整针尖方向

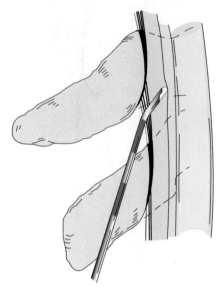

图 10-30　经 R-X Coudé 针置入导管的步骤。第三步：置入凸出的针芯

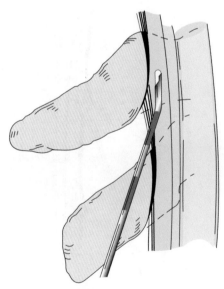

图 10-31　经 R-X Coudé 针置入导管的步骤。第四步：旋转穿刺针，使针尖方向与硬膜平行

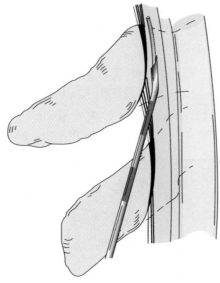

图 10-32　经 R-X Coudé 针置入导管的步骤。第五步：置入导管

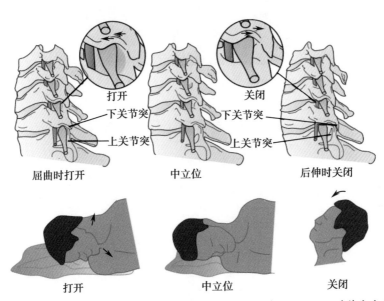

打开　　　　　　　关闭

下关节突　　　　　　下关节突

上关节突　　　　　　上关节突

屈曲时打开　　　　　中立位　　　　　后伸时关闭

打开　　　　　　　中立位　　　　　　关闭

图 10-33　屈曲旋转颈部。屈曲旋转颈部时椎间孔扩大，后伸时缩小。下关节突向上关节突滑动，椎间孔打开。使得液体可从椎间孔侧面流出，PVCS 得以减压

　　同骶管入路造影一样，先寻找充盈缺损。观察造影剂向头侧和尾侧的扩散十分重要。应避免造影剂在小范围内积聚形成腔室，因其会增加硬膜外腔的压力，并损害已经非常脆弱的脊髓血供。如前所述，弯曲导管的头端，经穿

刺针置入导管（图 10-32）。针的开口应指向目标部位。缓慢置管至外侧沟，向头侧置管。根据需要调整导管，一旦到达目标水平，将导管头端转向椎间孔（图 10-34）。注射 0.5～1ml 造影剂显示病变神经根。确保造影剂流至椎间孔外（图 10-35）。缓慢注入溶解在 5ml 生理盐水（不含防腐剂）中的 Hylenex（注射用重组人透明质酸酶）150U。再输注 1～2ml 造影剂，观察"瘢痕"神经根是否已松解。注射局麻药 / 类固醇（LA/S）混合液 2ml，作为试验剂量。混合溶液的配方为 0.2% 的罗哌卡因 5ml 和 4mg 地塞米松。注射 5 分钟后，如没有蛛

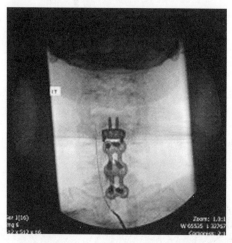

图 10-34　颈部左腹外侧间隙内的导管置入到 $C_{5\sim7}$ 融合的上方

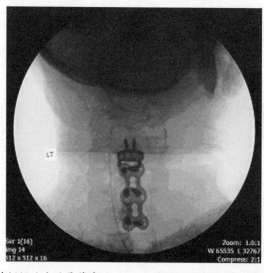

图 10-35　左颈腹外侧间隙内的导管穿过 C_4 融合节段的上方。注入的造影剂向头侧和外侧扩散

网膜下腔和血管内扩散的征象,将余下的 4ml 注入。拔出穿刺针,按之前的方法固定和覆盖导管。最后一次注射局麻药 / 类固醇(LA/S)溶液后 20 分钟,如没有出现蛛网膜下腔和硬膜下腔阻滞的征象,就可开始注射 5ml 高渗盐水,注射时间不少于 30 分钟。注射结束,用 1～2ml 不含防腐剂的生理盐水冲洗导管并旋好盖子。

次日进行第二和第三次输注,技术要点及注意事项同第一次输注,药量为 0.2% 罗哌卡因 6ml 和高渗盐水 5ml。拔出导管并预防性应用抗生素。门诊随访 30 天。

13. 胸部硬膜外粘连溶解

胸部硬膜外粘连松解术的穿刺技术和颈部相同。"3-D 技术要领"要牢记于心。确认进针深度时,一定要确保获得真正的侧位影像。可通过观察两侧肋骨有无重叠进行判定。目标区域仍是硬膜外腹外侧间隙,导管头端应位于目标节段的椎间孔处。胸部粘连松解术与骶管和颈椎入路的主要不同在于注射药物的容积。造影剂、注射用重组人透明质酸酶、局麻药 / 类固醇(LA/S)、高渗盐水均为 8ml。表 10-1 列出了硬膜外粘连松解术注药的常用容积。

表 10-1 硬膜外粘连溶解术的常用注射溶剂

	造影剂	透明质酸酶和生理盐水	局麻药和类固醇	10% 高渗盐水
骶管入路	10ml	10ml	10ml	10ml
骶管联合椎间孔入路	5ml/ 导管	5ml/ 导管	5ml/ 导管	骶管导管 8ml,椎间孔导管 4ml
胸部	8ml	8ml	8ml	8ml
颈部	5ml	6ml	6ml	5ml

14. 神经松动锻炼

硬膜外粘连溶解术需要辅以神经松动锻炼(neural flossing exercises),神经松动锻炼是指活动神经根使之"滑动"进出椎间孔,好像用牙线剔牙一样(图 10-36～图 10-41)。该锻炼可进一步松解已被手术松动的瘢痕组织,并预防瘢痕再次形成。如果术后每天锻炼三到四次并坚持数月,则可会有效阻止瘢痕组织的形成。

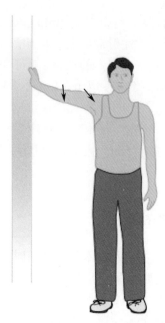

图 10-36 神经松动锻炼。步骤 1：人直立，手臂外伸，牢牢抓住稳定物体（如门框），向前压肘和肩膀

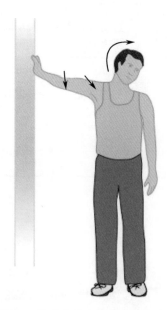

图 10-37 神经松动锻炼。步骤 2：接着向伸展手臂的对侧方向慢慢倾斜头部，以达到适度的牵张

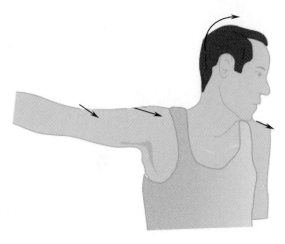

图 10-38　神经松动锻炼。步骤 3：最后，向对侧肩膀方向旋转下颌，以舒适为宜，保持该姿势约 20～30 秒

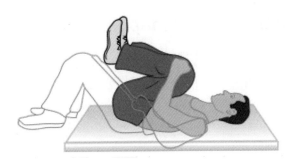

图 10-39　神经松动锻炼。步骤 4：平躺在练习垫上，不垫枕头。双腿屈曲，抱住双膝慢慢贴近胸前，并保持该姿势 20 秒。然后放松恢复仰卧位

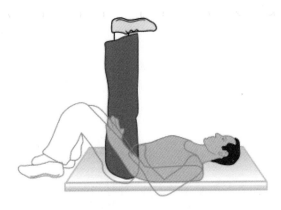

图 10-40　神经松动锻炼，步骤 5：还是取仰卧位，向上抬高双腿，与地面呈 90°，双膝伸直，躺在固定的平面上。保持 20 秒，之后放松还原至仰卧屈膝位，简单休息

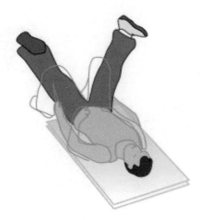

图 10-41 神经松动锻炼，步骤 6：仰卧位下双腿与地面呈 90°。慢慢打开双腿呈 V 字形，以舒适为宜，并保持 20 秒

15. 硬膜外绘图（epidural mapping）

对于多节段神经根病变和复杂性疼痛的患者，很难确定疼痛的主要来源。我们采用了一种称之为"绘图"的技术，即通过刺激神经根，找到疼痛最严重的神经根，并在此节段进行粘连松解术。有文献报道，通过刺激可确认硬膜外腔导管放置部位及定位神经根[39]。可选用 TunL Kath 和 TunL-XL 导管作为刺激导管，以识别定位神经根。

进入硬膜外间隙后，将导管置入可疑目标节段的硬膜外腹外侧间隙。确定导管头端朝外侧，朝向椎间孔，并刚好位于椎弓根下方。将导管针芯退出约 1cm。使用鳄鱼夹，将阴极连接针芯，阳极连接穿刺针或电极板或刺入皮肤的 22G 细针。设置刺激速率为每秒 50 次脉冲、脉冲宽度 450 毫秒，逐步增加刺激幅度直到患者感觉到轻度异感，电压通常小于 2～3 伏特。询问患者在疼痛最严重区域是否有异感。按节段连续刺激，直到找到疼痛最严重的神经根。找到病变神经根后，即可在此节段行粘连松解术。无论是首次手术还是多次手术失败后，均可使用该"绘图"技术定位最佳的手术部位。

16. 并发症

任何有创操作都有可能发生并发症，神经松解术的并发症包括出血、感染、头痛、神经或血管损伤，导管切断，肠 / 膀胱功能障碍、瘫痪、注入的液体或者血肿形成的腔室对脊髓的压迫、局麻药或高渗盐水注入硬膜下腔或蛛网膜下腔以及药物的不良反应。还包括知情同意术中提到的疼痛加重或完全无缓解。

尽管可能的并发症较多，但并发症的发生率很低。显然，神经松解术的掌握有一个学习曲线。最近的研究也表明，随着操作者临床经验的不断积累，患者的远期预后明显改善，并发症发生率明显降低。

注射局麻药时，一定要警惕局麻药误入硬膜下腔。行骶管入路粘连松解术时（尤其导管沿中线进入时），导管有可能会进入硬膜下腔（图 10-42 和图 10-43）。硬膜下腔运动阻滞一般出现在注药 16～18 分钟内。粘连松解时，导管不应对准中线。

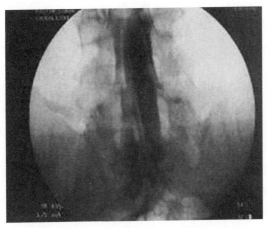

图 10-42　中线置入的导管进入硬膜下腔。也有部分造影剂会在硬膜外腔扩散，但患者会主诉双侧腿部疼痛

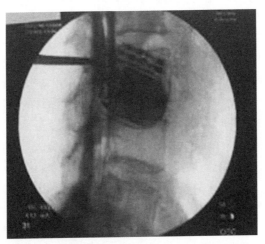

图 10-43　22G 腰穿针和连接注射器的延长管置入硬膜下腔，抽出 12ml 液体后，患者诉双腿疼痛立刻缓解。注意 7 点钟位置的延长管和注射器内的造影剂

血肿及其他主要并发症的发生和使用锋利的穿刺针有关。建议使用钝的穿刺针或导管，以降低松解或经椎间孔操作时主要并发症的风险[40]。

第一次行硬膜外操作时，由于静脉充血增粗，因而注射液体沿静脉扩散的现象较常见。在粘连松解和液体椎间孔切开后，压力高的静脉转变为压力低的静脉，注射液沿静脉扩散的现象明显减少。目前还没有硬膜外腹外侧间隙行粘连松解和液体椎间孔切开术后出现血肿的报道[41]。

有报道，一例 MILD 患者术前未行粘连松解术，术后出现血肿。因此，应考虑在 MILD 前先行粘连松解术，以达到液体椎间孔切开的目的，使液体从椎管流出，避免液体沿静脉扩散和血肿形成[42]。

17. 预后

20 世纪 80 年代初，当时采用的治疗方法是将药物直接注射至背根神经节。然而，实施了一定量的注射治疗后发现，由于存在瘢痕组织或粘连形成，药物很难达到背根神经节。早些时候，我们的认识来源于为手术提供 2～4 小时阻滞的局麻药注射。我们发现置入可操控的不透 X 线的新导管后，患者的疼痛可缓解数月至数年之久。1985 年 Racz 等[43]报道了将苯酚注射至背根神经节，随访结果表明，其效果明显不如最近 Manchikanti 等在背部手术失败综合征和椎管狭窄中的治疗效果，后者随访了 12 个月，患者的疼痛改善了 75%～80%[38]。开始时，我们惊喜地发现有些患者的疼痛能缓解 3～4 个月并且足下垂也得到了改善。这一发现得到了 Sakai[44]等研究的证实，他们发现慢性坐骨神经痛患者行硬膜外腔镜时，经导管定向注射类固醇和局麻药，行粘连松解术，可缓解疼痛并减轻感觉神经功能障碍。这些发现促使形成了如今的手术技术[45]。1989 年，Racz 和 Holubec 首次报道了硬膜外粘连松解术[46]。当时的方法和现在的方案相比存在一些小的差别，如两者使用的局麻药剂量不同，当时没有使用透明质酸酶等。导管需置入病变部位（即导管头端放置到相应节段的椎间孔和怀疑有粘连的一侧）。一项回顾性研究对患者术后 6～12 个月的情况进行了观察，结果发现，出院时 72.2% 的患者（N=72）疼痛得到了缓解，术后 1 个月和 3 个月，37.5% 和 30.5% 的患者疼痛有缓解。有 43% 的患者减少了止痛药使用的频率和剂量，16.7% 的患者完全停止用药。30.6% 的患者恢复正常工作和生活。1990 年 4 月，在澳大利亚阿德莱德举行的第 7 次 IASP（国际疼痛学会）世界会议上，Arthur[47]等报告了 100 例行硬膜外粘连松解术的患者，其中 50 例患者术中使用透明质酸酶治疗。结果发现，在透明质酸酶组中，81.6% 的患者治疗初期疼痛缓解，其中 12.3% 的患者得到持续缓解。非透明质酸酶组中，63% 的患者治疗初期疼痛得到缓解，其中 14% 患者得到持续缓解。

一项由眼科麻醉医师参与的非正式性调查发现,透明质酸酶用于球后阻滞时,无一例患者出现过敏。该调查没有报道是否进行了透明质酸酶皮肤过敏试验。结果提示严重的过敏反应较罕见。但即使如此,我们仍推荐应在有复苏设备的条件下实施注射透明质酸酶[48]。

1994 年,Stolker[49]等在粘连松解时加入了透明质酸酶,但省去了高渗盐水。在一项纳入 28 例患者的研究中,64% 的患者术后一年时疼痛缓解超过50%。他们强调了选择合适患者的重要性,并相信粘连松解术的效果是基于透明质酸酶的粘连松解作用以及局麻药和激素对窦椎神经的作用。

Devulder 等的研究纳入了 34 例背部手术失败综合征的患者,MRI 发现存在可疑或确诊的硬膜外纤维化,将硬膜外导管经骶裂孔置入骶管 10cm[50],每天经导管注射造影剂、局麻药、皮质类固醇、高渗盐水(10%),连续 3 天。未使用透明质酸酶。34 例患者中,30 例患者发现有充盈缺损,但治疗后 1 个月仅有 7例患者的疼痛明显缓解,3 个月时仅有 2 例患者疼痛缓解,12 个月时没有患者疼痛缓解。他们认为,硬膜外腔造影能发现硬膜外造影剂充盈缺损,但通过造影剂扩散改善推测瘢痕得到松解并不能保证疼痛能达到持续缓解。批判该研究的人认为,操作时导管未置入病变部位,药物注射部位不具有部位特异性[51]。该项研究中导管没有置到硬膜外腔腹外侧间隙,而该间隙内存在有背根神经节。同时也是侧隐窝瘢痕的好发部位。

Heavner[52]等的前瞻性随机对照试验中,59 例慢性难治性腰背痛患者接受了病变部位的硬膜外粘连松解术。患者随机分成至四组:①10% 高渗盐水 + 透明质酸酶组;②10% 高渗盐水组;③生理盐水组;④生理盐水 + 透明质酸酶组。所有患者均注射皮质类固醇激素 / 局麻药。结果发现,四组患者中,术后 1 个月时疼痛明显缓解的患者占 83%,术后 3 个月时占 49%,术后 6 个月时占 43%,术后 12 个月时占 49%。与安慰剂组比较,透明质酸酶组和高渗盐水组需要再给予其他疼痛治疗的患者比例较少,证实了导管置入特定病变部位的重要性。试验中,对活性物质和不含防腐剂的生理盐水进行了盲法设计,以排除安慰剂效应。

Manchikanti[53]等对 232 例接受改良 Racz 粘连松解术的腰痛患者进行了回顾性的随机评估。该研究将导管置入特定的病变部位,但将常规的 3 天给药减少为 2 天(组 1)或 1 天(组 2)。组 1 纳入 103 例患者,组 2 纳入 129 例患者。将局麻药布比卡因改为利多卡因,用醋酸甲泼尼龙或醋酸倍他米松替换醋酸曲安奈德,并减少了注射容量。结果发现,术后 1 个月时组 1 和组 2 分别有 62% 和58% 的患者疼痛缓解 50% 以上,术后 3 个月分别降至 22% 和 11%,术后 6个月为 8% 和 7%,术后 1 年为 2% 和 3%。有趣的是,接受 4 次手术后,组 1 和组2 术后 1 个月时疼痛缓解 50% 以上的患者比例分别增加到了 79% 和 90%,3 月时分别增加到了 50% 和 36%，6 个月时分别增加到了 29% 和 19%，1 年时分别增加到了 7% 和 8%。结果表明，粘连松解术的短期疼痛缓解效果确切，但远期缓解不明显。

1999 年，Manchikanti 从 536 例患者中随机抽取 300 名例患者，其中 150 例患者接受两天注射治疗，150 例接受一天注射治疗。随访 12 个月后发现，重复多次进行一天注射治疗同样有效。成本 - 效益分析的结果提示，粘连松解术优于外科手术和康复锻炼[53]。

在一项前瞻性的随机对照研究中，Manchikanti[54]等评估了一天的粘连松解术与保守治疗的疗效。结果显示，治疗组累积缓解（注射 1～3 次后疼痛缓解程度超过 50%）在术后 3 个月时为 97%，6 个月时为 93%，1 年时为 47%。此外，粘连松解组患者的总体健康状况有显著改善。保守治疗主要包括物理疗法和药物治疗。

2004 年 Manchikanti[55]等发表了一项随机、双盲、对照试验，研究观察了一天腰椎粘连松解术和高渗盐水神经松解术在慢性腰痛中的疗效。75 例保守治疗无效的患者随机分为三组。组 1（对照组）将导管置入骶管后不行粘连松解术，直接注射局麻药、生理盐水和类固醇；组 2 将导管置于特定病变部位的硬膜外腹外侧间隙并行粘连松解，之后注射局麻药、生理盐水和类固醇；组 3 将导管置于特定病变部位的硬膜外腹外侧间隙并行粘连松解术，之后注射局麻药、高渗盐水和类固醇。三个月后两组患者可根据治疗反应决定是否再次行注射治疗。没有揭盲的患者可根据治疗反应选择指定的疗法或者采取其他治疗。如果组 1 和组 2 的患者接受了粘连松解术和高渗盐水注射，则视为退出研究，不再继续观察。采用视觉模拟疼痛评分、Oswestry 功能障碍指数、阿片类药物用量，关节活动度和 P-3 评估 3、6、12 个月的疗效。疼痛显著缓解为疼痛平均缓解 50% 或以上。结果显示，组 3 中 72% 的患者、组 2 中 60% 的患者、组 1 中 0% 的患者在 12 个月时疼痛显著缓解。组 2 中 1 年的平均治疗次数为 2.76，组 3 为 2.16。组 2 第一次手术后疼痛显著缓解的时间为 2.8+1.49 个月，组 3 为 3.8+3.37 月。疼痛显著缓解（>50%）和 Oswestry 功能障碍指数、关节活动度和心理健康状况的改善具有相关性。

Manchikanti[56, 57]等进一步研究比较了经皮粘连松解术和 C 臂机引导下骶管硬膜外类固醇注射的疗效。第一项研究纳入了慢性腰痛和椎管狭窄的患者。结果显示，硬膜外粘连溶解术一年后 76% 的患者疼痛缓解，而对照组仅有 4%。第二项研究纳入了背部手术失败综合征的患者，结果显示，接受硬膜外粘连松解术的患者中，有 73% 的患者疼痛缓解和功能改善，而对照组仅有 12%。

2006 年，Veihelmann[58]等研究了硬膜外粘连松解术对慢性腰痛和坐骨神经痛患者的疗效。纳入标准是 MRI 或 CT 显示有相应神经根受压并引发神经根痛的患者。患者随机接受理疗结合镇痛药物治疗和粘连松解术。粘连松解术组的治疗效果明显优于理疗组。

Chopra 等和 Gerdesmeyer 等[59,60]分别开展了两项前瞻性研究，以评估神经粘连松解术对腰椎单节段神经根病的疗效。所有患者均患有慢性椎间盘突出症或背部手术失败综合征。结果显示，患者的疼痛达到了短期或长期缓解[60,61]。

Gerdesmeyer 发表了一项前瞻性、双盲安慰剂对照的多中心临床试验，这是对神经粘连松解术最重要的评估性研究。该研究选择的治疗靶点为最有可能产生疼痛的硬膜外腹外侧间隙，研究持续了 12 个月，其重要的发现是，试验组的所有指标均获得了阳性结果。安慰剂组患者也接受了皮下置管，因而患者无法分辨在三天注射治疗及随后的治疗中与试验组的区别。该项研究成功地区分了不同试验中心的安慰剂组和治疗组。研究的结论为，经皮粘连松解术应作为慢性腰骶部神经根性痛的首选治疗方案[62]。

S Helm Ⅱ等对经皮粘连松解术在背部手术失败综合征和椎管狭窄性慢性腰痛的疗效进行了系统性评价，结果发现，该技术对腰椎管狭窄与背部手术失败综合征均有效。文中还特意提到目前未见血肿的报道，结果支持经皮粘连松解术可用于背部手术失败综合征和椎管狭窄的治疗。

Koh 等的随机双盲主动控制试验纳入了侧椎管狭窄的患者，结果证实，高渗盐水可短期缓解疼痛[63]。在刚开始认识到经皮粘连松解术的有效性时，使用类固醇引起的术后疼痛是困扰临床的问题。药物注射未加入透明质酸酶和高渗盐水前，患者常主诉有明显的术后疼痛。近来的平行观察研究发现，高渗盐水不仅可减轻神经根性疼痛，而且还可减轻患者的背痛。容量从每次注入 2ml 增加到每次注入 5ml。注射的先后顺序为造影剂、透明质酸酶、局麻药和类固醇。注射 20～30 分钟后，如果没有出现运动阻滞，则可注入高渗盐水。

Manchikanti 等的随机对照试验比较了一天粘连松解术和硬膜外骶管注射治疗的疗效，如果骶管注射治疗组的患者疼痛缓解小于 50%，则重复给药。在两年的随访研究中，治疗组进行了 6.4±2.35 次手术，有 82% 的患者疼痛缓解在 50% 以上，而硬膜外骶管注射组仅有 5% 的患者疼痛缓解。结果强烈支持经皮硬膜外粘连松解术有效[64]。

Park 等的研究表明，无论椎管狭窄的严重程度如何，经椎间孔入路粘连松解术均有效[65]。

Park 等评估了硬膜外神经成形术在颈椎间盘突出症中的疗效。结果证实，保守治疗失败时，硬膜外神经成形术仍有效。Park 等评估了硬膜外神经成形术治疗颈椎间盘突出症的安全性和有效性。尽管研究没有设立对照组，但临床结果表明，颈神经根性痛得到了显著缓解。临床经验告诉我们，今后有必要对颈源性小关节疼痛及其治疗方法进行评估。此外，前中斜角肌之间的前间隔可能是继发于颈部小关节病变的疼痛患者的另一个疼痛源[66]。

Choi 等比较了椎间盘突出症和背部手术失败综合征两组患者，结果提示，非手术患者的预后更好。虽然这不是预后的绝对预测因子，但我们推荐经皮粘连松解术作为椎间盘突出症、椎管狭窄和背部手术失败综合征的合理的非手术治疗方案[67]。

对于相同的疾病，Racz 术的成本 - 效益比优于其他疗法。背部手术失败综合征患者的质量调整生命年（quality-adjusted life year，QALY）为 2652 美元，而腰椎管狭窄患者为 2649 美元[68]。

历经多年的发展，硬膜外粘连松解术已成为顽固性颈部疼痛、胸部疼痛、下腰痛和腿痛患者的重要治疗方法。研究表明，经硬膜外粘连松解治疗后，患者的疼痛显著缓解，功能明显恢复。Manchikanti 的研究表明，可通过多次行硬膜外粘连松解术使疼痛缓解的程度和持续时间达到令人满意的水平。最近，一项对背部手术失败综合征和椎管狭窄患者的前瞻性随机对照双盲研究表明，术后12 月时，疼痛视觉模拟评分和功能分别改善 75% 和 80%。目前尚无硬膜外腹外侧间隙神经松解术效果不佳的报道。有一项阴性结果的研究是从骶管中线置入 10cm 导管，未行靶点治疗[51]。Manchikanti 的试验将该项阴性研究纳入了安慰剂组。Manchikanti 的研究分为三组：安慰剂组（骶管中线置入导管），治疗组2（导管置入特定的硬膜外腹外侧间隙，但未注射高渗盐水），治疗组 3（导管置入特定的硬膜外腹外侧间隙，注射高渗盐水）。结果发现，两个治疗组均有效，且高渗盐水组效果更好，安慰剂组的结果为阴性[55]。近年来认识到了导管置入特定靶点和注射药物的重要性，临床医生需提高操作的熟练程度，以获得更好的治疗效果。

目前对于背部手术失败综合征和椎板切除术后综合征的治疗仍存在争议。然而，对于经验丰富的高年资医师，硬膜外粘连松解术不失为一种合理的选择。

椎间孔入路经皮神经成形术由经骶管入路演变而来。骶管入路粘连松解术经骶裂孔置入导管，并置管至硬膜外腹外侧间隙的受累神经根处。而椎间孔入路经皮神经成形术先将导管置于硬膜外间隙中线，随后能进一步将导管置到脊柱中神经支配丰富的两处结构——后纤维环和后纵韧带[5]。除经椎间孔入路和外科手术外，其他方法无法到达硬膜外腹侧间隙。

内镜下除了可行机械性粘连松解外，还可直接见到受累神经根，随着技术的完善，内镜下手术可能会成为主流的治疗手段。

粘连松解或激发试验后 1 个月常会发生小关节疼痛。如果两次小关节诊断性阻滞有效则可确诊。硬膜外粘连松解术外联合小关节突神经射频的远期效果更好。

硬膜外粘连松解术已用于椎板切除术后综合征、背部手术失败综合征以及颈、胸神经根综合征的治疗。目前正开展更多的研究，以进一步完善技术和明确适应证。教育患者长期进行神经松动锻炼，结合小关节治疗，有助于进一步改善患者的预后。通过注射生理盐水诱发腰背痛以明确诊断，然后实施经皮神经成形术是有前景的腰痛治疗方法，且其性价比较高。

越来越多高质量的临床观察性研究支持应用经皮粘连松解术。推荐保守治疗失败的患者选择硬膜外粘连松解术。从骶管到颈椎，目前还没有经皮粘连松解术无效的报道。

罕见并发症的诊断和治疗必须在医生指导下进行，且术后需观察一段时间。骶管置管治疗椎管狭窄时，如出现延迟的继发性运动阻滞，应怀疑液体经渗透作用扩散到了蛛网膜下腔。我们首选经骶管或椎间孔入路将导管置到狭窄节段的神经根处，并推荐使用之前提到的椎间孔置管[4]。

显然，有必要开展更多的研究，以提高硬膜外粘连松解术的安全性和疗效。罕见并发症也可能会发生，如过敏、形成异常的腔隙、瘘管、先天畸形。因此，同其他治疗方法一样，接受严格的培训和不断积累经验有助于提高硬膜外粘连松解术的疗效。最大的风险来自于未经培训的医生，在未正确放置硬膜外导管的情况下进行经皮粘连松解术。因此，我们建议应详细记录操作过程，保存可证明导管位置合适的前后位和侧位透视图像，避免在中线放置导管行粘连松解术。

根据现有的经验，腰腿痛患者的治疗应关注神经根病变和腰背痛。治疗一个月后，患者必须进行检查，以诊断和治疗腰背痛的其他病因，如小关节痛和肌肉痉挛性痛（如臀中肌、竖脊肌、腰方肌、腰大肌和梨状肌相关的腰骶部神经根病）。其他还包括转子囊肿相关性疼痛、臀部皮神经卡压、髋关节病变等。同样，上肢疼痛的评估和治疗中应从神经根病变开始，然后是小关节病变和肌间沟神经卡压。许多患者已开始接受神经松动锻炼。

刘芳婷　滕清宇　解轶声 译
李永华 校

参考文献

[1] Lawrence R., Helmick C., Arnett F., et al: Estimates of the prevalence of arthritis and selected musculoskeletal disorders in the United States. *Arthritis Rheum* 1998; 41(5): 778-799.

[2] Straus B.: Chronic pain of spinal origin: the costs of intervention. *Spine* 2002; 27(22): 2614-2619.

[3] National Center for Health Statistics : *National hospital discharge survey*, Washington, DC, US Department of Health and Human Services, Centers for Disease Control and Prevention, 1990. Report no. PB92-500818

[4] Van Zundert J.: *Personal communication*. 2005.

[5] Kuslich S., Ulstrom C., Michael C.: The tissue origin of low back pain and sciatica. *Orthop Clin North Am* 1991; 22:181-187.

[6] Racz G., Noe C., Heavner J.: Selective spinal injections for lower back pain. *Curr Rev Pain* 1999; 3:333-341.

[7] Anderson S.: A rationale for the treatment algorithm of failed back surgery syndrome. *Curr Rev Pain* 2000; 4:396-406.

[8] Pawl R.: Arachnoiditis and epidural fibrosis: the relationship to chronic pain. *Curr Rev Pain* 1998; 2:93-99.

[9] Cervellini P., Curri D., Volpin L., et al: Computed tomography of epidural fibrosis after discectomy: a comparison between symptomatic and asymptomatic patients. *Neurosurgery* 1988; 23(6):710-713.

[10] Manchikanti L., Staats P., Singh V.: Evidence-based practice guidelines for interventional techniques in the management of chronic spinal pain. *Pain Phys* 2003; 6:3-81.

[11] LaRocca H., Macnab I.: The laminectomy membrane: studies in its evolution, characteristics, effects and prophylaxis in dogs. *J Bone Joint Surg* 1974; 5613:545-550.

[12] Cooper R., Freemont A., Hoyland J., et al: Herniated intervertebral disc–associated periradicular fibrosis and vascular abnormalities occur without inflammatory cell infiltration. *Spine* 1995; 20:591-598.

[13] McCarron R., Wimpee M., Hudkins P., et al: The inflammatory effects of nucleus pulposus; a possible element in the pathogenesis of low back pain. *Spine* 1987; 12:760-764.

[14] Parke W., Watanabe R.: Adhesions of the ventral lumbar dura: an adjunct source of discogenic pain?. *Spine* 1990; 15:300-303.

[15] Viesca C., Racz G., Day M.: Special techniques in pain management: lysis of adhesions. *Anesthesiol Clin North Am* 2003; 21:745-766.

[16] Songer M., Ghosh L., Spencer D.: Effects of sodium hyaluronate on peridural fibrosis after lumber laminectomy and discectomy. *Spine* 1990; 15:550-554.

[17] Key J., Ford L.: Experimental intervertebral disc lesions. *J Bone Joint Surg Am* 1948; 30:621-630.

[18] Olmarker K., Rydevik B.: Pathophysiology of sciatica. *Orthop Clin North Am* 1991; 22:223-233.

[19] Ross J., Robertson J., Frederickson R., et al: Association between peridural scar and recurrent radicular pain after lumbar discectomy; magnetic resonance evaluation. *Neurosurgery* 1996; 38:855-863.

[20] Gilbert K., Brismee J., Collins D., et al: Lumbosacral nerve roots displacements and strain: part 1. A novel measurement technique during straight leg raise in unembalmed calavers. *Spine* 2007; 32(14):1513-1520.Phila Pa 1976

[21] Heavner JE, Chokhavatia S, Kizelshteyn G: Percutaneous evaluation of the epidural and subarachnoid space with a flexible fiberscope, *Reg Anesth* 1991;15:85.

[22] Bosscher HA, Heavner JE: Incidence and severity of epidural fibrosis after back surgery: an endoscopic study, *Pain Pract* 2010; 10: 18-24.

[23] Hatten Jr H.: Lumbar epidurography with metrizamide. *Radiology* 1980; 137:129-136.

[24] Stewart H., Quinnell R., Dann N.: Epidurography in the management of sciatica. *Br J Rheumatol* 1987; 26(6):424-429.

[25] Devulder J., Bogaert L., Castille F., et al: Relevance of epidurography and epidural adhesiolysis in chronic failed back surgery patients. *Clin J Pain* 1995; 11:147-150.

[26] Manchikanti L., Bakhit C., Pampati V.: Role of epidurography in caudal neuroplasty. *Pain Digest* 1998; 8:277-281.

[27] Day M., Racz G.: Technique of caudal neuroplasty. *Pain Digest* 1999; 9(4):255-257.

[28] Horlocker T., Wedel D., Benzon H., et al: Regional anesthesia in the anticoagulated patient: defining the risks (the second ASRA Consensus Conference on Neuraxial Anesthesia and Anticoagulation). *Reg Anesth Pain Med* 2003; 28:172-197.

[29] *Omnipaque product insert*, Princeton, NJ, Nycomed, Inc.

[30] *Isovue product insert*, Princeton, NJ, Bracco Diagnostics, Inc.

[31] *Hypaque product insert*, Princeton, NJ, Amersham Health, Inc.

[32] *Conray product insert*, Phillipsburg, NJ, Mallinckrodt, Inc.

[33] Racz G., Day M., Heavner J., et al: Hyaluronidase: a review of approved formulations, indications and off-label use in chronic pain management. *Expert Opin Biol Ther* 2010; 10(1):127-131.

[34] Teske W., Zirke S., Nottenkamper J., Lichtinger T., Theodoridis T., Kramer J., Schmidt K.: Anatomical and surgical study of volume determination of the anterolateral epidural space nerve root L5/S1 under the aspect of epidural perineural injection in minimal invasive treatment of lumbar nerve root compression. European Spine Journal 2011; 20(4):537-41.

[35] Lauretti G.R., Mattos A.L., Trevellin W., Righeti C.C.F., Resende C.S.: 911 Sacral Neuroplasty for Postlaminectomy Chronic Low Back Pain. *European Journal of Pain* 2009; 13(S1):S258a-S258.

[36] Matsumoto. Treatment of lower back and leg pain using the Racz Catheter-Matsumoto way via S1 foramen. WIP World Congress, Maastricht; 2014.

[37] Paincast.com. Paincast I Paincast [Internet] 2014.

[38] Racz G.B., Heavner J.E.: Cervical spinal canal loculation and secondary ischemic cord injury—PVCS—perivenous counter spread—danger sign!!. *Pain Pract* 2008; 8:399-403.

[39] Larkin T., Carragee E., Cohen S.: A novel technique for delivery of epidural steroids and diagnosing the level of nerve root pathology. *J Spinal Disord Tech* 2003; 16(2): 186-192.

[40] Scanlon G.C., Moeller-Bertram T., Romanowsky S.M., Wallace M.S.: Cervical Transforaminal Epidural Steriod Injections More Dangerous Than We Think?. *Spine;* 32(11):1249-1256.

[41] Jamison A.E., Hsu E., Cohen S.P.: Epidural adhesiolysis: an evidence based review. *J Neurosurg Sci* 2014; 58:65-76.

[42] Racz G.B., Heavner J.E., Bosscher H., Helm II S.: The MILD Procedure. *Pain Practice* 2013; 13(7):594-596.

[43] Racz G.B., Sabonghy M., Gintautas J., et al: Intractable pain therapy using a new type of epidural catheter. *JAMA* 1985; 248:579-580.

[44] Sakai T., Aoki H., Hojo M., et al: Adhesiolysis and targeted steroid/local anesthetic injection during epiduroscopy alleviates pain and reduces sensory nerve dysfunction in patients with chronic sciatica. *J Anesth* 2008; 22(3):242-247.

[45] Anderson S., Racz G., Heavener J.: Evolution of epidural lysis of adhesions. *Pain Physician* 2000; 3(3):262-270.

[46] Racz G., Holubec J.: *Lysis of adhesions in the epidural space.* In: Raj P., ed. *Techniques of neurolysis,* Boston: Kluwer Academic; 1989:57-72.

[47] Arthur J., Racz G., Heinrich R., et al: *Epidural space: identification of filling defects and lysis of adhesions in the treatment of chronic painful conditions. Abstracts of the 7th World Congress on Pain,* Paris: IASP Publications; 1993.

[48] Racz G.B., Day M.R., Heavener J.E., Smith J.P.: "The Racz Procedure: Lysis of Epidural Adhesions (Percutaneous Neuroplasty)." Comprehensive Treatment of Chronic Pain by Medical, Interventional, and Integrative Approaches, Ed. Tim Deer. Springer, 2013.

[49] Stolker R., Vervest A., Gerbrand J.: The management of chronic spinal pain by blockades: a revew. *Pain* 1994; 58:1-19.

[50] Devulder J., Bogaert L., Castille F., et al: Relevance of epidurography and epidural adhesiolysis in chonic failed back surgery patients. *Clin J Pain* 1995; 11:147-150.

[51] Racz G., Heavner J.: In response to article by Drs. Devulder et al. *Clin J Pain* 1995; 11:151-154.

[52] Heavner J., Racz G., Raj P.: Percutaneous epidural neuroplasty: prospective evaluation of 0.9% saline versus 10% saline with or without hyaluronidase. *Reg Anesth Pain Med* 1999; 24:202-207.

[53] Manchikanti L., Pakanati R., Bakhit C., et al: Role of adhesiolysis and hypertonic saline neurolysis in management of low back pain: evaluation of modification of the Racz protocol. *Pain Digest* 1999; 9:91-96.

[54] Manchikanti L., Pampati V., Fellow B., et al: Role of one day epidural adhesiolysis in management of chronic low back pain: a randomized clinical trial. *Pain Phys* 2001; 4:153-166.

[55] Manchikanti L., Rivera J., Pampati V., et al: One day lumbar adhesiolysis and hypertonic saline neurolysis in treatment of chronic low back pain: a randomized, double-blinded trial. *Pain Phys* 2004; 7:177-186.

[56] Manchikanti L., Cash K., McManus C., et al: The preliminary results of a comparative effectiveness of adhesiolysis and caudal epidural injections in managing chronic low back pain secondary to spinal stenosis. *Pain Phys* 2009; 12(6):E341-E354.

[57] Manchikanti L., Singh V., Cash K., et al: A comparative effectiveness evaluation of percutaneous adhesiolysis and epidural steroid injections in managing lumbar post surgery syndrome. *Pain Phys* 2009; 12(6):E355-E368.

[58] Veihelmann A., Devens C., Trouiller H., et al: Epidural neuroplasty versus physiotherapy to relieve pain in patients with sciatica: a prospective randomized blinded clinical trial. *J Orthop Sci* 2006; 11(4):365-369.

[59] Helm II S., Benyamin R., Chopra P., Deer T., Justiz R.: Percutaneous Adhesiolysis in the Management of Chronic Low Back Pain in Post Lumbar Surgery Syndrome and Spinal Stenosis: A Systematic Review. *Pain Physician* 2012; 15:E435-E62.

[60] Gerdesmeyer L., Lampe R., Veihelmann A., et al: Chronic radiculopathy: use of minimally invasive percutaneous epidural neurolysis according to Racz. *Der Schmerz* 2005; 19:285-295.

[61] Gerdesmeyer L., Rechl H., Wagenpfeil S., et al: Minimally invasive epidural neurolysis in chronic radiculopathy: a prospective controlled study to prove effectiveness. *Der Orhopade* 2003; 32:869-876.

[62] Gerdesmeyer L., Wagenpfeil S., Birkenmaier C., Veihelmann A., Hauschild M., Wagner K., Al Muderis M., Gollwitzer H., Diehl P., Toepfer A.: Percutaneous Epidural Lysis of Adhesions in Chronic Lumbar Radicular Pain: A Randomized, Double-Blind, Placebo-Controlled Trial. *Pain Physician* 2013; 16:185-196.

[63] Koh W.U., Choi S.S., Park S.Y., Joo E.Y., Kim S.H., Lee J.D., Shin J.Y., Leem J.G., Shin J.W.: Transforaminal Hypertonic Saline for the Treatment of Lumbar Lateral Canal Stenosis: A Double-Blinded, Randomized, Active-Control Trial. *Pain Physician* 2013; 16: 197-211.

[64] Manchikanti L., Singh V., Cash K., Pampati V.: Assesment of effectiveness of percutaneous adhesiolysis and caudal epidural injection in managing post lumbar surgery syndrome: 2-year follow-up of a randomized, controlled trial. *Journal of Pain Research* 2012; 5: 597-608.

[65] Park C.H., Lee S.H.: Effectiveness of Percutaneous Transforaminal Adhesiolysis in

Patients with Lumbar Neuroforaminal Spinal Stenosis. *Pain Physician* 2013; 16: E37-E43.

[66] Park E.J., Park S.Y., Lee S.J., Kim N.S., Koh D.Y.: Clinical Outcomes of Epidural Neuroplasty for Cervical Disc Herniation. *Journal of Korean Medical Science* 2013; 28: 461-465.

[67] Choi E., Nahm F., Lee P.B.: Evaluation of Prognostic Predictors of Percutaneous Adhesiolysis Using a Racz Catheter for Post Lumbar Surgery Syndrome or Spinal Stenosis. *Pain Physician* 2013; 16:E531-E536.

[68] Manchikanti L., Helm II S., Pampati V., Racz G.B.: Cost Utility Analysis of Percutaneous Adhesiolysis in Managing Pain of Post-Lumbar Surgery Syndrome and Lumbar Central Spinal Stenosis. Pain Practice 2014; doi:10.1111/papr.12195.